LA
SOLUCIÓN
PARA LA
HIPERTENSIÓN

LA

SOLUCIÓN
PARA LA
HIPERTENSIÓN

PREVENCIÓN
y *CURA*
NATURAL con
el *FACTOR K*

Dr. Richard D. Moore

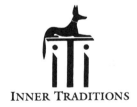

INNER TRADITIONS

Lasser Press
Mexicana, s.a. de c.v.
México, D.F.

Título original: *The High Blood Pressure Solution: Natural prevention and cure with the K factor*
Traducción al español por: Mercedes Córdoba
de la edición en inglés de Healing Arts Press, One Park Street
Rochester, Vermont 05767, USA.
Healing Arts Press es una división de Inner Traditions International, Ltd.

Nota al lector: Este libro fue escrito con la intención de ser una guía informativa. El objetivo de los remedios, enfoques y técnicas aquí descritos es el de ser un suplemento y no un sustituto del cuidado y tratamiento médico. No se deberán utilizar para tratar un padecimiento grave sin consultar previamente con un especialista.

ISBN 968-458-507-1 (Lasser Press Mexicana, S.A. de C.V.)
ISBN 0-89281-578-7 (Healing Arts Press)

Esta obra fue producida por Ediciones Étoile, S.A. de C.V.
Recreo 30-3, Col. Del Valle, México, D.F.,
en el mes de febrero de 2000.

IMPRESO EN MÉXICO
PRINTED IN MEXICO

Contenido

Agradecimientos

Nadie puede hacer nada valioso sin ayuda. Yo no hubiera podido efectuar muchas de las investigaciones que me condujeron a escribir este libro sin la colaboración de varios alumnos, dos excelentes técnicos y cuatro brillantes y dedicados médicos jóvenes. Aprecio especialmente la gran calidad del trabajo de los doctores Mark Fidelman y John Munford: su trabajo sobre la insulina está directamente relacionado con la hipertensión (aunque no lo imaginamos al principio).

Mis especiales agradecimientos a Barb, cuyo apoyo me permitió efectuar gran parte de la investigación sobre la insulina, y a Charlie el bueno, cuya participación fue más allá de lo que él hubiera imaginado.

El doctor George Webb, con quien escribí la versión anterior de este libro, *The K Factor: Reversing and preventing high blood pressure without drugs*, no pudo ayudarme a escribir este nuevo texto debido a sus compromisos previos. Pero, a pesar de su cargada agenda, me ayudó a verificar varios puntos importantes.

Dedico este libro a aquellos pioneros que se dieron cuenta antes que yo de que el potasio que se ingiere con la dieta contribuye a tener una buena tensión arterial. Vale la pena hacer notar que el doctor Walter Kempner demostró a fines de la década de 1940 que la dieta de arroz y fruta (que es rica en factor K) normaliza la tensión alta. Especialmente importante es el trabajo del doctor Lewis Dahl, que en su momento fue reconocido líder de la investigación sobre la hipertensión, y quien dedujo antes que yo que la proporción dietética entre el potasio y el sodio es clave para la hipertensión.

Gracias también al escritor Douglas Terman y al doctor Lorin Mullins, quien fue mi tutor en el Departamento de Física de la Universidad Purdue. A lo largo de los años, las críticas de Lorin han sido constructivas y me han permitido conformarme una perspectiva científica. También es importante para mí expresar mis reconocimientos al difunto doctor George Garceau, que fue Jefe de Cirugía Ortopédica de la Facultad de Medicina de la Universidad de Indiana, y quien no sólo me demostró lo que verdaderamente puede ser un médico, sino que me enseñó que lo que llamamos "radical" puede ser conservador, y que lo que llamamos "conservador" en realidad puede ser radical.

Asimismo deseo expresar mi agradecimiento a varios médicos y científicos por el tiempo que generosamente dedicaron a revisar algunas partes de este libro y de su versión anterior. Debido a la amplitud del material que abarca esta obra, las críticas constructivas en sus respectivas especialidades fueron esenciales para que la información que presento fuera tan acertada y fidedigna como es posible. Estas personas son:

Mark Cohen, profesor de antropología en SUNY, Plattsburgh, Nueva York,

el doctor John Crabbé, de la Escuela de Medicina de la Universidad Católica de Lovaina, en Bruselas (capítulos 4 y 7);

el doctor David Fisch, de Southwest Cardiovascular Consultants, de Houston, Texas (capítulos 18 y 19);

Robert Kochan, del Laboratorio de Biodinámica de la Universidad de Wisconsin (capítulo 11);

el doctor Jarek Kolonowski, de la Escuela de Medicina de la Universidad Católica de Lovaina en Bruselas (capítulos 4 y 7);

el doctor Wayne A. Gavryck, de Medicina Interna en Turner Falls, Massachusetts (capítulo 19);

Raj K. Gupta, del Departamento de Fisiología y Biofísica del Colegio de Medicina Albert Einstein, del Bronx, Nueva York;

David W. Maugham, del Departamento de Fisiología y Biofísica del Colegio de Medicina de la Universidad de Vermont (capítulo 10);

Lorin J. Mullins, profesor emérito del Departamento de Biofísica de la Escuela de Medicina de la Universidad de Maryland (varios capítulos);

el doctor Ethan Sims, del Colegio de Medicina de la Universidad de Vermont (capítulos 4, 7, 9 y 12);

Ray Sjodin, del Departamento de Biofísica de la Universidad de Maryland (capítulo 4);

Richard Steinhardt, del Departamento de Zoología de la Universidad de California en Berkeley (capítulos 4 y 7);

Rachael Yeater, del Laboratorio de Desempeño Humano de la Universidad de West Virginia, (capítulo 11),

y el doctor Allan Walker, de Medicina Interna, en Plattsburgh, Nueva York (capítulo 19).

Deseo expresar mi especial agradecimiento a Leslie Colket y a Cannon Labrie, de Inner Traditions, por su valiosa ayuda en la edición de este texto. El apoyo de Cannon fue decisivo durante las últimas fases de la escritura de este libro, cuando yo me encontraba cansado. Y, como siempre, el editor Ehud Sperling me animó a reflexionar y a tener una visión más amplia.

Cómo utilizar este libro

El mensaje de este libro es sencillo: hay que asegurarse de que en nuestra dieta haya el equilibrio adecuado entre el potasio y el sodio (medido según el factor K); hay que hacer el ejercicio adecuado; hay que mantenerse razonablemente delgado, y no hay que beber alcohol en exceso. Con esto no sólo se evita la hipertensión, sino que, si ya se padece, probablemente se normalizará. En los próximos años escucharemos más o menos el mismo mensaje del Programa Nacional Estadounidense para la Educación sobre Tensión Arterial Alta.

Este libro explica cómo alcanzar estos objetivos.

Y no sólo eso: este libro ayudará a comprender las pruebas que nos hacen estar seguros de que éste es el tratamiento adecuado para la hipertensión, y a comprender también cómo beneficiará a nuestro cuerpo este cambio de hábitos. Seguramente esta información motivará al lector a dar los sencillos pasos que aquí se describen.

De acuerdo con lo anterior, este libro se ha escrito para que lo comprenda cualquier lector interesado en el tema, independientemente de que lo conozca o lo haya estudiado. Al mismo tiempo, contiene los pormenores que uno busca en un libro para profesionales. Así pues, respeta la inteligencia del lector y le asegura que todo lo que aquí se encuentra, se encuentra también en los textos científicos y médicos, y está perfectamente comprobado. De acuerdo con el verdadero espíritu científico, no deseo que nadie tome por un hecho lo que digo.

Este es también un libro fuera de serie, porque no se ha escrito sólo para el público en general, sino también para los médicos.

Y esto por dos razones. Aunque todas las pruebas aquí presentadas ya se han publicado, éstas han aparecido fragmentadas y con frecuencia se han perdido en los informes muy detallados. Por ello, incluso la mayoría de los médicos desconocen el cuadro completo que se forma con estos fragmentos.

Otra razón es que puede servir para que el lector y su médico trabajen juntos. Para el médico será especialmente útil, ya que le proporcionará al lector los conocimientos necesarios para que ambos puedan analizar juntos sus problemas de salud.

Así pues, este libro se ha escrito para usted y para su médico.

Por esto, *La solución para la hipertensión* se ha organizado para que pueda leerse de diferentes maneras.

La Introducción es un resumen del libro, así que no deje de leerla.

La Primera y Segunda Partes son también introducciones; le dirán cuál es el problema y cuál su solución. El programa que se propone en la Tercera Parte será más eficaz si usted se familiariza con esta información. Debe leer los capítulos 1 y 3 de cabo a rabo. En el capítulo 1, fíjese en que ahora los expertos reconocen que lo que antes llamábamos tensión "normal" no es la tensión sana u óptima. El capítulo 3 le hará patente que la hipertensión implica mucho más que la tensión sanguínea alta.

Después de esto, puede leer de corrido los capítulos 4 a 8, saltándose algunas partes o algunos capítulos, o leer sólo los resúmenes que están al final de cada capítulo. Antes de leer el capítulo 4, que trata de la célula, le sugiero que lo hojee y mire las ilustraciones para que se haga un cuadro general de su contenido. Este capítulo prueba que los problemas de la hipertensión no sólo *implican* a la célula, sino que *empiezan* con ella. A muchos lectores les fascinarán los testimonios culturales del capítulo 5. En el capítulo 6, y especialmente en sus primeras páginas, se presenta la prueba de la eficacia que tiene incrementar el factor K en la dieta. El lector verá que se ha demostrado, tanto en experimentos con animales como en seres humanos, que al aumentar el factor K en cantidades que no afectan la tensión sanguínea, disminuyen las embolias. El capítulo 7, que trata de la buena condición física, le indicará cómo están conectados estos factores, y lo ayudará a convencerse de la importancia del ejercicio moderado y de vigilar su peso. En el capítulo 8 se responden interrogantes sobre el alcohol, el estrés, y otros factores. En todo caso, es esencial que lea el resumen de la Segunda Parte.

En la Tercera Parte encontrará el programa, que consta de una serie de instrucciones sobre la manera de trabajar con su médico para prevenir la hipertensión o para curarla, y no sólo para tratar los síntomas de la tensión alta. Puede leer esta parte antes de leer la Primera y Segunda Partes, o al mismo tiempo que ellas, o después. Si va a seguir el programa, es esencial que lea la introducción de la Tercera Parte, así como todo el capítulo 9. Antes de aumentar el factor K en su dieta, lea las páginas 173 a 176.

La Cuarta Parte incluye un cuaderno de trabajo para que usted siga la pista de sus adelantos en el programa. También contiene recomendaciones sobre la compra de alimentos, y una útil tabla con las cantidades de sodio, potasio y factor K que hay en la mayoría de los alimentos.

En la Quinta Parte analizo por qué hemos tardado tanto tiempo en darnos cuenta de que los cambios en la nutrición, el peso, el ejercicio y el consumo de alcohol son la clave para la hipertensión, y doy más pruebas para quienes desean más pormenores.

En la Sexta Parte se proporciona información sobre la sal, sobre el papel de los riñones y las hormonas en el desarrollo de la tensión alta, y sobre qué hacen los fármacos y cómo lo hacen. Si lee estos capítulos, profundizará en la comprensión del programa y de su funcionamiento, pero no es obligatorio que los lea.

La Séptima Parte tiene el fin de ayudarle a su médico a trabajar con usted.

Puede empezar hoy su camino hacia la tensión normal y la buena salud. Pero antes de dar cualquiera de los pasos indicados en este libro, consulte a su médico.

LA REVOLUCIÓN EN EL CAMPO DE LA HIPERTENSIÓN

...entre los factores que más contribuyen a la tensión arterial alta están: la ingestión de cloruro de sodio (sal) que excesivamente sobrepasa nuestras necesidades fisiológicas, el sobrepeso, la inactividad física, el consumo excesivo de alcohol, y la ingestión inadecuada de potasio.

Del informe
del Grupo de Trabajo para la Prevención de la Hipertensión de 1993,
auspiciado por el Instituto Nacional Estadounidense
para el Corazón, los Pulmones y la Sangre.

Estamos a mitad de un importante cambio en nuestro tratamiento de la tensión arterial alta. Esta revolución se basa en nuestros nuevos conocimientos de las causas fundamentales de este padecimiento tan extendido. Sabemos que el problema implica mucho más que la hipertensión. También sabemos que, en la gran mayoría de los casos, la hipertensión puede prevenirse. Esta nueva perspectiva nos da pautas para resolver un gran problema de salud y al mismo tiempo ahorrar en gastos médicos.

En 1986, el doctor George Webb y yo escribimos la versión anterior de este libro, que titulamos *The K Factor: Reversing and preventing high blood pressure without drugs*. Decidimos que hay tres factores clave para prevenir o tratar de manera natural la hipertensión:

- La dieta, y sobre todo el factor K (aumentar el potasio y disminuir el sodio)

- Controlar el peso

- Hacer ejercicio

Ya entonces, las pruebas científicas que apoyaban nuestras conclusiones eran abrumadoras, y se basaban en más de trescientos estudios publicados. Como el lector puede ver, nuestras recomendaciones de 1986 eran idénticas (excepto en lo referente al consumo excesivo de alcohol) a las del informe de 1993 del Grupo de Trabajo para la Prevención de la Hipertensión auspiciado por el Instituto Nacional Estadounidense del Corazón, los Pulmones y la Sangre, ya mencionado.

En *The K Factor* también afirmamos:

> Ahora hay pruebas abrumadoras de que la hipertensión, que es uno de los principales problemas de salud de Estados Unidos en la actualidad, normalmente es una enfermedad innecesaria que puede evitarse...

En el Informe de 1993 del Grupo de Trabajo, también las autoridades médicas aceptan que la hipertensión puede evitarse. En el informe mencionado declaran:

> ...este es el momento adecuado para que el Programa Nacional Estadounidense para la Educación sobre la Hipertensión Arterial (NHBPEP: National High Blood Pressure Education Program), con otros grupos interesados, inicie una campaña nacional para la prevención de la hipertensión.

En otro informe, relacionado con éste, las mismas autoridades reconocen que muchas veces la hipertensión puede tratarse sin medicamentos.

El descubrimiento de que la hipertensión puede evitarse sólo es parte de una nueva perspectiva que constituye una verdadera revolución sobre lo que sabemos de este padecimiento.

LA NUEVA PERSPECTIVA

La nueva visión revolucionaria de la hipertensión se basa en cuatro factores relacionados con la verdadera naturaleza de la tensión arterial alta:

1. La hipertensión no sólo es una elevación de la tensión arterial, también es un síntoma inequívoco de que hay un desequilibrio en todo el cuerpo. Con frecuencia forman parte de este desequilibrio el aumento de colesterol en la sangre, la menor eficacia de la insulina, y la propensión a tener niveles altos de azúcar en la sangre. Fundamentalmente, estas anomalías son resultado de los desequilibrios de la célula.

Como estos problemas implican mucho más que la tensión arterial alta, deberíamos dejar de llamar así a este padecimiento, y usar su otro nombre: hipertensión. Al llamarlo tensión arterial alta enfocamos nuestra atención sólo en parte del problema: la tensión arterial, sin tomar en cuenta las demás anomalías. Sin embargo, en este libro seguiré usando de vez en cuando el término "tensión arterial alta", porque la mayor parte de la gente todavía no se acostumbra al término de "hipertensión".

Por ejemplo, aunque al bajar la tensión arterial con medicamentos disminuyen realmente las embolias y las muertes relacionadas con éstas, la prueba de que disminuya de manera importante el índice de mortalidad total es discutible (véase el capítulo 2). Por otra parte, se ha descubierto que incluso un pequeño aumento en la ingestión de potasio, y con ello del factor K (K es el símbolo del potasio), disminuyen en proporción importante las muertes relacionadas con las embolias, incluso cuando no disminuye la tensión arterial (véase el capítulo 6). Más todavía: para sorpresa de muchos, se ha demostrado que el potasio extra disminuye los niveles de colesterol en la sangre.

2. La tensión arterial que anteriormente se consideraba "normal" no es sana. Ahora sabemos que una tensión de 120/80, que sigue llamándose normal, no es la mejor; sigue siendo demasiado alta para protegernos totalmente de embolias y ataques cardiacos. El resultado es que pueden empezar a desarrollarse complicaciones debidas a la hipertensión, aunque la tensión arterial se encuentre dentro del rango llamado normal.

Este hecho se refleja en el Informe de 1993 sobre la prevención primaria de la hipertensión, presentado por el Grupo de Trabajo del Programa Nacional de Estados Unidos para la Educación sobre Tensión Arterial Alta (NHBPEP), donde se señala que:

> ...pueden presentarse complicaciones cardiovasculares *antes* del comienzo de la hipertensión establecida, porque el riesgo de enfermedades cardiovasculares relacionadas con la tensión es continuo y progresivo, incluso dentro del rango normotenso (normal) de tensión arterial.

De esta manera, aquellos estadounidenses que duermen tranquilos porque tienen la tensión "normal" (digamos de 120/180), basan su tranquilidad en una quimera. El Informe de 1993 antes citado debiera provocarnos una sacudida.

Quizá el lector haya comprado este libro para un pariente o amigo hipertenso, sintiendo que no es para él porque tiene la tensión arterial normal. Empero, si su tensión es superior a 110/70, *este libro también es para usted*.

3. Antes se pensaba que si uno heredaba algunos genes desfavorables inevitablemente tendría la tensión alta. Ahora sabemos que el 95% de las hipertensiones se deben a errores que pueden corregirse fácilmente, en el procesamiento y la preparación de los alimentos. También intervienen la

falta de ejercicio moderado, el exceso de peso, y el beber demasiado alcohol.

4. Puesto que la hipertensión no es inevitable, sino que se debe a errores en nuestra alimentación y en nuestras actividades, al eliminar estos errores puede prevenirse, revertirse, y en algunos casos incluso curarse. Este es un padecimiento que prácticamente puede desterrarse.

Esperar a que la tensión se eleve para recurrir entonces a los medicamentos es como tapar el pozo una vez que se ha ahogado el niño. Obviamente, es mejor prevenir el problema. Esto no obstante, cuando la tensión ya está alta, normalmente se puede bajar al aumentar el factor K en la dieta, sobre todo si se combina con el ejercicio adecuado y el control de peso.

De esta manera, la revolución sobre lo que sabemos de la hipertensión constituye un avance importantísimo. Al ejecutarse la estrategia preventiva propuesta por el Grupo de Trabajo del Programa Nacional de Estados Unidos para la Prevención de la Tensión Arterial Alta (NHBPEP), se presenta la posibilidad de eliminar hasta el 80% de las embolias en Estados Unidos y, además, reducir de manera notable los ataques cardiacos, las enfermedades de los riñones, la ceguera y otras consecuencias de la hipertensión.

Aparte de los beneficios para la salud, esta campaña preventiva podría ahorrar a la larga la mayor parte de los miles de millones de dólares anuales que se dedican a tratar la hipertensión *y sus consecuencias*. Esto podría aminorar grandemente el costo estratosférico de los servicios médicos en Estados Unidos, que a finales de 1992 ascendían a más o menos el 13% del producto nacional bruto (PNB), aproximadamente 800 mil millones de dólares, cerca del 70% de todo el presupuesto federal. En 1940, los cuidados médicos nos costaron 4 mil millones de dólares, que eran exactamente el 4% de nuestro PB. Más todavía, se calcula que si la actual tendencia continúa, los gastos subirán por encima del billón de dólares anuales para 1995, y de dos billones de dólares anuales para el año 2000. Este nivel del costo de los servicios médicos sumaría 30,000 dólares anuales por cada familia de cuatro personas. Es evidente que no contaríamos con el segundo billón.

El tratamiento de la hipertensión contribuye de manera importante a estos gastos médicos. El costo de tratar la hipertensión en Estados Unidos es de varios miles de millones de dólares anuales.

EL PROGRAMA

Los cambios clave en la nutrición, indicados en 1986 en *The K Factor* y en este libro, son de hecho los mismos recomendados en el Informe de 1993 sobre la Prevención de la Hipertensión, por el Grupo de Trabajo del Programa Edu-

cativo Nacional de Estados Unidos para la Prevención de la Tensión Arterial
Alta. Según este grupo, para reducir la incidencia de la tensión alta, lo que
hay que evitar sobre todo es:

> la ingestión de cloruro de sodio superior a nuestras necesidades fisioló-
> gicas, el sobrepeso, la inactividad física, el consumo excesivo de alcohol,
> y la ingestión inadecuada de potasio.

Evitar tanto la ingestión alta de sodio como la ingestión inadecuada de
potasio equivale a evitar que la proporción dietética de potasio respecto del
sodio (el factor K) sea demasiado baja. Estos sencillos cambios de hábitos
pueden evitar la hipertensión y tratarla: mantener alto el factor K en la dieta,
perder el peso sobrante, hacer el ejercicio adecuado y no beber demasiado
alcohol. El V Comité Nacional Colectivo para la Detección, Evaluación y Tratamiento de la Tensión Arterial Alta, recomienda ahora los mismos cambios para
empezar a tratar la mayoría de los casos de hipertensión (véase el capítulo 2).

La clave para la prevención, y, como se afirma en este libro, para el
tratamiento eficaz, no es costosa ni tiene que ver con la alta tecnología. Más
aún: estos cambios son pocos y sencillos. No hay que ponerse a dieta. De
hecho, uno puede comer casi cualquier tipo de alimento. Recuerde: el problema no es tanto lo que uno come, sino los errores que comete al procesar y
preparar la comida. Sin embargo, para evitar estos errores, que se corrigen
fácilmente, hay que informarse sobre los principios de nutrición señalados
en este libro.

ESTOS PRINCIPIOS SE APLICAN INCLUSO PARA QUIEN
YA PADECE DE HIPERTENSIÓN

Para muchos, o probablemente para la mayoría de los hipertensos, los cambios de hábitos indicados les permiten colaborar (ahora mismo) con sus
médicos para tratar su hipertensión *sin medicamentos*. Esto es cierto sobre
todo cuando la tensión alta se descubre al principio. En estos casos, al
eliminar las causas: una dieta con factor K inadecuado, el exceso de peso, el
hacer poco ejercicio o beber demasiado alcohol, puede curarse realmente la
hipertensión y de esta manera prevenir sus terribles consecuencias, como
son las embolias y las enfermedades cardiovasculares. Incluso si se toman
medicamentos, los cambios de hábitos que se recomiendan constituyen una
protección más.

No obstante, cabe destacar que una vez que se han presentado algunas de
las complicaciones de la hipertensión, como las embolias, la ceguera, y las
enfermedades renales, nadie puede curarlas. Por otro lado, si la causa de la

hipertensión (los malos hábitos mencionados) se rectifica a tiempo, uno no sólo puede hacer que la tensión vuelva a la normalidad, sino que, lo que es más importante, puede evitar las terribles consecuencias de este padecimiento tan común.

De manera que no se equivoque. Si tiene la tensión alta y *no hace nada* al respecto, ya sea efectuar los cambios de hábitos necesarios, o tomar medicamentos contra la hipertensión, está corriendo el enorme e innecesario riesgo de una muerte repentina y, además, de quedar seriamente incapacitado.

Para quienes creen que no necesitan tomar medicamentos contra la hipertensión, los cambios de hábitos pueden ser igualmente importantes para reducir el sufrimiento y la muerte. Si bien el tratamiento con medicamentos logra reducir algunas complicaciones de la hipertensión, no las elimina por completo. Como señala el Grupo de Trabajo del Programa Nacional de Estados Unidos sobre Tensión Arterial Alta:

> Es posible que incluso quienes obtienen los mayores beneficios de sus tratamientos contra la hipertensión, corran un mayor riesgo de enfermedades (como embolias y ataques cardiacos) y mortalidad que los enfermos "normotensos", que no reciben tratamiento, que tienen un nivel de tensión parecido.

En otras palabras, incluso en los casos en que el tratamiento con medicamentos baja la tensión arterial, sólo se produce una reducción parcial de los daños a la salud y de la muerte. Por ejemplo, está bien establecido que cuando se baja la tensión arterial con medicamentos, se reducen en un 40% las embolias y la muerte relacionada con embolia, beneficio nada despreciable. Lo malo de esto es que cuando se baja la tensión arterial con medicamentos, no se evitan el 60% de las embolias y las muertes relacionadas con ellas.

Pero incluso al aumentar el factor K en la dieta con sólo comer un plátano diario se pueden reducir las embolias. Por ello hay razones para pensar que con aumentos mayores pueden lograrse todavía mejores resultados que con los medicamentos.

LA PRUEBA CIENTÍFICA DEL NUEVO ENFOQUE

¿Cómo sabemos que este enfoque sobre el cambio de hábitos es la respuesta? Los autores de los dos informes auspiciados por el Instituto Nacional de la Nutrición obtuvieron este punto de vista al examinar detenidamente la hipertensión en distintas poblaciones humanas, al estudiar animales y seres humanos hipertensos para identificar los cambios alimenticios que bajan la tensión arterial, y al estudiar el efecto del ejercicio, la pérdida de peso y el cambio en el consumo de alcohol. Estas pruebas se resumen en los capítulos 5, 6, 7 y 8.

El tratamiento que se explica en este libro incluye las mismas pruebas, pero sus bases van más allá, y son más profundas, pues analizan el funcionamiento de cada una de las células de nuestro cuerpo.

¿Cuál es esta base nueva? En mi opinión, las pruebas más contundentes no están en los estudios empíricos mencionados arriba, sino en la nueva comprensión biofísica de la célula como un sistema indivisible, holística si se quiere, conectado inseparablemente de todo el cuerpo.

Esta nueva visión científica y holística de la célula viva se basa en este descubrimiento: la membrana que rodea a las células no es sólo un sistema de procesamiento de la información, sino un sistema de distribución de la energía. La energía se transporta en forma de electricidad, pero esta electricidad, en lugar de transportarse por electrones, se transporta por átomos de sodio de carga positiva, que son los mismos átomos de sodio de la sal de mesa.

Cuando este sistema eléctrico se agota, ocurren cambios que hacen más probable el desequilibrio de colesterol en la sangre, que suba el azúcar, y que haya una reacción anormal a la insulina; o sea, una tensión arterial alta. Todas estas anomalías pueden encontrarse en las personas hipertensas y en quienes padecen de diabetes de la edad madura. (Si le cuesta trabajo creerlo, lea los capítulos 4 y 7.)

Este sistema eléctrico se carga con el movimiento del sodio que sale de la célula cuando entra el potasio. En la célula, el potasio y el sodio funcionan recíprocamente: cuando uno sube, el otro baja. De manera que es necesario conservar una proporción alta entre el potasio y el sodio, para impedir las malas consecuencias. De aquí que la proporción entre el potasio y el sodio refleje la realidad de las cosas.

Así pues, en las personas hipertensas, una dieta escasa en potasio es tan mala como una dieta con demasiado sodio, y tiene el mismo efecto. El exceso de sodio y la falta de potasio pueden ser mortales. Por ello, la clave para prevenir la hipertensión es un buen equilibrio entre el sodio y el potasio. El factor K es la medida de este equilibrio.

La predicción de que el factor K en la dieta es clave para la hipertensión se hizo antes de que resvisáramos los estudios clínicos, los estudios de población y las pruebas preliminares de los tratamientos que ya se encontraban archivadas en la biblioteca. Imagine el lector nuestra sorpresa al enterarnos de que algunos años antes, unos cuantos médicos muy astutos ya habían descubierto esto al aumentar la proporción de potasio sobre el sodio en la dieta de animales hipertensos. Desde entonces, un gran número de estudios ha verificado que el factor K adecuado en la dieta puede prevenir la hipertensión y al mismo tiempo bajar la tensión arterial de los hipertensos (véanse los capítulos 5 y 6).

Si analizamos el factor K de los alimentos sin procesar, veremos en dónde radica el problema. En nuestros cuerpos, la proporción del total del potasio respecto del sodio es alta, con un valor ligeramente superior a 4.0 (esto quiere decir cuatro veces más potasio que sodio). El factor K también es naturalmente alto en los animales, con más o menos el mismo valor, y mucho más alto en las plantas. De manera que no sorprende que la raza humana se adaptara a ingerir alimentos ricos en factor K. De hecho, a través del mundo, los grupos cuyo factor K en la dieta es superior a 4.0, sencillamente no padecen de hipertensión.

La mayor parte de los alimentos que ingerimos tiene un alto contenido de factor K en su forma natural. En realidad, de no ser por los errores del procesamiento comercial de los alimentos, por el uso de la sal de mesa (cloruro de sodio), y por la costumbre de hervir la comida para cocinarla (lo que elimina el potasio), sería difícil consumir una dieta con un factor K inferior a 4, sin *importar lo que uno comiera*. Pero cuando termina el proceso comercial de los alimentos y los cocinamos en casa, del factor K sólo queda la *décima parte*.

De manera que no es tanto lo que comemos lo que causa problemas, sino cómo se preparan los alimentos en las fábricas, en los restaurantes, y en el hogar. Hemos adquirido la costumbre de preparar los alimentos de modo que se altera el equilibrio natural entre el potasio y el sodio, invirtiéndolo. Aquí es donde empieza el desequilibrio que lleva a la hipertensión.

Debido a su efecto en la regulación del intercambio del potasio por el sodio dentro del cuerpo, la falta de ejercicio y la obesidad agravan el desequilibrio en la nutrición. Como se verá más tarde, una razón por la cual tanto bajar de peso como hacer ejercicio ayudan a que la tensión arterial se normalice, bien puede ser que ayude a los mecanismos del cuerpo que normalmente mantienen el equilibrio adecuado entre el potasio y el sodio en cada célula.

En el Informe de 1993 del Grupo de Trabajo del Programa Nacional Educativo de Estados Unidos sobre Tensión Arterial Alta (NHBPEP), se reconoce la importancia de la proporción entre el potasio y el sodio, o factor K. En cambio, no se menciona en el V Informe del Comité Nacional Colectivo para la Detección, Evaluación y Tratamiento de la Tensión Arterial Alta. Esta omisión, aunque desilusiona, no sorprende, vistos varios estudios erróneos de los que hablo en el capítulo 6.

¿POR QUÉ HAN AVANZADO TAN LENTAMENTE ESTOS COMITÉS OFICIALES?

Hay sorprendentes ejemplos de hechos que se han pasado por alto porque el clima cultural no estaba preparado para incorporarlo como un sistema congruente.

Ilya Prigogine e Isabelle Stengers

Me parece que las autoridades han avanzado muy lentamente por varias razones. La principal es que "el clima cultural no estaba preparado para incorporarlos en un sistema congruente".

La esencia de la ciencia fundamental, como el enfoque biofísico, es encontrar un sistema congruente y poner a prueba su validez confirmando sus predicciones. Por cierto, las conclusiones señaladas en este libro, empleando estos nuevos conocimientos de la ciencia fundamental, se predijeron hace seis años. Ahora bien, las mismas conclusiones sobre las modificaciones de los malos hábitos de vida se encuentran en el Informe de 1993 del Grupo de Trabajo del Programa Nacional Educativo de Estados Unidos sobre la Tensión Arterial Alta (NHGBPEP).

Los nuevos conocimientos biofísicos contrastan con la tendencia de nuestra cultura a considerar a la Naturaleza como un mecanismo o una máquina. Entre otras cosas, esto nos ha llevado a suponer automáticamente que la tensión arterial alta sólo es un problema mecánico. De acuerdo con esta imagen, el problema sencillamente es que el exceso de tensión hace que el corazón trabaje demasiado y cause demasiada tensión en las arterias del corazón, el cerebro y los riñones. Más bien es como un sistema de agua mecánico: si la tensión sube demasiado, la bomba falla o los conductos estallan. Por ello, la solución está en disminuir la tensión arterial; así desaparecen las consecuencias de la hipertensión (como embolias, aumento de la oportunidad de ataque cardiaco, enfermedad de los riñones y ceguera).

Finalmente resulta que parte del problema es mecánico, lo que explica que los medicamentos contra la hipertensión reduzcan las embolias. Sin embargo, su eficacia para disminuir los ataques cardiacos es menos obvia, e incluso sólo reducen las embolias parcialmente. Es evidente que interviene algo además de los efectos mecánicos.

Al considerar a la Naturaleza como una máquina, observamos el mundo de manera fragmentaria. Pensamos que la Naturaleza está compuesta de partes inconexas. Así, al considerar problemas como la hipertensión, tendemos a mirar sólo una cosa, sin darnos cuenta de que en el cuerpo, y desde luego en toda la Naturaleza, todo afecta a todo.

Otra razón es que los médicos, natural y comprensiblemente, son precavidos para cambiar sus puntos de vista. Aceptémoslo: no es fácil tomar decisiones de vida o muerte. Adoptar una postura que afectará la vida de otra persona, para no hablar de la vida de miles, es abrumador. Recordemos también que los médicos hacen el juramento de Hipócrates, y, a pesar del cinismo de nuestra época, creo que la gran mayoría lo toma en serio. "Lo primero, no dañar", es la norma de todos nuestros actos. Esta precaución provoca en el médico el temor a hacer algo que no conoce. Este temor es mucho mayor cuando el procedimiento es diferente de la práctica aceptada. Las consecuencias legales lo empeoran todavía más, ya que las demandas por incompetencia profesional normalmente no se deciden a partir de las pruebas científicas, sino de que el médico haya seguido o no las prácticas aceptadas y recomendadas.

De manera que cuando me pongo mi sombrero de médico, entiendo la precaución y la renuencia iniciales del Comité Nacional Colectivo para aceptar un cambio importante en su perspectiva. Es comprensible que los médicos sean especialmente renuentes a cambiar tratamientos parcialmente eficaces y, por lo mismo, tienden a pensar que lo que es nuevo es "radical".

Pero cuando me pongo mi sombrero de especialista y pienso como científico en las investigaciones en las cuales se basa este libro, me doy cuenta de que esta precaución está mal ubicada. Desde luego, el viejo enfoque "intervencionista" que prefiere los medicamentos parece radical, y el nuevo enfoque, basado en la ciencia básica, parece verdaderamente conservador.

Un enfoque basado en la comprensión científica y moderna de la célula, que nos lleva a darnos cuenta de que la Naturaleza ya tenía la respuesta, y que la respuesta está en unos buenos hábitos que permiten que la célula encuentre su equilibrio, me parece el más conservador. En todo caso, al tratamiento que consiste en comer más verduras y frutas, hacer ejercicio, perder peso y evitar el alcohol, difícilmente puede llamársele radical, especialmente si está basado en la experiencia y los estudios clínicos, y en la sólida comprensión científica del funcionamiento del cuerpo.

La influencia de nuestra visión fragmentaria de la realidad en el desarrollo de nuestra nueva perspectiva

Pero yo creo que existen razones más profundas por las que tardamos tanto tiempo en reconocer la verdadera situación. Las analizo con más detenimiento en el capítulo 17, aquí sólo daré al lector una idea de ellas.

En nuestra cultura, hemos desafiado la tecnología en el sentido de que automáticamente nos dirigimos a ella para que nos saque de todos los problemas. Esto ha llevado a que nuestras actividades científicas sean controladas por la tecnología, en lugar de buscar la comprensión y aprender a estar en armonía y equilibrio con la Naturaleza.

Como cualquier persona, yo también he estado bajo esta influencia. Durante mi internado, en 1958, le receté medicamentos a mis pacientes hipertensos. Me parecía obvio que los medicamentos eran la solución para su enfermedad. Incluso después de regresar a mi especialidad en biofísica y dedicarme de tiempo completo a la investigación, si me hubieran preguntado cómo tratar la tensión arterial alta, habría recomendado medicamentos, y diuréticos tal vez.

La historia de la revolución en nuestro tratamiento de la hipertensión ilustra lo difícil que puede ser cambiar este tipo de razonamiento. Incluso después de que mi propia investigación me indicó claramente que la proporción de potasio respecto del sodio es la clave para la tensión arterial alta, no podía abandonar mis viejas ideas. Tuvieron que pasar tres o cuatro años y tuve que conversar muchas veces con otros científicos para que yo aceptara la evidencia de que la mayoría de los casos de hipertensión son causados por nuestros hábitos, y por eso, pueden prevenirse.

Pero de ninguna manera fui el primero en tener esta nueva perspectiva, cuyos orígenes se remontan a 1928, cuando un médico canadiense, el doctor W. L. T. Addison, informó que al aumentar el potasio en la dieta bajó la tensión arterial de sus pacientes. A lo largo de los años, varios médicos estadounidenses, entre los cuales los doctores Walter Kempner y Lewis Dahl, repitieron el éxito de Canadá en el tratamiento de la hipertensión, pero se vieron frustrados en sus intentos de atraer la atención de sus colegas. En 1972, el doctor Dahl hizo un comentario sobre esta resistencia:

> Por razones difíciles de imaginar, los informes de Kempner despertaron mucha antipatía, así como una desconfianza irracional en la eficacia de la dieta... Para quienes la desconocen, permítaseme explicar que es baja en sodio, rica en potasio, rica en carbohidratos, baja en proteínas, baja en grasas o rica en líquidos.

Ahora el clima cambia en la dirección que se recomienda en este libro.

Mi participación en esta historia empezó cuando mis propias investigaciones me convencieron de que para una buena tensión arterial hace falta el equilibrio adecuado entre el potasio y el sodio. Antes de estudiar mi especialidad en biofísica, había estudiado medicina, por lo que naturalmente pensaba que a las personas que efectuaban investigaciones sobre la hipertensión les gustaría saber más al respecto. De manera que traté de hablar con las personas de la organización dedicadas a investigar y tratar la hipertensión. La mayor parte no demostró ningún interés.

Resultó que yo no era el primero en ser recibido con desdén por los expertos médicos. El doctor Lorin Mullins, que por entonces presidía el Departamento de Biofísica de la Escuela de Medicina de la Universidad de Maryland, había tenido una experiencia parecida. El doctor Mullins, junto con otros dos médicos, empezó animarme a escribir un libro para llevar estos conocimientos al público. Después de todo, muchos alimentos, como las papas y los plátanos, son ricos en potasio, y aumentarlos en la dieta no podía hacerle daño a nadie, sobre todo cuando estaba claro que esto baja la tensión arterial.

Encontré ayuda en un colega, el doctor George Webb, de la Universidad de Vermont, quien había llegado a conclusiones parecidas y había tratado con éxito su propia hipertensión aumentando la proporción de potasio respecto del sodio en su dieta. De manera que George y yo escribimos *The K Factor: Reversing And Preventing High Blood Pressure without Drugs.*

Una importante casa editorial expresó su entusiasmo por el libro y nos anticipó 50 mil dólares. A principios de 1986, la editorial anunció en *Publishers Weekly* que *The K Factor* sería uno de los grandes éxitos de 1986 y declaraba su intención de invertir 50,000 dólares en publicidad. Luego me enviaron a cinco importantes ciudades a hablar por la radio y la televisión. Durante las primeras semanas se vendieron más de 14,000 ejemplares. Cuando nos reunimos para volver a hablar de la publicidad, me informaron que no iban a hacer más publicidad y que yo no haría más viajes para dar conferencias. El ambiente era muy distinto ahora.

Meses más tarde apareció otro libro de la misma editorial, en el que se proponían medicamentos para tratar la hipertensión. Parecía haber sido escrito deprisa y no se tomaba en cuenta un amplio estudio que había hecho dudar de la eficacia de los fármacos contra la hipertensión para reducir la muerte (véase el capítulo 2). Confronté a la persona que estaba a cargo del nuevo libro y le pregunté por qué no nos reunían en un programa de televisión a los otros autores y a mí, y nos dejaban hablar al respecto. Señalé que de esa manera venderían muchos ejemplares. Me contestó que no había necesidad.

Entonces, *The K Factor* cayó en el olvido. Tanto George como yo recibíamos con cartas de personas que querían saber cómo conseguir ejemplares del libro. Yo le presté el mío a alguien y nunca me lo regresó. No pude comprar otro, ni siquiera en la propia editorial. Durante tres años me quedé sin un ejemplar de mi propio libro. Por último, un amigo me consiguió un ejemplar en una librería de Alaska. *The K Factor* de hecho había desaparecido de la faz de la tierra.

Evidentemente, "el clima cultural no estaba preparado para incorporar" los nuevos conocimientos "en un sistema congruente". Empero, el clima ha empezado a cambiar *ahora*.

LOS CUIDADOS MÉDICOS ENTRAN AL SIGLO XXI

A medida que nos acercamos al fin del segundo milenio, va desapareciendo la época que tiene esta visión fragmentada de la realidad. La vanguardia de la ciencia, en particular la física, la biofísica y la nueva ciencia de la complejidad y el caos, ha demostrado que la Naturaleza no está hecha de partes separadas, sino que es una red sin costuras en la cual todo tiene cierto efecto, por pequeño que sea, en todo lo demás.

Esta nueva visión científica de la Naturaleza nos ha llevado al filo del enfoque de los cuidados médicos en el siglo XXI. Ahora nos damos cuenta de que el cuerpo humano es mucho más complejo que una máquina, y mucho más complejo que la computadora más avanzada. Hace un siglo, uno de los pioneros de la fisiología médica, Walter Cannon, intuyó que esta complejidad proporciona un aspecto que resuelve los problemas del cuerpo humano, y lo expresó en la frase "la sabiduría del cuerpo".

Mientras nosotros tratamos de descubrir cómo tener buena salud, la Madre Naturaleza y nuestro cuerpo ya tienen las respuestas.

En cuanto al tratamiento, debemos recordar que, aunque los medicamentos pueden ayudar al proceso curativo, no curan: sólo el cuerpo puede curarse. De esta manera, la primera meta de la terapia debiera ser siempre eliminar la causa de la enfermedad y de esta manera permitir que la sabiduría del cuerpo le devuelva su propio equilibrio.

Si tratamos como se debe a nuestro cuerpo, su tensión arterial se mantendrá dentro de lo normal.

Funcionar en equilibrio con la naturaleza en lugar de tratar de controlarla: la única respuesta para nuestros exagerados gastos médicos

Además de que el cambio de hábitos tiene bases científicas, hay un fuerte incentivo económico para considerarlos en lugar de tratar con medicamentos la hipertensión. De acuerdo con las duras realidades económicas de la crisis de nuestros "servicios médicos", el Informe de 1993 presentado por el V Comité Nacional Colectivo para la Detección, Evaluación y Tratamiento de la Tensión Arterial Alta (V Informe del JNC) señala que el costo de la terapia para la hipertensión durante la vida de una persona (70% a 80% del cual se debe al costo de los medicamentos) representa un importante elemento del compromiso económico nacional con la salud. En consecuencia, el V Informe

JNC declara que "tanto por razones personales como sociales, reducir los gastos debe ser un elemento esencial de la responsabilidad de quienes proporcionan los *servicios médicos*".

Puse en cursivas el término "servicios médicos" precisamente porque nuestro sistema no se enfoca ni tiene una teoría basada en la salud. Más bien ha sido un "sistema de cuidados médicos" que se centra en la enfermedad, en los medicamentos y en la tecnología, en vez de en la salud y la prevención. En tanto continuemos enfocando la enfermedad y no la salud, estaremos tapando el pozo después de que se ahogue el niño.

La presente crisis de cuidados médicos en escalada no se resolverá con reformas a los seguros o con el apoyo del gobierno. Mientras continuemos tratando de controlar las enfermedades, en lugar de prevenirlas promoviendo la salud, nuestro llamado sistema "de servicios médicos" estará destinado a fallar y a contribuir a la bancarrota del país.

Funcionar en equilibrio con la naturaleza en lugar de tratar de controlarla: el camino a la salud y no a la enfermedad

Ya en el año 500 a.C. Sócrates afirmaba este principio:

> Entonces, si no logramos atrapar al ganso con una idea, con tres podemos atrapar a nuestra presa: y estas tres son la belleza, la simetría (equilibrio) y la verdad.

La mayoría de las culturas antiguas reconocieron la importancia de la simetría (o equilibrio) en todas las cosas. Vista nuestra nueva perspectiva científica, está claro que ha llegado el momento de regresar al principio del equilibrio. La gente necesita encontrar el equilibrio dentro de sí y con la Naturaleza, y de esta manera hacerse cargo de su propia salud. Si no es por otra cosa, nos obligará a ello el creciente colapso económico del actual sistema de cuidados médicos.

Tomar medicamentos en lugar de hacernos cargo de nuestra vida es parte de una tendencia social a ceder la responsabilidad personal a fuerzas que están fuera de nuestro alcance. Y al no hacernos cargo de nuestra vida, no podemos encontrar el equilibrio. Por otra parte, la prevención se basa en el equilibrio y refleja una mentalidad congruente con la responsabilidad e independencia personales, con la confianza en nosotros mismos, y con la autosuficiencia.

En este contexto, la prevención de la hipertensión es todavía más importante de lo que parece. Ya que la tensión arterial más sana es inferior a 110/70, la tensión de la gran mayoría de los estadounidenses, que hasta ahora se han sentido a salvo con la tensión de 120/80, está dentro del rango relacionado con mayor riesgo de embolia y ataque cardiaco. Dentro de esta perspectiva más amplia, la hipertensión es pandémica. Por fortuna, ahora que nos damos cuenta de que la gran mayoría de los casos de hipertensión se deben a algunos malos hábitos, esta pandemia puede impedirse.

De acuerdo con la tendencia al enfoque cooperativo, la reciente decisión del Grupo de Trabajo para la Prevención de la Hipertensión, de sostener una campaña nacional para prevenir la hipertensión, es un logro reconfortante. Desde mi punto de vista, no cabe la menor duda de que los cambios de hábitos propuestos por este grupo pueden acabar con la hipertensión común en un par de décadas.

El reciente requisito de la FDA de que todas las etiquetas de los alimentos procesados indiquen claramente las calorías, el total de grasa, la grasa saturada, el colesterol y el sodio, es un paso en la dirección correcta, pero por desgracia no incluye el potasio. Si todos colaboramos, si cooperamos, podrá haber un futuro en el cual la hipertensión sea algo raro.

Pero, para cooperar, para ser responsables de nuestra propia salud, tenemos que estar informados. El tratamiento de la salud con base en los principios científicos fundamentales y en la teoría de trabajar en equilibrio con la Naturaleza es la única forma de llevar el cuidado de la salud al siglo XXI, y la única manera de frenar verdaderamente nuestros elevados gastos médicos.

LA CLAVE PARA EL ÉXITO DE LA REVOLUCIÓN ES LA COOPERACIÓN

La prevención de la tensión arterial alta es por fuerza una empresa de cooperación. Si los médicos y sus pacientes utilizan la información de este libro, pueden resolver juntos este problema. Después de todo, son el médico y el paciente juntos quienes se encuentran en la línea de batalla, donde deben tomarse las decisiones referentes a cada caso personal.

Quienes padecen de hipertensión, y quienes están preocupados por llegar a padecerla, descubrirán que ya no son los únicos que toman medidas preventivas. Ya no necesitan sentir que no tiene caso comer adecuadamente. Ya no son los únicos preocupados por reducir la grasa y la sal en sus alimentos. Mi colega, el doctor George Webb, que trató con buen éxito la hipertensión con el factor K, me informa que actualmente los chefs usan menos sodio, y que usarán todavía menos si uno se los solicita. Cuando el lector vaya a la barra de ensaladas, ha de preferir las ensaladas frescas, y los plátanos y frutas también frescos; y en cambio, debe abstenerse de las ensaladas de lata. Puede comer una papa horneada sin mantequilla ni crema agria. En el caso de la comida china, pídale al chef que no use salsa de soya; sírvase un platillo de verduras; cuando las verduras se saltean, no pierden potasio.

Así pues, ahora es más fácil que nunca hacernos cargo de nuestra propia nutrición. Está formándose una red de apoyo. Pronto, lo normal será ingerir alimentos con factor K adecuado y poca grasa.

Pero no tenemos que esperar la campaña preventiva patrocinada por el Programa Educativo Nacional Sobre La Tensión Arterial Alta. Podemos empezar a hacer lo que nos corresponde ahora mismo. Aplicando los principios señalados en este libro, podemos elegir los alimentos apropiados sin imponerle nuestras restricciones nutritivas a otras personas. Y recordemos que incluso quienes tienen la tensión supuestamente "normal", probablemente la tienen demasiado alta. Así pues, ¿por qué no hacer *ahora mismo* los cambios adecuados en nuestra forma de vivir para disminuir el riesgo de una embolia o de un ataque cardiaco?

Para empezar, el lector debe consultar a su médico, y después reducir la sal en sus alimentos. Como veremos, es importante eliminar toda la sal, tanto en la mesa como al cocinar, una semana antes de empezar el programa del capítulo 10. Durante este tiempo, puede leer la Tercera Parte del libro, abastecer su cocina de los alimentos y condimentos adecuados, y consultar con su médico este programa antes de empezar.

PRIMERA PARTE
EL
PROBLEMA

La hipertensión es el principal determinante del padecimiento de las coronarias; es la causa principal de las enfermedades cardiovasculares (sobre todo de las embolias) y la razón más frecuente del inicio de tratamientos medicamentosos de por vida.

Nissmen y Stanley

Si usted padece de tensión arterial alta, tiene mucha compañía. Según la Encuesta Nacional de 1988-91 sobre Salud y Nutrición (HANES III), cerca de 50 millones de estadounidenses (casi uno de cada cuatro) padecen de tensión arterial alta o hipertensión. Este padecimiento es la amenaza más común para la salud en Estados Unidos, y sigue siendo el problema de salud más serio entre los negros estadounidenses. El 25% de las muertes de los negros y el 50% de las muertes de las negras pueden deberse a consecuencias de la hipertensión. Es posible que en todo el mundo haya entre 500 y mil millones de personas hipertensas.

La hipertensión es la principal causa de las embolias. La tensión alta mata a cientos de estadounidenses cada año, debido a embolias y ataques cardiacos. Además, condena a otros miles de personas a una vida de invalidez por parálisis, incapacidad de hablar o escuchar, insuficiencia cardiaca, ceguera, y padecimientos renales.

Lo que hace que la hipertensión sea doblemente peligrosa es que uno puede tenerla y sin embargo sentirse perfectamente normal, o incluso sentirse de maravilla, hasta que es golpeado por una de las espeluznantes consecuencias de este "asesino silencioso".

Si los 50 millones de estadounidenses que sufren este padecimiento pudieran darse cuenta de cómo sube su tensión arterial, los medios noticiosos estarían hablando de la mayor epidemia que se haya visto. Por cierto, la hipertensión ha alcanzado proporciones epidémicas. Y esta epidemia cuesta muchos miles de millones de dólares anuales en cuidados y tratamientos médicos. Esta cifra no incluye el costo de cuando las consecuencias golpean:

el costo de las muertes prematuras, el de las incapacidades, como la sordera, o de quedar recluido en la cama para toda la vida debido a embolias o a enfermedades renales, por ejemplo.

La tesis de este libro es que la mayoría de las terribles consecuencias humanas y económicas de la hipertensión pueden evitarse. Como veremos, las pruebas científicas que apoyan esta afirmación se han ido acumulando durante los últimos cincuenta años.

Pero si estos factores no han sido suficientes para obligar a nuestra sociedad a volver a evaluar la prevención y el tratamiento de la hipertensión, lo será la creciente crisis de los cuidados médicos planteada por los crecientes gastos médicos.

Hace veinticinco años parecía que los medicamentos eran la respuesta para la hipertensión. Casi todos lo pensábamos.

Sin embargo, dentro de la clase dirigente de la medicina profesional, había algunas voces solitarias que no estaban de acuerdo. El doctor Walter Kempner, de la Escuela de Medicina de la Universidad Duke, señalaba constantemente que su dieta de arroz y fruta era un éxito patente para bajar la tensión alta. Asimismo, el doctor Lewis Dahl, del Laboratorio Nacional Brookhaven, y el doctor Lot Page, de la Escuela de Medicina de la Universidad Tufts, dieron pruebas de que el exceso de sodio era parte de este problema.

Sin embargo, vista la potencia de los nuevos fármacos (diuréticos de thiazida) para bajar la tensión, pocas personas deseaban que las molestaran diciéndoles que cambiaran sus hábitos alimenticios. El resultado fue que la producción de medicamentos para tratar la hipertensión llegó a ser una industria que producía millones y millones de dólares anualmente. ¡Millones y millones! No obstante, tratar de prevenir las terribles consecuencias de la hipertensión (la muerte y la parálisis) parecía valer la pena. De manera que durante los últimos veinticinco años, el uso de medicamentos ha sido el tratamiento aceptado para los hipertensos.

En este momento, muchos médicos se muestran escépticos ante los fármacos. Además de sus frecuentes efectos no deseados y desagradables, muchos pacientes que toman fármacos se quejan de no sentirse bien. No obstante, debido a los riesgos legales y a la falta de conocimiento sobre un buen tratamiento alternativo, los médicos siguen prescribiendo medicamentos a casi todos los hipertensos.

En 1982 se presentó el primer informe que hizo dudar del supuesto de que los fármacos son la respuesta para la hipertensión. Este informe inesperado apareció en un artículo del *Journal of the American Medical Association*, que citaba pruebas de que el uso agresivo de fármacos no ayudaba a cerca de la mitad de los hipertensos. En algunos casos, el tratamiento con fármacos de hecho aumentó la incidencia de muertes.

Entonces, en 1985, cuando el doctor George Webb y yo acabábamos de terminar el manuscrito para la primera versión de este libro, recibimos la segunda sorpresa. En el *British Medical Journal*, el Consejo de Investigación Médica de Gran Bretaña informaba sobre los resultados del mejor estudio, y, con mucho, el más amplio, sobre el tratamiento de la hipertensión con fármacos. Este estudio tomaba en cuenta a más de 17,000 personas hipertensas y seguía los resultados del tratamiento con fármacos durante cinco años y medio. El estudio confirmó que el tratamiento con fármacos puede bajar la tensión alta a casi todos los pacientes. Asimismo mostraba que, al mismo tiempo, reducía las embolias fatales en un 34%. Sin embargo, lo sorprendente de los resultados era que, si bien bajaba la hipertensión al rango "normal" y reducía las muertes relacionadas con las embolias, el tratamiento de la hipertensión a base de fármacos *no reducía el índice general de muertes*.

Hasta aquí, nadie ha logrado contradecir esta evidencia, que empieza a calar. Está replanteándose todo el problema, con una creciente conciencia de la importancia de las decisiones referentes a nuestra manera de vivir, incluyendo la nutrición, tanto en la prevención como en el tratamiento. Por cierto, esta nueva conciencia ha llevado al Programa Nacional Educativo sobre la Tensión Arterial Alta, que es patrocinado por el Instituto Nacional del Corazón, los Pulmones, y la Sangre, a solicitar una campaña nacional cuyo objetivo específico sea la prevención de la tensión arterial alta.

En los últimos años, la clase dirigente de la profesión médica ha empezado a dejar de recomendar que todas las hipertensiones se traten con medicamentos. Por ejemplo, entrado el verano de 1985, la sucursal de Vermont de la American Heart Association declaró: "El método recomendable para controlar la hipertensión consiste en cambiar algunos hábitos, pero... tal vez esto no baste para controlar todas las hipertensiones". Luego, en 1988, el Comité Colectivo Nacional para la Detección, Evaluación y Tratamiento de la Tensión Arterial Alta recomendó que los pacientes con hipertensión limítrofe (tensión arterial diastólica entre 90 y 94 mm HG) "y quienes por lo demás corren un riesgo relativamente bajo de contraer enfermedades cardiovasculares, deben recibir al principio tratamientos no farmacológicos (es decir, no deben recibir medicamentos)".

Más recientemente, en su Informe de 1993, el Comité Colectivo Nacional hizo hincapié en que el objetivo de tratar a los hipertensos no es sólo bajarles la tensión arterial, sino impedir la muerte y el daño a la salud relacionado con la hipertensión "mediante los métodos menos agresivos posible", recomendando que el tratamiento de la mayoría de los hipertensos empiece con un periodo de modificación de hábitos durante un lapso de tres a seis meses.

Antes de entrar en detalles sobre el tratamiento sin fármacos, descrito en este libro, veamos los tipos de hipertensiones existentes y los fármacos que normalmente se emplean para tratarlas. De esto trata la Primera Parte. Es importante que el lector conozca estos hechos antes de decidir cómo utilizar el resto del libro.

CAPITULO 1

¿QUÉ ES LA TENSIÓN ARTERIAL ALTA?

LO QUE NO ES

La tensión arterial alta, o hipertensión, no es lo mismo que una enfermedad cardiaca, pero puede empeorar las enfermedades cardiacas. Al dañar las arterias y hacer que el corazón trabaje demasiado, la hipertensión puede provocar ataques cardiacos, o ser un factor de riesgo para estos ataques.

Tanto las enfermedades cardiacas como la hipertensión pueden matarnos. Las enfermedades cardiacas pueden hacer que pasemos el resto de nuestra vida con dolor de pecho o que nos falte la respiración. Pero la hipertensión no sólo aumenta las probabilidades de las enfermedades cardiacas, sino que puede hacer que uno "padezca una embolia", de manera que, aunque sobreviva, pasará el resto de su vida semiparalítico, sordo, o sin poder hablar.

Hay ciertas similitudes en las causas de la hipertensión y de la enfermedad de las arterias coronarias. Durante mucho tiempo comprendimos que la enfermedad de las coronarias se debe a malos hábitos de vida, sobre todo en la nutrición (particularmente por el exceso de grasas en la dieta). En este libro presentamos pruebas de que la mayoría de los casos de hipertensión se deben a malos hábitos, sobre todo de nutrición, pero también a la falta de ejercicio.

Pero sus causas también tienen diferencias radicales. Una causa importante de la enfermedad de las coronarias son las grasas de la dieta y el colesterol. No obstante, lo que más contribuye a la hipertensión es una dieta con una baja proporción de potasio (K) respecto del sodio (Na).

La tensión alta tampoco es lo mismo que el "endurecimiento de las arterias", ni se debe a este endurecimiento, término que se refiere a los efectos acumulados de la edad y la mala nutrición, en las arterias, además de la hipertensión.

Por último, la hipertensión tampoco es un tipo de tensión nerviosa.

LO QUE ES LA HIPERTENSIÓN

Tanto si su doctor lo ha diagnosticado así, como si no, la hipertensión sólo depende de lo alta que sea la presión arterial. Eso es todo*.

La tensión sanguínea es la presión que ejerce la sangre contra las paredes de las arterias (los vasos sanguíneos grandes que llevan la sangre del corazón a los tejidos del cuerpo). El corazón produce esta tensión sanguínea al bombear la sangre hacia las arterias. ¿Cómo podemos saber si nuestra tensión es demasiado alta? No podemos saberlo, a menos que la midamos. En realidad, cerca de una tercera parte de las personas con tensión alta no se dan cuenta.

CÓMO SE MIDE LA TENSIÓN ARTERIAL

El médico mide la tensión sanguínea al inflar una manga con la que envuelve el brazo, con la tensión necesaria para oprimir la arteria que está dentro del brazo. Al quitar la tensión de la manga y escuchar los sonidos de la sangre que pulsa conforme la arteria vuelve a abrirse, el doctor puede determinar la tensión sanguínea. (En la Cuarta Parte describiremos cómo podemos medir nuestra propia tensión sanguínea.)

QUÉ SIGNIFICAN LOS NÚMEROS

La tensión sanguínea se indica mediante dos números. Uno representa la tensión máxima y otro la mínima de un ciclo de pulso completo. Todas las lecturas de la tensión sanguínea se expresan con estas dos cantidades.

A modo de ejemplo, una tensión sanguínea de 120/80 (120 sobre 80) no es una fracción, aunque lo parezca. El primer número siempre es mayor que el segundo.

El primer número indica la tensión sistólica, que es la tensión máxima que se alcanza en las arterias cuando el corazón se contrae y bombea para jalar la sangre. En nuestro ejemplo, la tensión sistólica es de 120, que se considera "normal" para una persona joven. En realidad se trata de 120 milímetros de mercurio (mm Hg), lo que significa que la tensión es suficiente para subir una columna de mercurio unos 120 milímetros (mm), o sea, 5 pulgadas. Hg es el símbolo químico del mercurio, cuyo nombre en latín, que es su nombre científico, es hidrargyrum, o "plata de agua".

El segundo número es la tensión sanguínea diastólica, o sea, la tensión

---

* Gracias a los nuevos descubrimientos que se describen en este libro, en el futuro se podrá utilizar también el nivel de hormonas, como la insulina y la renina, en la sangre, para diagnosticar la hipertensión.

mínima de la sangre, que se presenta cuando el corazón descansa entre latido y latido. Nuestro ejemplo de la tensión diastólica es de 80, que se considera "normal" para una persona joven.

En la gráfica de la Figura 1 se muestra cómo cambia la tensión sanguínea en las arterias cuando el corazón late. Las líneas horizontales muestran los valores llamados "normales" que utilizamos en nuestro ejemplo.

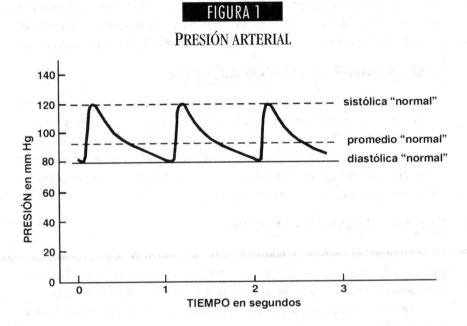

FIGURA 1

PRESIÓN ARTERIAL

Puesto que el corazón normalmente se distiende más tiempo del que se contrae, la tensión diastólica está más cerca de la tensión promedio que la sistólica. En parte por esta razón, la tensión arterial alta, o hipertensión, normalmente se define a partir de la tensión diastólica.

CUÁNDO ES ALTA LA TENSIÓN

Se dice que alguien es hipertenso cuando su tensión diastólica es de 90 o más, o cuando su tensión sistólica es de 140 o más. Anteriormente, se pensaba que la tensión diastólica era un indicador más fidedigno y, por ende, era la que se utilizaba para decidir el tratamiento. Sin embargo, las pruebas más recientes indican que la tensión sistólica puede ser igualmente importante, sobre todo para predecir las posibilidades de embolia. La posibilidad de embolia es mucho mayor cuando la tensión sistólica es superior a 156 mm Hg.

En Estados Unidos, la tensión diastólica de 85 y 89 se consideraba normal. Ahora se considera "normal alta", en parte porque en 1979 las estadísticas de las aseguradoras nuevas mostraron que el índice de muerte de las personas con tensión diastólica de 89 es mayor que el de personas con presiones de 80 (ver la Figura 2, p. 38).

TIPOS DE HIPERTENSIÓN

Hay dos tipos de tensión arterial alta. La *primaria,* también llamada esencial, y la secundaria. De los 50 a 60 millones de hipertensos de este país, sólo cerca del 5% tiene hipertensión secundaria, así llamada porque en realidad es causada por otro padecimiento identificable, como puede ser un padecimiento renal, o un tumor de las glándulas suprarrenales. El restante 95% padece de hipertensión primaria, o sea, que no procede de ningún otro padecimiento.

Ahora podemos dar otro paso hacia adelante. A partir del Informe de 1993 del Comité Colectivo Nacional para la Detección, Evaluación y Tratamiento de la Tensión Arterial Alta, la severidad de la hipertensión se divide en cuatro fases: la Fase 1 (antes llamada "benigna"), la Fase 2 (anteriormente llamada "moderada"), la Fase 3 (anteriormente llamada "severa"), y la fase 4 (anteriormente llamada "muy severa"), dependiendo de las presiones diastólica y sistólicas de la persona. En la Tabla 1 se muestra la clasificación.

TABLA 1

CLASIFICACIÓN DE LA PRESIÓN ARTERIAL

CLASIFICACIÓN DE LA PRESIÓN ARTERIAL	TENSIÓN DIASTÓLICA (MM HG)	TENSIÓN SISTÓLICA (MM HG)
Normal*	menos de 85	menos de 130
Normal alta	85-89	130-139
Fase 1 (tensión alta benigna)	90-99	140-159
Fase 2 (tensión moderada)	100-109	160-179
Fase 3 (tensión alta severa)	110-119	180-209
Fase 4 (tensión alta grave)	120 o más	210 o más

* En su informe de 1993, el Comité Nacional Colectivo para la Detección, Evaluación y Tratamiento de la Tensión Arterial Alta reconoce que el rango "normal" de tensión arterial no es el óptimo para la salud. Ahora el Comité define la tensión óptima como tensión diastólica inferior a 80 y tensión sistólica inferior a 120. Resulta que la tensión 120/80 es el promedio en Estados Unidos, pero no es la tensión sana o normal.

De esta manera, si después de hacerse las pruebas su médico le dice que tiene hipertensión primaria, y su lectura es de 130/92 o de 145/88, está en la fase 1 de la hipertensión.

EL PELIGRO DE LA TENSIÓN ARTERIAL ALTA

Pero no permita que las palabras "benigna" o "normal" lo engañen. La Figura 2 muestra las consecuencias de tener la tensión por encima de lo normal.

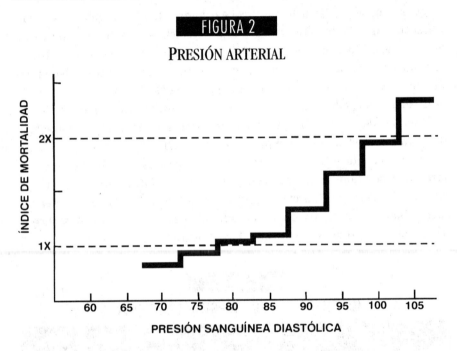

FIGURA 2

PRESIÓN ARTERIAL

Fig. 2. Efecto de la tensión diastólica en la expectativa de vida. El índice de mortalidad 1x (que se lee verticalmente) se refiere al índice "normal" de mortalidad para el promedio de ambos sexos con tensiones diastólicas de 78-82 mm Hg. Con 2x se indica un doble índice de mortalidad, con base en la información de un amplio estudio efectuado por una empresa de seguros de vida en 1979. El estudio efectuado a 80,00 personas en Bergen, Noruega, mostró un patrón parecido; la mortalidad aumentaba cuando la presión superaba los 70 mm Hg. Información de la Sociedad de Actuarios y de la Asociación de Directores Médicos de Seguros de Vida de Estados Unidos: *Blood Pressure Study 1979.*

Observe que sus oportunidades de muerte en realidad *disminuyen* cuando su tensión diastólica está por debajo del valor llamado normal de 80 mm Hg. Y, con 70, usted está todavía mejor que con 75. El hecho de que una tensión diastólica entre 80 y 85, anteriormente considerada "normal", en realidad no es normal ni sana, se ilustra todavía más con el hecho de que la tensión diastólica de 84 se relaciona con un riesgo mucho mayor ya sea de embolia o de enfermedad de las coronarias, que una tensión diastólica de 76. De esta manera, como el Comité Colectivo Nacional ha señalado, los riesgos de sufrir embolia y enfermedades cardiovasculares aumentan con niveles mayores de tensión sanguínea, *incluso entre quienes normalmente son considerados "normotensos"* (que tienen la tensión "normal"). De hecho, se considera que una tercera parte de las enfermedades cardiovasculares relacionadas con la tensión óptima se presentan en el llamado rango "normal" de la tensión sanguínea. .

No obstante, aunque la tensión diastólica de 80 a 89 no es la óptima, es mucho mejor que si fuera más alta. A medida que la tensión diastólica sube por encima de 90, las oportunidades de morir aumentan de manera impresionante. Para cuando la tensión diastólica alcanza los 100, se duplican las oportunidades de morir en determinado año. Y eso no es todo: las oportunidades de perder la audición, contraer padecimientos renales, una enfermedad cardiaca invalidante o parálisis debido a embolia, crecen mucho conforme sube la tensión.

Al saber estos hechos, ¿qué hacer si se es hipertenso? En el siguiente capítulo se echa un vistazo al tratamiento de la tensión con píldoras.

RESUMEN

Casi uno de cada tres estadounidenses adultos contraen a la larga hipertensión, como se define según el criterio normal de tensión diastólica de 90 o más.

Si bien hasta ahora 80 se ha considerado "normal", las estadísticas de las aseguradoras indican que a medida que la tensión diastólica supera los 70-74 mm Hg, las oportunidades de muerte empiezan a aumentar. Reconocer que la tensión de 120/80 es demasiado alta es revolucionario, ya que significa que un gran número de estadounidenses que pensaban que estaban sanos en realidad tienen una tensión demasiado alta para su salud. Como señala el Grupo de Trabajo del NHBPEP:

> Lo más importante es que las complicaciones vasculares relacionadas con la tensión arterial pueden presentarse incluso antes del comienzo de la hipertensión establecida (de acuerdo con la tabla 1), ya que la relación del riesgo entre las enfermedades cardiovasculares y la tensión sanguínea es continua y progresiva, *incluso dentro del rango de tensión normotensa (normal).*

Hace tiempo sabemos que la hipertensión mata o incapacita a la gente porque incrementa exageradamente la oportunidad de sufrir una embolia, padecer insuficiencia cardiaca, o enfermedades renales. Como las oportunidades de muerte aumentan de manera impresionante a medida que la tensión diastólica supera los 90, casi duplicando a los 10 mm Hg, la comunidad médica comprensiblemente se ha dedicado a tratar a las personas con tensión diastólica superior a 90 o con tensión sistólica por encima de 140. Como han señalado acertadamente, uno no puede permitirse el pasar por alto el ser hipertenso, aunque no sienta nada.

Sin embargo, el darse cuenta de que incluso la tensión de 120/80, que se consideraba "normal", es demasiado alta, justifica la decisión del Grupo de Trabajo de la NHBPEP de lanzar una nueva campaña nacional para mantener las presiones sanguíneas dentro del rango óptimo. Las razones para ser optimistas acerca del posible éxito de esta campaña se explican en los capítulos 4, 5 y 6.

CAPITULO 2

EL TRATAMIENTO NORMAL CON MEDICAMENTOS

Cuando tratamos hoy la presión arterial alta, la tratamos por lo que depare el mañana.

N.K. Hollenberg

Los medicamentos empleados para tratar la hipertensión se idearon con un solo objetivo: bajar la presión alta produciendo la menor cantidad posible de efectos no deseados. Empero, hoy sabemos que la presión alta, más que ser el problema primario, es el *síntoma* de un desequilibrio enfermizo de las células y los tejidos de nuestro cuerpo.

Según la antigua idea de la hipertensión, se suponía que las malas consecuencias de esta afección se deben por completo al efecto mecánico de la tensión alta. Esto concuerda con el concepto médico del cuerpo humano como un *mecanismo* que consta de partes, y no como un organismo, o sea, como una entidad indivisible que debe encontrar su propio equilibrio. Según el punto de vista "moderno", que suele llamarse el "modelo médico", si algo funciona mal hay que "controlarlo" para que recupere sus funciones normales. Después de todo, las máquinas no se reparan (o curan) solas.

Puesto que este concepto mecánico no se había revisado hasta hace poco, y por lo tanto no se impugnaba, era natural que se supusiera que, al bajar la presión sanguínea, se eliminarían las terribles consecuencias de la hipertensión. Se suponía que en realidad el problema era la propia tensión.

Y, dado que antiguamente se creía que la hipertensión era inevitable para las personas que tenían malos genes, casi no se hacía hincapié en la prevención y de ninguna manera se dejaba de pensar en la "curación". Así pues, dadas las terribles consecuencias de la hipertensión, es comprensible que, con el paso de los años, los médicos hayan probado casi todos los tratamientos imaginables para normalizar la presión alta. Como ejemplo de los extremos a que se llegaba en este empeño, en la década de 1950 algunos de los peores casos se trataban con una operación llamada *simpatectomía*, en la cual se eliminaban algunos de los nervios que normalmente mantienen la presión sanguínea.

Sin embargo, más o menos en ese mismo tiempo se ponía a prueba un tratamiento más natural. Muchos casos severos de hipertensión se curaban con la dieta especial de arroz y frutas del doctor Walter Kempner, de la Universidad Duke. No obstante, como por entonces no se contaba con la información que se resume en este libro, la dieta de Kempner, a diferencia de la que se indica en este libro, era innecesariamente restringida. Además, el doctor Kempner no sabía por qué funcionaba exactamente y en la década de 1950 el círculo médico no estaba dispuesto a creer que las enfermedades pudieran tratarse o curarse mediante cambios en la alimentación.

Toda nuestra cultura estaba hechizada por el supuesto poder de la tecnología sobre la naturaleza, incluyendo la idea de que encontraríamos un fármaco que funcionara como una "bala mágica" que eliminaría cualquier problema de salud. El asombroso éxito de la penicilina y de otros fármacos "milagrosos" durante la Segunda Guerra Mundial había preparado a los médicos, tanto como al público, para que creyeran que podía prepararse un fármaco para casi cualquier padecimiento. Así pues, es comprensible que la mayoría de los médicos no sólo dieron un respiro de alivio en 1957, sino que quedaron encantados cuando aparecieron los primeros medicamentos que en realidad bajaban la presión alta. Estos fármacos son los llamados *diuréticos*, y bajan la presión al hacer que los riñones excreten más sodio y más agua.

Esto era muy razonable. Casi nadie lo impugnó. ¡Los fármacos eran la respuesta! Después de todo, los fármacos bajaban la presión, y esto, a su vez, debía disminuir la tensión de las arterias y del corazón. Además, los medicamentos eran sencillos: más sencillos que la cirugía y que cualquier cosa tan vulgar como la nutrición... en la que, de todos modos, nadie creía. No había más que tomar unas píldoras y todo se arreglaría.

Por supuesto, se presentaban algunos efectos no deseados, como debilidad, diarrea, náusea y pérdida de apetito sexual, pero todo tiene un precio en esta vida. Y, desde luego, uno tenía que estar preparado para tomar las píldoras (que sí bajaban la presión) por el resto de sus días. Pero, más que nada, parecía que los fármacos salvaban vidas, ya que entre los hipertensos tratados con medicamentos había menos muertes.

Surgió toda una flamante industria para producir los nuevos fármacos que bajaban la presión sanguínea. Hoy, esta industria genera miles de millones de dólares al año sólo en Estados Unidos. El empleo de fármacos para tratar la hipertensión primaria pasó a ser la orden de movilización del momento. Hasta 1984, incluso el Comité Nacional Colectivo para la Detección, Evaluación y Tratamiento de la Presión Alta, patrocinado por los Institutos Nacionales de Salud (NIH), recomendó a los médicos que trataran con drogas a todos los hipertensos.

De manera que, durante los últimos treinta años, para tratar la presión alta, los médicos han prescrito más que nada fármacos.

Sin embargo, en los últimos años, los estudios sobre los resultados a largo plazo del uso de fármacos contra la hipertensión han tenido resultados contradictorios. A pesar de los repetidos estudios, la eficacia de los fármacos en la reducción de la mortalidad debida a las enfermedades de las coronarias ha sido inferior a la esperada. Más todavía: a pesar de que los fármacos reducen en un 34% la muerte debida a embolias, en el estudio más amplio sobre fármacos que se ha efectuado se descubrió que los fármacos no tienen ningún efecto en el índice total de mortalidad resultante de la hipertensión benigna.

TIPOS DE FÁRMACOS

Hasta hace unos cuantos años, los medicamentos prescritos con más frecuencia por los médicos eran los *diuréticos*, como el clorothiazido, que estimulan a los riñones para que eliminen más sodio y agua. (En el capítulo 18 se habla más sobre el funcionamiento de los fármacos en el tratamiento de la hipertensión.)

Entre los otros fármacos que se recetaban con frecuencia estaban:

- Los betabloqueadores (como el propranolol)
- Los conversores de enzimas inhibidores de angiotensión (inhibidores ACE)
- Los antagónicos de calcio
- Los inhibidores de la función nerviosa simpática, como el propranolol y la reserpina
- Los vasodilatadores, como la hidrazina y el minoxidil

CÓMO SE EMPLEAN LOS FÁRMACOS

En 1984, el Comité Nacional Colectivo, patrocinado por el gobierno, recomendó a los médicos que, cuando trataran la hipertensión primaria con fármacos, utilizaran el tratamiento "por pasos", el cual, hasta 1988, constaba de cuatro pasos. Este procedimiento consistía en "iniciar la terapia con una dosis pequeña de fármacos contra la hipertensión, aumentar la dosis, y después añadir o sustituir *un fármaco por otro*, aumentando los fármacos gradualmente, según fuera necesario, hasta que se lograra la presión sanguínea deseada, *hasta que los efectos no deseados se volvieran intolerables,* o cuando se llegara a la dosis máxima de cada fármaco".

En 1988, el informe del Comité Nacional Colectivo efectuó un cambio importante en este procedimiento por pasos, anteponiendo un tratamiento sin medicamentos a los cuatro pasos con fármacos (véase la Fig. 3). Más todavía, en dicho informe, el Comité empezó recomendando que, cuando el médico prescribiera medicamentos, una vez que la presión se normalizara, tratara de disminuir las dosis paulatinamente.

FIGURA 3

PROCEDIMIENTO "POR PASOS" RECTIFICADO

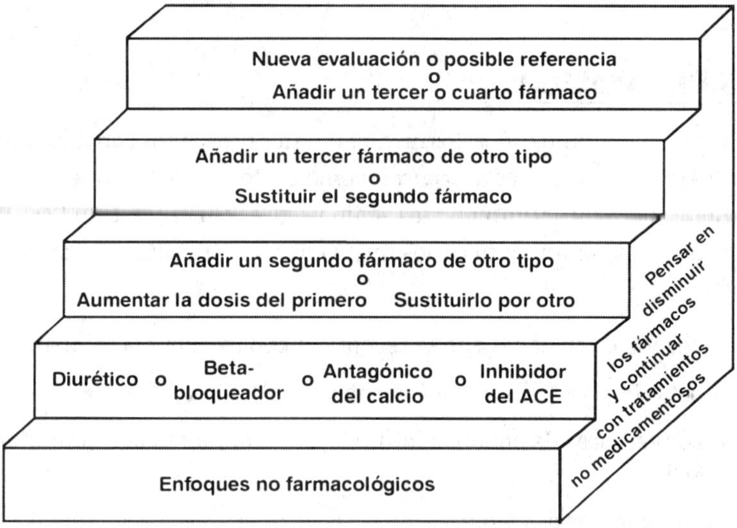

Fig. 3. La principal diferencia entre este procedimiento "por pasos" de 1988 y el de 1984 es que antes del primer paso se incluye un tratamiento "no medicamentoso" o cambio de hábitos. Según el informe: "En el caso de algunos pacientes, primero debe probarse la terapia no medicamentosa; si no se normaliza la presión, se deberá iniciar la terapia con medicamentos". Debe continuarse con los nuevos hábitos (control del peso y limitación de sodio, de alcohol y de otros factores que aumentan el riesgo de enfermedades cardiovasculares) incluso si se dan los otros cuatro pasos del tratamiento con fármacos. Además, se recomienda que, una vez que se controle la presión, se procure disminuir las dosis de fármacos e incluso se interrumpa su uso si la presión sigue normal.

El informe de 1993 del Comité Nacional Colectivo (JNC 5) hace todavía más hincapié en el cambio de hábitos, y considera que el tratamiento "por pasos", que se ilustra en la Fig. 4, es un "algoritmo".

En el informe de 1993, el JNC recomienda que "si a pesar de que se modifiquen los hábitos, después de tres o seis meses la presión sanguínea permanece en 140/90 mm Hg o más, debe iniciarse el tratamiento medicamentoso contra la hipertensión...". También se observará que en el algoritmo se recomienda que el médico y el paciente "continúen con el cambio de hábitos" aunque se inicie el tratamiento medicamentoso.

EFECTOS NO DESEADOS DE LOS FÁRMACOS

Además de bajar la presión, los fármacos contra la hipertensión producen efectos no deseados. Esto no debe sorprender, ya que alteran las funciones básicas del cuerpo, no sólo de los vasos sanguíneos, sino también del sistema nervioso y de los riñones. Dado que todos los fármacos alteran las funciones básicas, tienen varios efectos. Puesto que todos nuestros sistemas están interconectados, aunque un fármaco sólo afectara a un tipo de célula de nuestro cuerpo, casi seguramente produciría otros efectos. (En los capítulos 4 y 17 se explican estas interconexiones, a fin de que se observe mejor que el cuerpo en realidad es un "todo" integrado y no un conjunto de partes.) Como ejemplos, los betabloqueadores, al limitar la capacidad del corazón para latir rápido, reducen la capacidad de una persona para hacer ejercicio, y (como se describirá posteriormente) los diuréticos de thiazida producen cambios anormales en la composición de los fluidos corporales, incluyendo colesterol de la sangre. Así, al alterar nuestras funciones corporales básicas, los fármacos afectan la capacidad de nuestro cuerpo para adaptarse a diferentes situaciones.

Se observará que, con este nuevo enfoque, el tratamiento empieza con los cambios de hábitos destacados en este libro: reducción de peso, moderación con el alcohol, actividad física regular, consumo moderado de sodio, y abstención de fumar. En este 5º informe también se menciona el aumento de potasio en la dieta. La única diferencia con el programa indicado en este libro es que yo recalco la relación entre todos estos factores, y especialmente entre el potasio y el sodio.

Los efectos comunes no deseados de algunos de los fármacos contra la hipertensión más usados, son pérdida de potasio por la orina, fatiga, irritación gástrica, náuseas, vómitos, calambres abdominales, diarrea, mareos, jaquecas, prurito, debilidad, congestión nasal, impotencia (pérdida de apetito sexual), insuficiencia cardiaca congestiva, depresión mental, pérdida de la memoria inmediata y, en el caso de los betabloqueadores, reducción de la capacidad para hacer ejercicio. En realidad, el doctor Randall Zusman, del Hospital General de

FIGURA 4

ALGORITMO DEL TRATAMIENTO

Modificación de hábitos:

Reducción de peso
Beber alcohol con moderación
Hacer ejercicio con regularidad
Reducir el consumo de sodio
Dejar de fumar

Reacción* inadecuada

Continuar con los nuevos hábitos

Selección farmacológica inicial:
De preferencia diuréticos o betabloqueadores, dada la experien-
cia de que han reducido las enfermedades y la mortalidad

No se han puesto a prueba los ACE-inhibidores, los antagónicos
del calcio, los alfabloqueadores y receptores, y los alfa-beta-blo-
queadores, y tampoco se ha demostrado que reduzcan la enfer-
medad o la mortalidad

Reacción* inadecuada

| **Aumentar la dosis del fármaco** | o | **Sustituirlo con otro fármaco** | o | **Añadir un agen-te nuevo de otro tipo** |

Reacción* inadecuada

Añadir un segundo o tercer fármaco, y posible-mente un diurético, si no ha prescrito antes

Fig. 4. En su informe de 1993, el Comité Nacional Colectivo cambió el tratamien-to "por pasos" por un "algoritmo de tratamiento". En esta estrategia se indica explícitamente que, aunque inicialmente la respuesta al cambio de hábitos sea inadecuada, debe continuarse con estos nuevos hábitos después de iniciar el tratamiento con fármacos.

Massachusetts, ha señalado que esta limitación en la capacidad para hacer ejercicio indica que "la reducción de la presión sanguínea no está relacionada con un mejor funcionamiento del sistema cardiovascular, sino más bien con la función cardiaca.

---

* Reacción significa que se ha logrado la presión sanguínea indicada, o que el paciente está haciendo un progreso considerable para llegar a ella.

- En nuestros tratamientos de la hipertensión, no hemos prestado atención a la advertencia del filósofo del siglo XIII, Roger Bacon, que identificó cuatro fuentes explícitas de las deducciones erróneas:

1. Indebido respeto por las doctrinas y autoridades establecidas
2. La costumbre
3. El prejuicio
4. El falso orgullo por el conocimiento

Veamos esto con más detenimiento.

EL MITO DE LA TECNOLOGÍA

Los médicos y los científicos, como la demás gente, son producto de su cultura. La sociedad estadounidense valora mucho el pragmatismo: lo visible y lo tangible. Incluso en el campo de la física, que es en gran medida teórica, los científicos estadounidenses son más pragmáticos y menos inclinados a los enfoques teóricos que sus colegas europeos. Debido a este sesgo empírico, tendemos a desconfiar de todo lo que no podemos ver, disecar o aislar en un tubo de ensayo. Los campos energéticos, como el que representa en este libro la "batería de sodio", no pueden aislarse en un tubo de ensayo ni verse (pero sí medirse). En cambio, podemos ver las moléculas y los fármacos y aislarlos en un tubo de ensayo.

Más todavía: la cultura estadounidense también hace hincapié en el activismo, en el optimismo, y en una creencia que heredamos del filósofo del siglo XVII, Francis Bacon: que la naturaleza puede y debe ser dominada. Este antecedente cultural, esta opinión baconiana, reforzó hasta hace poco nuestra idea de que la tecnología puede resolver todos nuestros problemas. De manera que en los últimos decenios los fármacos se han considerado la solución perfecta.

La tecnología ha enajenado a nuestra sociedad, y muchas veces la confundimos (incluso en nuestras escuelas) con la ciencia. El uso excesivo de la frase "ciencia y tecnología" ha conducido a la creencia errónea que ambas son lo mismo. Hemos olvidado que la ciencia es el descubrimiento *de* la naturaleza, en tanto que la tecnología no es más que la *aplicación* de la ciencia. A menos que mantengamos la atención en la *perspectiva* que la ciencia puede dar a *todo el sistema* (tal como se recalca en el "nuevo" paradigma de la ciencia de la complejidad y el caos), la aplicación de la ciencia (la tecnología) puede producir el efecto contrario al que deseamos. Los ejemplos abundan, desde el uso del plomo en la pintura y la gasolina, hasta la amplia utilización del DDT, el empleo de fluorocarbonos clorados, y el recurso a los fármacos para tratar a todos los hipertensos.

Con lo que ya hemos visto en este libro, se puede entender por qué yo, junto con un creciente número de médicos, considero que al depender de los fármacos para tratar la hipertensión, sobre todo en los casos límite, se pierde de vista el cuadro completo. El hincapié en los fármacos se debe en parte a la fe ciega en la tecnología y a nuestra creencia de que el propósito de la ciencia es doblegar a la naturaleza según nuestra voluntad, dominarla más que comprenderla o cooperar con ella, en lugar de encontrar un modo de vivir en armonía con ella.

EL MITO DE QUE ES MEJOR CONTROLAR A LA NATURALEZA POR MEDIO DE LA TECNOLOGÍA QUE COOPERAR CON ELLA

De acuerdo con la visión baconiana de que es posible controlar totalmente a la naturaleza, el químico Paul Ehrlich desarrolló, a principios del siglo XX, el concepto de la "bala mágica". Erlich, al que a veces se llama "padre de la industria farmacéutica", nos hizo creer que podíamos tener fármacos que no sólo se abrirían paso, como por arte de magia, hasta el lugar deseado del cuerpo, sino que, como las balas, sólo afectarían al blanco deseado. De esta manera no sólo podríamos controlar el resto de la naturaleza, sino controlarnos también nosotros mismos, y así vivir mejor gracias a la química.

En un artículo sobre la ética de la hipertensión, los especialistas de la Universidad de Columbia comentaron esta preferencia cultural por la tecnología, y el uso de fármacos para tratar los casos limítrofes de hipertensión:

> Nos parece que éste es un ejemplo, en el campo médico, del fenómeno más general del optimismo tecnológico: la predisposición hacia la tecnología con la creencia de que sus beneficios superan sus efectos imprevistos e indeseados, y que estos mismos efectos pueden contrarrestarse con los medios tecnológicos habidos y por haber... Entre los médicos, el optimismo tecnológico refuerza su disposición hacia el activismo terapéutico. Cuando toman decisiones en condiciones de incertidumbre (si la presión sanguínea se elevará o bajará sin tratamiento), prefieren correr el riesgo de recetar un tratamiento que puede no ser necesario, al posible error de no recetar un tratamiento que sí se necesite.

Los fármacos, sean o no mágicos, ciertamente son de "alta tecnología", de modo que en una cultura subyugada por la tecnología, recurrir a los fármacos es una reacción natural.

Como ejemplo de "la creencia de que sus beneficios superan sus efectos imprevistos o indeseados, y que estos mismos efectos pueden contrarrestarse con los medios tecnológicos habidos y por haber", ahora tenemos fármacos para tratar los efectos indeseados de los fármacos antihipertensores.

EL USO DE FÁRMACOS PARA TRATAR LA HIPERTENSIÓN ES UNA OPORTUNIDAD DE OBTENER GANANCIAS

Los fármacos antihipertensores presentan la oportunidad de ganar mucho dinero. Y es comprensible que las empresas farmacéuticas consideren que ésta es una oportunidad de proporcionar un tratamiento útil para uno de los problemas médicos más comunes de nuestro país. Si bien es difícil conseguir la información del caso, es claro que las empresas farmacéuticas se embolsan varios billones de dólares por año gracias a la venta de fármacos contra la hipertensión. A diferencia de las publicaciones científicas (la mayoría de las cuales no cuentan con el apoyo de la publicidad comercial), algunas publicaciones médicas tienen anuncios que promueven el empleo de fármacos para tratar la hipertensión.

LOS PACIENTES PIDEN MEDICAMENTOS

En una cultura en la que nos hemos desautorizado, no sorprende encontrar personas que busquen soluciones fuera de ellas mismas. En consecuencia, los pacientes *piden* fármacos. Muchos, cuando tienen gripe, piden una inyección o una píldora, aunque les hayan advertido que no les servirá de nada. En este ajetreado mundo, los estadounidenses que no se sienten bien suelen pedir: "Déme una pastilla para que me sienta mejor". El pobre médico es bombardeado por los vendedores de los laboratorios farmacéuticos por un lado, y por los pacientes que le piden pastillas por el otro. Hay que comprender su predicamento.

Tomar fármacos puede ser una manera de evitar tomar las riendas de nuestra vida. Es parte de la tendencia social a pasar nuestra responsabilidad personal a fuerzas exteriores a nosotros. Por otra parte, la mentalidad de la prevención concuerda con la responsabilidad, la independencia y la capacidad personal.

LOS ESTADOUNIDENSES: FELICES DEMANDANDO Y TOMANDO PÍLDORAS

Una vez incorporada a la educación y a la cultura en la que también están inmersos los médicos, la tendencia al "activismo terapéutico" es reforzada por consideraciones legales. Muchos médicos de la práctica privada no creen en la utilidad de estos fármacos para tratar la hipertensión, pero temen no prescribirlos. Independientemente del tratamiento (o de la carencia de tratamiento) que se aplique a cualquier padecimiento, sigue siendo posible que los pacientes empeoren o mueran. La vida no está comprada. Pero es probable que muchos médicos (especialmente antes de que el Comité Nacional Colectivo empezara a recomendar cambios de hábitos) hayan tenido la pesadilla de que un abogado les pregunte: "¿Quiere decir, doctor, que el difunto era hipertenso y que usted no le recetó ningún medicamento?"

En nuestra actual cultura, la mejor protección de los médicos contra demandas injustificadas de mala práctica es la de seguir los métodos tradicionales y aceptados de tratamiento*, aunque el médico tenga razón en creer que puede haber alternativas mejores. Los estadounidenses son tan "dados a demandar", que muchas veces a los médicos les atemoriza intentar algo nuevo o diferente.

EL TRATAMIENTO DIETÉTICO: MUY CIENTÍFICO, DE BAJA TECNOLOGÍA Y CARENTE DE GLAMUR

¿Qué decir de los tratamientos dietéticos que han resultado exitosos desde las décadas de 1930 y 1950? ¿Por qué no se han popularizado? Con frecuencia sucede que no se hace caso a los pioneros que tienen una idea nueva. Esto es más impresionante que en cualquier otro caso en la aplicación del tratamiento dietético para la presión alta.

En 1957, cuando aparecieron los primeros fármacos potentes para la hipertensión, se demostró una y otra vez que un cambio dietético podía bajar la presión alta. Pioneros como Ambard y Beaujard, en Francia, y Allen, Addison y Priddle en Estados Unidos, demostraron que al disminuir el sodio o al aumentar el potasio en la dieta se revertía la presión alta, y a veces incluso se curaba. Por su parte, el doctor Walter Kempner, de la Universidad Duke, demostró cientos de veces que su dieta de arroz y fruta normalizaba la presión. Estos investigadores pioneros, y más recientemente Dahl, Page, Tobian y otros, dieron en el clavo, pero nadie les hizo caso. Reflejando su frustración, el doctor Lewis Dahl analizó en 1972 la dieta de arroz y fruta de Kempner, y sus propios estudios sobre la dieta de factor K alto:

> Por razones difíciles de imaginar, los informes de Kempner despertaron una gran antipatía y la eficacia de su dieta fue objeto de un descrédito irracional. Muchas veces he sentido que heredamos la antipatía que originalmente despertó Allen y después Kempner. No obstante, decidimos tratar de detectar el factor dietético que hizo eficaz la dieta. Para quienes desconocen esta dieta, permítanme definirla como *baja en sodio o alta en potasio* o alta en carbohidratos, baja en proteínas, baja en grasa**, o alta en líquidos. En su forma pura, se compone principalmente de raíces y frutas, incluyendo jugos, pero desde luego nada de sal (ClNa).

---

* La creciente tendencia del Comité Nacional Colectivo durante los últimos ocho años a recomendar que se tomen en cuenta los tratamientos no medicamentosos debe ayudar en este aspecto a los médicos.
** Es sorprendente la *pre-visión* del doctor Dahl. En 1972 reconoció los principios básicos de una dieta sana para prevenir no sólo la hipertensión y las cardiopatías, sino también algunos tipos de cáncer

MÁS

REFLEXIONES

¿POR QUÉ HACEMOS HINCAPIÉ EN LOS FÁRMACOS?

Una de las habilidades más desarrolladas de la civilización occidental contemporánea es la disección: dividimos los problemas en los elementos más pequeños que podemos. Esto lo hacemos muy bien. Tan bien, que muchas veces se nos olvida volver a juntar las piezas.

Alvin Toffler

Con frecuencia los árboles nos impiden ver el bosque. Las drogas contra la hipertensión han tenido éxito, aunque parcial. Su éxito más evidente e importante ha sido reducir (pero no eliminar) las embolias causadas por la hipertensión. Por otro lado, los fármacos deben tomarse de por vida, con frecuencia hacen que el paciente se sienta mal, y le cuestan al país billones de dólares al año. De esta manera, difícilmente puede decirse que el tratamiento de la hipertensión mediante fármacos sea un éxito rotundo. Tomando en cuenta lo que ahora sabemos, esto no nos sorprende. Cuando no sabíamos mucho sobre el mecanismo de la hipertensión, se inventaron medicamentos para tratar sólo la presión arterial, no el problema de fondo.

Ahora que está claro que la hipertensión no se limita a la presión elevada, es tiempo de volver a reunir las piezas. Pero primero preguntemos cómo todos los miembros de una sociedad, tanto los profesionistas como los legos, pudieron adentrarse tanto por un camino que cuesta tanto dinero y que sin embargo no alcanza la meta más importante: una vida más sana y más larga.

Puede decirse que en la década de los "fármacos milagrosos", que fue la de 1950, los fármacos se aceptaron como solución para cualquier enfermedad cuya causa se desconociera. No sólo no nos dábamos cuenta de la extensión del problema de la hipertensión primaria, sino que estábamos equivocados respecto a su causa, salvo por raros y contados pioneros como el doctor Lewis Dahl. Esto se revela en el propio término *primaria,* que los profesionales de la salud utilizan para describir una enfermedad cuya causa no conocen; si la conocieran, la llamarían *secundaria*.

Un ejemplo personal ilustra esta forma de recurrir casi automáticamente a los fármacos. En 1956, en el verano entre mi penúltimo y mi último año en la escuela de medicina, trabajé en unos laboratorios con un grupo que investigaba un fármaco que frenaba la absorción del colesterol del intestino a la sangre. Se trataba de impedir los ataques cardiacos. En esa época, se me ocurrió que sería más fácil comer únicamente alimentos que no contuvieran colesterol. Si yo hubiera sabido que sólo contienen colesterol los productos animales (carne, leche y yema de huevo), y no las frutas y las verduras, esta idea hubiera sido más que pasajera, pero me dijeron que el cambio de dieta no era práctico ya que la gente no seguía las recomendaciones. De manera que, como muchos otros, me alinee y regresé a la investigación de un fármaco para tratar un problema de nutrición. Esta es la moraleja: cuando todos avanzan en una misma dirección, no sólo es difícil ir en la contraria, sino que *es difícil ver otro camino*.

¿Hay una explicación para nuestra creencia casi ciega en la eficacia de los fármacos para tratar todos los problemas de salud?

¿POR QUÉ ESTÁBAMOS EN EL CAMINO EQUIVOCADO?

Desde mi punto de vista, evitamos la responsabilidad de nuestra manera de vivir y (hasta hace poco) confiamos casi totalmente en los fármacos para tratar la hipertensión, como resultado de algunos supuestos fundamentales de la cultura occidental, y en especial de la norteamericana. Como dicen: el problema no son ellos (la medicina establecida y las empresas farmacéuticas), sino nosotros, absolutamente todos nosotros.

Estos son los puntos principales:

- Históricamente, nuestra cultura ha considerado la ciencia como un medio de dominar a la naturaleza más que de comprenderla. Con esto, no sólo nos hemos alejado de la naturaleza exterior, sino de nuestra naturaleza interna. Esto ha contribuido a desautorizarnos; y, con esta obsesión por el dominio y el control, hemos descartado todo lo que no podemos ver tachándolo de irreal o "utópico". El aspecto espiritual de la ciencia (mostrado por figuras como Kepler, Newton y Einstein) se ha descartado como "poco práctico". En vez de considerar a la ciencia como un medio para *comprender,* nuestra cultura ha estimado que "conocimiento es poder". La alienación, la falta de visión y la insistencia en el control han tenido resultados desastrosos para la salud de las personas y para todo el planeta.

Estas tendencias culturales han tenido varios corolarios:

- Suele confundirse la tecnología, que es la aplicación de la ciencia, con la propia ciencia. En nuestras escuelas se enseña "ciencia y tecnología", más que ciencia. Nuestra cultura idolatra la tecnología. Esta idolatría inspira una fe ciega en que los supuestos beneficios de la tecnología superan todos sus efectos indeseables. Hemos hecho que la tecnología y el dominio de la naturaleza sean los mitos de nuestros tiempos.

- Los fármacos "milagrosos", como la pastilla diurética que reduce la presión sanguínea, son decididamente glamurosos y de alta tecnología. Las soluciones nutritivas, como la dieta de Kempner, a base de fruta y arroz, carecen de glamur y no son de alta tecnología.

- Tras los fármacos hay mucho dinero. Naturalmente, los laboratorios farmacéuticos desean ver el resultado de sus considerables inversiones, y por lo tanto bombardean a los médicos con intensas campañas de mercadeo.

- Los propios pacientes solicitan medicamentos. El público estadounidense desea una píldora que cure todos sus males.

- Los médicos temen las demandas por mala práctica y por ende temen recetar los tratamientos que no son aceptados y tradicionales, para que no los culpen si algo sale mal.

- En general, los médicos no están al tanto de los programas no medicamentosos. Por ejemplo, en las escuelas de medicina se enseña muy poco o nada de fisiología del ejercicio o de biofísica. Más todavía, ha ido creciendo la tendencia a disminuir la enseñanza de los sistemas o disciplinas "holísticas", como la fisiología y la biofísica, para hacer más hincapié en los tratamientos "moleculares" y reduccionistas que desde luego se basan en medicamentos.

- Es difícil aceptar una solución no farmacológica cuando no se comprende completamente el problema, cuando no hay un concepto o paradigma general dentro del cual podamos ver que funciona un tratamiento no medicamentoso, como el de la nutrición. Sin esta comprensión conceptual, muchas veces no logramos reconocer la verdad cuando la vemos.

principales culpables. Recordemos, por ejemplo, que en la Tabla 2 del capítulo 5 aparecían dos grupos de Tel Aviv cuya única diferencia era la dieta. En el grupo vegetariano (cuya dieta tenía un factor K alto) había una incidencia muy baja de hipertensión, en comparación con el otro grupo. De manera que es clara la evidencia de que las personas con propensión genética a la hipertensión en realidad se vuelven hipertensas debido a sus costumbres, sobre todo en cuanto a su alimentación.

Ya resumimos testimonios que nos llevan a la conclusión de que en la hipertensión el aspecto más importante de la dieta es el factor K. Estos testimonios no sólo incluyen estudios de poblaciones, sino también estudios médicos y de animales, la comprensión de la importancia de la proporción correcta de potasio y sodio en la célula, y la conciencia de que la obesidad y la falta de ejercicio pueden poner en jaque el equilibrio entre potasio y sodio dentro del organismo.

Aquí deseo volver a recalcar un punto importante de este libro: cuando se analizan organismos vivos, *no* es sufiente analizar cosa por cosa. Hice hincapié en esto cuando hablé del sodio. Aunque parece que el equilibrio entre el potasio y el sodio es un factor clave, en el capítulo 8 señalé que también intervienen otras sustancias, como el cloruro, el magnesio, y el calcio. Por tanto, el factor K es un enfoque parcial que algún día será reemplazado por otro más completo y acertado*. Pero en el actual estado de las investigaciones no sólo parece ser nuestra mejor guía, sino que también nos proporciona una pauta práctica para prevenir y curar la hipertensión.

Ahora veremos más testimonios que apoyan la conclusión de que el equilibrio entre el potasio y el sodio es una clave para determinar si quienes heredan la tendencia deben padecer hipertensión primaria con la edad.

1. EL NIVEL DE POTASIO EN EL PLASMA SANGUÍNEO TIENE CORRELACIÓN CON LA HIPERTENSIÓN

Como vimos en el capítulo 4, la bomba de sodio y potasio necesita que haya determinada cantidad de potasio en el fluido, *fuera* de la célula, para conservar un buen equilibrio entre el potasio y el sodio, *dentro* de la célula. Dado que el potasio que hay en el fluido, fuera de las células, se mantiene en equilibrio con el potasio del plasma, es de esperar que al disminuir el nivel de potasio en el plasma disminuya la actividad de la bomba de sodio y potasio en estas células y que, a su vez, esto aumente el nivel de calcio *dentro* de la célula, provocando la contracción de las arterias de poca resistencia y elevan-

---

* Como ejemplo, mi actual *suposición* es que sería más aproximado algo como (K + 1/2 Mg + 1/4 Ca)/Na.

do entonces la presión arterial. Así pues, se supone que un bajo nivel de potasio en el plasma favorece la presión alta.

En general, los médicos no hacen comentarios sobre el diferente nivel de potasio que hay en el plasma sanguíneo de las personas hipertensas y de quienes tienen la presión normal. Sin embargo, en un estudio efectuado a 1,462 mujeres suecas de mediana edad, los niveles de potasio en el suero de las hipertensas, estuvieran bajo tratamiento o no, eran visiblemente menores que los de las mujeres que tenían la presión normal. En otro estudio, efectuado a 91 pacientes con hipertensión primaria, una gráfica tanto del potasio en el plasma como del potasio total en el cuerpo, mostró una importante tendencia a que las presiones diastólica y sistólica subieran a medida que bajaban los niveles de potasio en el plasma. Estas correlaciones fueron más claras en los pacientes jóvenes. En las personas no hipertensas, el nivel de potasio en el plasma no estaba relacionado con la presión sanguínea. En este estudio también se encontró que conforme aumentaba la cantidad total de sodio en el cuerpo, aumentaba la presión sanguínea.

En un estudio efectuado en Londres a 3,578 personas de ambos sexos que no tomaban medicamentos contra la hipertensión, se observó que tanto la presión sistólica como la diastólica tenían una importante relación "negativa" con el potasio del plasma: es decir que mientras menos potasio había en el plasma, más alta tendía a ser la presión sanguínea.

Tal vez el estudio más interesante sobre el potasio que hay en el suero fue el efectuado a 1,158 varones japoneses cuarentones de seis poblaciones, tanto citadinos como rurales, con diferentes costumbres. Cuando se hizo la gráfica del nivel promedio de potasio en el plasma de cada uno de estos seis grupos, relacionándolo con la incidencia de la presión alta, fue evidente la tendencia a que la prevalencia de la hipertensión aumentara conforme disminuía el potasio en el plasma.

En la Tabla 11, donde se resume la información de este estudio, puede verse un firme aumento (se informa que tiene significado estadístico) de la incidencia de la hipertensión a medida que baja el nivel de potasio en el suero; la aparente excepción de la línea 3 está dentro del nivel de error estadístico. Los posibles efectos de los fármacos hipertensores no alteran la interpretación de esta tabla, ya que ninguno de los sujetos los tomaba. Como puede verse, en este estudio se encontró que conforme aumenta el factor K (proporción entre K/Na) en la dieta, disminuye la hipertensión.

TABLA 11

LA HIPERTENSIÓN ENTRE LOS JAPONESES COMPARADA CON EL POTASIO EN EL SUERO Y CON EL FACTOR K DE LA DIETA

Región	Incidencia de la hipertensión (%)	Promedio de potasio en el suero (mEq/L)	Proporción promedio entre el potasio y el sodio de la dieta (mg K/mg Na)
A	10.3	4.26	0.197
B	12.0	4.24	0.192
C	13.3	4.29	0.213
D	19.9	4.11	0.187
E	24.9	4.02	0.168
F	33.3	3.85	0.141

En un estudio patrocinado por el gobierno, y efectuado en todo el país a un gran número de pacientes hipertensos, se encontró que cuando no se empleaban medicamentos, el potasio era más bajo en el suero de los grupos que tenían la presión más alta, independientemente de su edad, sexo o raza (se estudió tanto a negros como a blancos). Los pacientes hipertensos que tomaban medicamentos tendían a tener niveles todavía más bajos de potasio en el suero. Este es otro descubrimiento que despierta interrogantes sobre el uso de fármacos para tratar la presión alta.

ES POSIBLE QUE LOS VALORES "NORMALES" DE POTASIO EN EL PLASMA SEAN DEMASIADO BAJOS

Hasta hace poco, la mayor parte de los especialistas no estaban al tanto de que el potasio que hay en el suero tiende a disminuir en las personas hipertensas. Además, la medición "normal" de potasio en el suero se basa en poblaciones grandes, el 20% de las cuales tiene niveles más bajos de potasio en el suero que el resto de la población. Esto indica que debe modificarse la medición "normal" de potasio en el suero. Probablemente hay que subir el límite inferior del nivel "normal" (de 3.5 mEq/L).

2. EL TOTAL DE POTASIO EN EL CUERPO DISMINUYE CUANDO LA HIPERTENSIÓN PRIMARIA NO RECIBE TRATAMIENTO

Dado que la disminución de potasio en el plasma frena la bomba de sodio y potasio, disminuyendo así también la cantidad de potasio que hay en las células, un nivel bajo de potasio en el plasma indica una disminución del total de potasio en el cuerpo. Por ello, se supone que el total de potasio en el cuerpo de las personas con hipertensión primaria disminuye.

Esta predicción se confirmó en un estudio en el cual se midió el total de potasio de 53 pacientes con hipertensión primaria que no recibían tratamiento, y el de 62 personas sanas con presión normal, que sirvieron de controles. El total de potasio de las personas que padecían hipertensión primaria y que no recibían tratamiento fue en promedio 13% más bajo que el de las personas que tenían la presión normal (y la misma cantidad de grasa corporal). Esta disminución tiene importancia estadística. El contenido de potasio de pequeñas muestras de músculo extraídas a los sujetos confirmó que la disminución no se debía a diferencias en la cantidad de grasa corporal. Los análisis de estas muestras revelaron además que los sujetos que padecían hipertensión primaria tenían mayor contenido de calcio en el tejido muscular.

Como vimos en el capítulo 4, cuando estos cambios del potasio y el calcio ocurren en las células de los músculos lisos que rodean a las arteriolas, aumenta la tensión de estas células, constriñendo a las arteriolas y elevando la presión sanguínea. Recientemente, los doctores Joseph Veniero y Raj Gupta, del Colegio de Medicina Albert Einstein, emplearon la resonancia magnética nuclear (RMN) para demostrar que en las células de la arteria principal de las ratas hipertensas de laboratorio hay una importante disminución de potasio.

En otro estudio se vio que había una correlación negativa entre el total de potasio y la presión sanguínea de 91 personas hipertensas que no tomaban fármacos; en otras palabras, mientras más bajo es el total de potasio en el cuerpo, más alta es la presión. Un seguimiento de este estudio informó que tanto la presión sistólica como la diastólica aumentan conforme disminuye la proporción entre el potasio y el sodio (proporción K/Na o factor K), y que las probabilidades de que esta relación se deba al azar son de 1 en 100 y 1 en 1000. En este seguimiento también se llegó a la conclusión de que probablemente el plasma y el total de potasio en el cuerpo son importantes en las primeras fases de la hipertensión primaria, y que tal vez los cambios de sodio en el cuerpo adquieren importancia con posterioridad.

3. CORRELACIÓN ENTRE LA PROPORCIÓN DE K/NA EN LA ORINA Y LA HIPERTENSIÓN

El contenido de sodio y de potasio en la orina reunida durante 24 horas puede reflejar con bastante exactitud su ingestión en la dieta. Suponemos que a medida que sube el factor K en la orina, baja la incidencia de la presión alta.

¿Por qué todo el mundo rechazó estos tratamientos dietéticos que tuvieron tanto éxito? Para empezar, en la década de 1950 prácticamente no se hablaba de nutrición en las escuelas de medicina; incluso hoy normalmente sólo se menciona de pasada. Así pues, como señaló el doctor Dahl, hasta que se introdujeron los diuréticos de thiazida, muy pocos médicos pensaban que el sodio tuviera mucho que ver con la hipertensión. El doctor Dahl indicó que el resultado fue que la mayoría de las dietas bajas en sodio se "prescribían al azar y sin entusiasmo".

Al aparecer el diurético clorothiazida en 1957, tanto los pacientes como los médicos encontraron sus efectos antihipertensores más convenientes que los de los tratamientos dietéticos. En algunos terrenos, el escepticismo sobre la función del sodio en la dieta continúa hasta ahora. Pero el doctor Lou Tobian ha señalado que cada vez que estos médicos utilizan un diurético, "dan un voto por el sodio" como causante de la hipertensión, ya que la función de estos fármacos es hacer que el cuerpo elimine sodio a través de los riñones.

Pero ¿por qué los cambios en la dieta se prescribían "al azar y sin entusiasmo"? La mayoría de los médicos carecen del tiempo y de la preparación para instruir a sus pacientes sobre nutrición y ejercicio. Ya en 1963, el Consejo sobre Alimentos y Nutrición de la Asociación Médica Estadounidense afirmó que "la educación y la práctica médicas no están al tanto de los adelantos de la nutrición". A pesar de que la nutrición tiene que ver con la causa y el tratamiento de la diabetes, el cáncer y la hipertensión, la mayoría de las escuelas de medicina no incluyen un curso específico sobre nutrición. Al no formar parte de su educación, los futuros médicos tienden a pasar por alto los tratamientos dietéticos y a considerarlos con desconfianza, como "no científicos". En consecuencia, no están preparados para creer en la importancia de la nutrición en la hipertensión, y no digamos para darse cuenta de que los cambios necesarios en realidad *no* son tan complicados como para desalentar a todos los pacientes, salvo a los más perseverantes. En lugar de ello, se les enseña a creer en los medicamentos, y aprenden a hacer que los pacientes los utilicen.

LA FALTA DE UN CONCEPTO BÁSICO

Pero ¿por qué incluso la mayoría de los nutriólogos desconoce la importancia del factor K? Permítaseme sugerir que aún más importante que el desinterés por la nutrición en la enseñanza médica es el hecho de que, hasta hace poco, no había un modelo o concepto que explicara cómo se reduce la presión sanguínea elevando la proporción de potasio respecto del sodio en la dieta.

Thomas Kuhn, importante historiador de la ciencia, ha hecho hincapié en la verdadera importancia de un "paradigma" o marco fundamental, para la percepción y evaluación de la información. Sin un concepto, sin una idea de cómo funcionan las cosas que nos permiten creer que pueden funcionar, con frecuencia no "vemos" la realidad.

Un buen ejemplo lo proporciona el descubrimiento de Semmelweiss, de que los índices de mortadad bajaron cuando los médicos que trabajaban en la morgue se lavaron las manos antes de examinar a las mujeres que se encontraban hospitalizadas. Si bien eso redujo en gran medida las muertes en el hospital, el procedimiento no fue aceptado por todos los médicos. Lo lógico de la recomendación de Semmelweiss sólo se hizo evidente al nacer la ciencia de la bacteriología que demostró que los gérmenes, o bacterias, pueden "transportar" las enfermedades. Cuando esto se reconoció, la práctica recomendada por Semmelweiss no tardó en volverse algo normal.

Así que probablemente la razón de que los efectos de la dieta descubiertos por Allen, Addison, Kempner y otros (véase el capítulo 6) no se tomaran en cuenta es que en su época no había un concepto o modelo aceptado acerca de cómo funcionan el sodio y el potasio en el cuerpo. Por eso, no sorprende que sólo unos cuantos sospecharan que el desequilibrio entre el potasio y el sodio produzca un *desequilibrio fundamental en las células del cuerpo*, el cual no sólo puede elevar la presión sanguínea, sino además afectar el metabolismo de los carbohidratos y las grasas del cuerpo. Si uno no comprende algo, es natural que lo pase por alto. De manera que parecía que el sodio y el potasio no tenían importancia; parecía que eran lo mismo, y su relación con la hipertensión pudo haber parecido tan pertinente como el ratoncito Pérez.

NO HICIMOS CASO DE LA ADVERTENCIA DE ROGER BACON

Durante un tiempo pudo alegarse que el tratamiento de la hipertensión no sólo había sufrido la influencia del "indebido respeto por las doctrinas y las autoridades establecidas", sino de 40 años de costumbres y prejuicios en contra del poder de la nutrición.

Sin embargo, no es fácil pasar por alto una "doctrina establecida" que ha estado vigente durante tanto tiempo y que se ha vuelto una "costumbre". Todavía existe la esperanza de que algún *nuevo* fármaco milagroso proporcione la respuesta. Por ejemplo, leemos que hay nuevos fármacos que son "motivo de *optimismo* porque la terapia cuidadosamente ajustada *disminuirá*" las terribles consecuencias de la hipertensión.

No obstante, el "falso orgullo del conocimiento" está cediendo ante un examen completo, y la situación está cambiando en muchos sentidos. Estamos avanzando por el camino de un nuevo estado de conciencia. El tratamiento medicamentoso no ha logrado reducir el resultado más trágico y frecuente de la hipertensión, que es la cardiopatía coronaria, y sólo ha reducido a la mitad las trágicas embolias resultantes de la hipertensión. La creciente conciencia de la importancia de la nutrición y del ejercicio nos ha hecho mucho más abiertos a otros tratamientos. Lo más importante es que los años de investigación biomédica nos han dado un concepto básico para comprender la función del potasio, el sodio, el calcio y el magnesio en las células.

Fue este modelo, con su predicción de que al añadir potasio se podía bajar la presión, el que nos llevó a algunos científicos a estudiar la hipertensión. Además, este modelo nos hace comprender las recientemente reconocidas similitudes entre la hipertensión y la diabetes adulta (DMNDI). De hecho, el modelo *predijo* que habría una relación entre la diabetes y la hipertensión, y de esta manera nos proporciona algunas buenas pistas de cómo la pérdida de peso y el ejercicio ayudan a normalizar la presión sanguínea. Por último, y tal vez lo que es más importante, el modelo indica que la presión alta no es el problema fundamental (lo que ahora se ha confirmado), sino *la consecuencia* de un desequilibrio celular. Por fortuna, en muchas personas este desequilibrio puede corregirse naturalmente mediante la nutrición, el ejercicio adecuado, y la pérdida de peso.

RESUMEN

¡Teníamos razón! El problema no son ellos (la profesión médica y los laboratorios) sino todos nosotros: nuestra cultura propensa al uso de fármacos. Después de que los diuréticos de thiazida se introdujeran en 1957, no se prestó atención a los tratamientos dietéticos. Ganó la píldora, pero nosotros no.

Más todavía: hasta hace poco, no se tomó en cuenta el tratamiento dietético de la hipertensión primaria porque los futuros médicos no recibían educación sobre nutrición, y sobre todo por la falta de un concepto que hiciera parecer realista el modelo. La tendencia a usar fármacos era inevitable en una sociedad que creía que la tecnología puede "arreglarlo todo".

Ya nos dimos cuenta de que los fármacos afectan algunas de las *consecuencias* de este desequilibrio celular, como la retención del sodio y el aumento de la actividad del sistema nervioso simpático, sin corregir el desequilibrio.

Los fármacos pueden ser "balas mágicas", pero en el caso de la hipertensión primaria no dan en el blanco. Por fortuna, *existe* una bala mágica llamada potasio*.

---

* Aquí me permito la licencia literaria de simplificar un poco para destacar mi asunto. Como ya vimos en este libro, lo decisivo es la *relación o equilibrio* entre el potasio y el sodio. Además, intervienen otros minerales, como el magnesio.

MÁS TESTIMONIOS: EL FACTOR K BAJO EN LA DIETA ES LA PRINCIPAL CAUSA DE LA HIPERTENSIÓN PRIMARIA

Si usted sigue siendo escéptico ¡muy bien! Eso quiere decir que está pensando por su cuenta. Está siendo científico. Pero aplique el mismo escepticismo a todos los puntos de vista sobre la hipertensión. No se trague nada (ni medicamentos ni plátanos) sin meditarlo y sin consultar a su médico.

En nuestro medio cultural, la hipertensión primaria *funciona* como si fuera heredada. *Parece* que un gran porcentaje de personas (entre el 25% y el 30%, dependiendo del grupo de población) hereda una debilidad genética para reaccionar ante una dieta cargada de cloruro de sodio y deficiente en potasio, magnesio o calcio. El desequilibrio de estos minerales dentro de la dieta típica de los estadounidenses, hace que la hipertensión sea casi inevitable para quienes tienen esa debilidad genética. Esta aparente predestinación ha ayudado a reforzar la dependencia (que es lo contrario de la participación) del paciente hacia el médico, al tener la única opción de tomar medicamentos durante toda su vida. Empero, estas personas pueden evitar la hipertensión, si comen adecuadamente y mantienen su peso adecuado practicando ejercicios aeróbicos. Con una dieta baja en sodio y alta en potasio, sólo cerca del 1% de las personas llegan a ser hipertensas (el mismo porcentaje que en las sociedades cuya dieta es baja en sodio y alta en potasio). Aparentemente este 1% padece una fuerte propensión a la hipertensión por vía hereditaria, aunque tal vez incluya a personas que padezcan de los riñones o de las glándulas suprarrenales.

Otros estudios también llegan a la conclusión de que los genes no son los tratemos de controlarlo para que recupere su funcionamiento normal. Después de todo, las máquinas no se arreglan (ni se curan) solas.

Pero ha resultado que los dos supuestos (que el problema reside en la presión y que podemos controlarla) son equivocados. En el siguiente capítulo estableceremos que el problema de la hipertensión implica mucho más que la presión elevada. Así, la imagen de la naturaleza en general y del cuerpo humano en particular como una máquina, se derrumba bajo el impacto de los últimos descubrimientos científicos. Hemos vuelto a descubrir lo que las viejas generaciones de médicos sabían: que el cuerpo humano es un organismo que se regula a sí mismo, y no una máquina compuesta por una serie de partes. Más todavía: estamos descubriendo de nuevo que Walter Cannon* tenía razón: el cuerpo tiene su propia sabiduría.

Por fortuna, al mismo tiempo que se ha descubierto que los dos supuestos que apoyan el empleo de fármacos son deficientes, las últimas perspectivas científicas han infundido nueva vida a un viejo enfoque, que hasta hace poco no se tomaba en cuenta, debido a prejuicios culturales.

En los medios noticiosos, dado que todo es confusión y controversia, puede parecer lógico que algunos especialistas digan que no importa la cantidad de sodio que comprenda la dieta; que otros declaren que la hipertensión se remedia disminuyendo el sodio; y que otros más indiquen que las personas hipertensas deben comer los alimentos que contengan más calcio, magnesio o potasio. Pero lo que rara vez comenta la prensa es que estas discusiones sobre la hipertensión han dejado de centrarse en los medicamentos y ahora se centran en la nutrición.

Tampoco se informa de los nuevos conocimientos biofísicos** sobre la célula. Por primera vez existe un marco científico dentro del cual podemos empezar a ver cómo se eleva la presión sanguínea. Este conocimiento del nivel celular está provocando un importante cambio en nuestra comprensión de la hipertensión, y también sugiere que muchas de sus terribles consecuencias, y quizá la mayoría de éstas, no proceden tanto de la presión sanguínea como de los desequilibrios biofísicos de los minerales contenidos en la célula. Este cambio también está llevándonos a reconocer que la creencia de que los fármacos son la solución para la hipertensión primaria se apoya en supuestos que no se han comprobado. Estos avances, y otros relacionados con ellos, destacan la necesidad de efectuar toda una revisión de los métodos de preven-

---

* Cannon fue pionero de la entonces nueva ciencia de la fisiología, a principios del siglo XX.
** La biofísica es el área de la ciencia que considera a la célula como un sistema completo. Por lo tanto, la biofísica toma en cuenta, además de las moléculas de la célula, las fuerzas y los campos eléctricos, así como sus interrelaciones.

ción y tratamiento.

Más todavía: nuestro nuevo conocimiento de la biofísica celular muestra claramente que todas sus variables (el sodio, el potasio, el magnesio y el calcio) *están* interrelacionadas*. Una célula es un *sistema multivariable,* no una máquina compuesta de partes inconexas.

Por ello, es imposible comprender la hipertensión tomando en cuenta las variables por separado. Una analogía de la confusión resultante de examinar las variables de una en una dentro de un sistema de múltiples variables**, sería tratar de explicar cómo vuela un avión tomando en cuenta sólo una variable, por ejemplo, la velocidad del viento. Sabemos que un avión debe mantener cierta velocidad mínima (la velocidad crítica) para sostenerse en el aire. Pero la velocidad crítica depende de otras variables: la altitud, la carga, el ángulo de ataque y la uniformidad de las alas. De manera que si varios investigadores estudian la velocidad crítica sin tomar en cuenta las demás variables, sólo llegarán a una acumulación confusa de datos aparentemente incompatibles. Quien estudie el avión a una gran altitud argumentará que la velocidad crítica es, por ejemplo, de 200 millas por hora. Otro que lo estudie a una altura cercana al nivel del mar insistirá en que la otra persona está equivocada y que la velocidad sólo es de 100 millas por hora. Otro más, que estudie un avión que tenga hielo en las alas, dirá que su velocidad crítica es tan alta que no puede volar. Este ejemplo me recuerda las acaloradas discusiones entre expertos que sólo toman en cuenta una variable a la vez.

NUEVAS PERSPECTIVAS CIENTÍFICAS

Por fortuna, al mismo tiempo que nos damos cuenta de que los fármacos no son la solución ideal para la mayoría de las personas hipertensas, nuestra nueva perspectiva de la hipertensión nos ofrece una alternativa mejor. Esta perspectiva, resultante de los estudios científicos sobre el funcionamiento de las células y de los estudios efectuados a personas hipertensas, da una nueva frescura a la vieja idea de que tanto el problema como su solución tienen que

---

* El doctor Irving Page, pionero de la investigación sobre la hipertensión, hizo hincapié en la interconexión existente entre varios factores causantes de la hipertensión. Para expresar estas conexiones, el doctor Page recurría a la metáfora de un mosaico de factores.

** Mutivariable se refiere a un sistema en el cual intervienen, y por lo tanto son esenciales, todas las variables. Debido a que en nuestra cultura nos sentimos más cómodos con el razonamiento mecánico, he elegido como ejemplo un avión. Un corrector me lo reprochó, pero si el lector me lo permite, a mí me parece que es muy gráfico, ya que un avión no funciona si no funciona cada una de sus partes, y en cierto sentido es un sistema "holístico" más parecido a un ser vivo que otras máquinas. Además, me gustan los aviones.

ver con la sal de mesa.

Esta nueva perspectiva de la hipertensión primaria se apoya en la convergencia de seis principales líneas de evidencias, todas las cuales indican que la verdadera clave de la hipertensión primaria no está únicamente en el sodio, o sólo en el potasio, sino en el equilibrio entre el potasio y el sodio. Ahora nos damos cuenta de que la relación entre el sodio y el potasio de la célula influye en sus niveles de magnesio, calcio y ácido. Y son los niveles de magnesio y sobre todo de calcio y de ácido en la célula los que deben mantener el equilibrio adecuado para conservar la integridad de la célula y de esta manera impedir que las arterias se estrechen y se debiliten.

Más todavía, con estos nuevos conocimientos empezamos a entender cómo factores aparentemente sin relación, como la obesidad, la falta de ejercicio, la dieta rica en grasas y pobre en magnesio y en calcio, y la falta de equilibrio entre el potasio y el sodio, pueden producir los mismos resultados. Todos estos factores desequilibran la proporción de potasio y de sodio en las células de nuestro cuerpo, y por ende desequilibran el calcio de las células (en el capítulo 4 explicaremos cómo este desequilibrio eleva la presión).

Lo que sigue es un breve bosquejo de las cinco líneas de evidencia, cada una de las cuales se describirá con todos sus pormenores:

1. *La hipertensión no es sólo presión alta.* En parte debido a los últimos adelantos de la biofísica y la bioquímica de la célula, ha quedado bien establecido que las personas hipertensas no sólo tienen presión alta. Ya sea que estén o no bajo tratamiento medicamentoso, tienen otras alteraciones en el cuerpo, por ejemplo, en la composición de su sangre: insulina elevada, colesterol alto y alteraciones en el metabolismo de los carbohidratos. Se sabe que todas estas alteraciones propician los ataques cardiacos, *independientemente* de la presión sanguínea.

2. *El factor K y la célula.* Mi propia participación en la investigación básica sobre cómo regula la célula sus niveles de sodio, potasio y calcio, me llevó, junto con otros investigadores, a reconocer la importancia que tiene para la hipertensión la proporción que debe guardarse en la dieta entre el potasio (cuyo símbolo químico es K, de su nombre en latín, *kalium*) y el sodio (cuyo símbolo químico es Na, de su nombre en latín, *natrium).* Esta proporción se llama factor K. Ahora está bien establecido que en las células de las personas hipertensas hay un desequilibrio entre el potasio y el sodio. El lector recibirá una explicación sencilla de cómo el equilibrio entre el sodio y el potasio regula los niveles de calcio, magnesio y ácido de las células de nuestro cuerpo, verá que este desequilibrio de las células eleva la presión sanguínea,

y se hará una idea de cómo puede provocar alteraciones en la sangre, entre ellas, niveles altos de insulina. Al mismo tiempo, el lector verá que estamos empezando a comprender la frecuente relación entre diabetes y presión alta.

3. *Pruebas culturales.* Nuestra dieta, comparada con la de nuestros antepasados, es "anormal". Las dietas llamadas "primitivas" tenían un factor K que era por lo menos diez veces superior al de nuestras dietas modernas. Hoy hay en el mundo varios grupos de pueblos nativos que conservan esta dieta "primitiva". También la dieta de la mayoría de los vegetarianos tiene un factor K alto. Entre estas personas es rara la presión alta.

4. *Los tests del factor K a personas y animales.* Los nuevos testimonios concuerdan con los nuevos conocimientos de la biofísica de la célula, y muestran que incluso un pequeño aumento de potasio en la dieta disminuye de manera notable las muertes provocadas por embolias a las personas hipertensas. Más todavía: los experimentos en animales hipertensos de laboratorio muestran que al aumentar el factor K en la dieta se reducen las embolias y las enfermedades renales, y se recuperan las expectativas de una vida normal, *aunque no se reduzca la presión arterial.* No puede insistirse demasiado en la importancia de estos descubrimientos. Significan que hay que corregir algo que no es la presión alta, y que puede lograrse aumentando el factor K.

5. *El factor K, la dieta y el ejercicio.* Probablemente el lector habrá escuchado que, si se padece de hipertensión, al perder el exceso de peso se bajará la presión sanguínea. Y los últimos estudios muestran que los ejercicios aeróbicos normales ayudan a reducir la presión alta, aunque no se pierda peso. Hablaremos de las investigaciones científicas recientes que muestran que tanto la obesidad como la falta de ejercicio producen niveles anormales de las hormonas que normalmente permiten que el cuerpo conserve el equilibrio entre el potasio y el sodio.

Todas estas líneas de evidencias apuntan a la conclusión de que la mayoría de las personas se vuelven hipertensas porque su dieta es pobre en potasio (y, en algunos casos, pobre también en magnesio y en calcio) y rica en sodio. La falta de ejercicio y el exceso de peso son los otros causantes importantes de la presión alta.

En el capítulo 8 se analizan algunos otros factores de menor importancia que pueden provocar la presión alta.

CAPITULO 3

LA HIPERTENSIÓN NO ES SÓLO PRESIÓN ALTA

Bajar la presión arterial a los pacientes hipertensos es sustituir la verdadera meta terapéutica, que es reducir los riesgos concomitantes de la hipertensión.

N. K. Hollenberg

Ya señalamos que la definición de *hipertensión* es presión sanguínea alta. Por ende, muchos emplean indistintamente los términos "hipertensión" y "presión alta", y todo mundo sabe que los problemas que se presentan en las personas hipertensas son resultado de la presión alta. De manera que es obvio que la meta al tratar la hipertensión debe ser sólo bajar la presión ¿no les parece? ¡Pues no es así!

Si, como pensábamos antes, la presión alta fuera el único problema de las personas hipertensas, entonces lo único que habría que hacer sería seguir el tratamiento farmacológico normal para bajar la presión. Pero ahora sabemos que la hipertensión es un padecimiento en el cual la presión elevada sólo es una de varias alteraciones. En los dos últimos años, varios médicos que efectúan investigaciones sobre la hipertensión se han percatado de que lo que llamamos hipertensión es un *síndrome,* palabra que significa "conjunto de síntomas relacionados".

Más todavía, como se explicará en los cinco capítulos siguientes, ahora las pruebas indican claramente que la hipertensión es consecuencia de nuestra manera moderna de vivir: en particular, de nuestra desequilibrada nutrición y de la falta de ejercicio, y por ende *no* es inevitable. En el siguiente capítulo se explicará por qué nuestra manera de vivir provoca desequilibrios en la célula y cómo a su vez estos equilibrios no sólo elevan la presión, sino que también provocan otros desequilibrios que se explicarán en el siguiente capítulo.

En 1985 señalé que el trabajo efectuado en mi grupo de investigación por los doctores Mark Fidelman y John Munford implicaba que dentro de la célula hay un común denominador biofísico entre la diabetes y la hipertensión. La importancia de estas conexiones se expondrá aquí y en el siguiente capítulo. En 1986, en nuestro libro *The K Factor*, el doctor George Webb y yo describimos pruebas nuevas e innegables de que la hipertensión primaria es un padecimiento que implica *mucho más* que la mera presión alta.

En *The K factor*, llamamos la atención hacia los hechos ya aceptados de que en las células de las personas hipertensas hay un desequilibrio entre el potasio y el sodio y que con frecuencia además tienen un nivel alto de "hormona del azúcar", o insulina. Explicamos (esta explicación se actualiza en el siguiente capítulo) que la biofísica nos ha mostrado que dentro de las células *todo* está interconectado. Más todavía, mostramos por qué al disminuir la proporción entre el potasio y el sodio casi siempre se presentan otras alteraciones serias. Predijimos que aumentaría el calcio en la célula, que tal vez cambiaría el nivel de magnesio, y que muy probablemente cambiaría la cantidad de ácido en la célula.

Es más, entre 1979 y 1982, el doctor Fidelman, Steve Seeholzer (que ahora también es médico) y yo, mostramos que con los niveles altos de insulina disminuye la cantidad de ácido de la célula. También mostramos que este cambio de la cantidad de ácido dentro de la célula puede tener profundos efectos en el metabolismo de los carbohidratos. A partir de estos descubrimientos fundamentales quedó claro que la presión alta no es más que la punta del iceberg de la hipertensión. Nuestras* investigaciones sobre las interconexiones dentro de la célula nos dejaban ver que el cuerpo del iceberg (el problema fundamental) estaba oculto en lo profundo de la célula. Desde esa nueva perspectiva científica (incluyendo otras consideraciones que se revisan en los siguientes cinco capítulos) argumentamos que cuando sólo se trataba la presión, no se comprendía el problema.

Ahora sabemos mucho más. Desde luego, la hipertensión está compuesta de todo un conjunto de alteraciones. Ahora son irrefutables los testimonios de que la presión alta sólo es parte del problema (y probablemente ni siquiera es la parte más importante). Incluso las personas con hipertensión limítrofe sufren los daños típicos del estado de hipertensión en sus tejidos corporales, a pesar de que su presión sólo es ligeramente alta. De hecho, la conclusión de que la presión alta es un síntoma de problemas mucho más profundos se ha

---

* "Nuestras" se refiere no sólo a las de los científicos que trabajaban en nuestro laboratorio, sino también a los que laboran en diferentes laboratorios de todo el mundo.

confirmado de manera mucho más amplia de lo que previmos en 1986. Veamos esta nueva información adicional que se ha reconocido recientemente:

Se ha confirmado la predicción de que el desequilibrio entre el potasio y el sodio dentro de la célula produce altos niveĺes de calcio y cambia el nivel de magnesio y de ácido en las células. El largo alcance de este hecho se explica en el siguiente capítulo. Además, las personas hipertensas no sólo tienen niveles altos de la hormona insulina en la sangre, también tienen alterado el metabolismo de los carbohidratos, lo que no sorprende, dados los descubrimientos del doctor Fidelman. Y esto no es todo: los hipertensos también padecen peligrosas alteraciones en los niveles de colesterol en la sangre.

Todas estas alteraciones propician los ataques cardiacos, independientemente de la presión sanguínea. Y es importante recalcar que todos estos cambios en la composición de la sangre se presentan *antes* de que se prescriba ningún medicamento contra la hipertensión.

De manera que ahora crece el consenso de que en la hipertensión, la presión alta ciertamente no es más que la punta del iceberg. En el caso de las personas hipertensas, los desequilibrios no se limitan a la presión sanguínea.

Pero ¿cuáles son estos nuevos testimonios que están revolucionando nuestra perspectiva de la hipertensión?

EN LA HIPERTENSIÓN INTERVIENE UNA REACCIÓN ANORMAL A LA INSULINA

Consideremos primero la relación que mencioné, entre la diabetes y la hipertensión. ¿Qué puede decirnos esto? Los diabéticos dependientes de insulina (DMDI)* no son propensos a la hipertensión. Pero quienes padecen diabetes no dependiente de la insulina (la DMNDI** (es el tipo de diabetes que suele presentarse en los adultos pasados de peso) son muy propensos a la hipertensión. Además de esta tendencia a la hipertensión ¿qué tienen de diferente los diabéticos que no dependen de la insulina?

Seguramente el lector sabe que la insulina es la hormona clave para los diabéticos. Y, como puede saber el lector, en la DMDI que suele presentarse en personas jóvenes, el nivel de insulina en la sangre disminuye***. En cambio, los diabéticos no dependientes de insulina en realidad tienen un alto nivel de insulina en la sangre, pues su diabetes se debe a una *resistencia* del

---

* DMDI significa diabetes mellitus dependiente de la insulina.
** DMNDI significa diabetes mellitus no dependiente de insulina.
*** También en este caso lo importante es el nivel de insulina en el plasma. El plasma es la parte de la sangre que no contiene glóbulos rojos ni blancos.

tejido a la hormona*. Esto puede ayudar a explicar por qué la presión sanguínea con frecuencia sube poco después del inicio de la diabetes. Veremos que el nivel de insulina en la sangre tiene un papel clave en muchos aspectos de la hipertensión.

De hecho, todos los grupos que tienden a tener niveles altos de insulina (los diabéticos no dependientes de insulina, las personas obesas y quienes no hacen ejercicio) también tienden a tener hipertensión primaria. Más curioso todavía es el descubrimiento de que por lo menos en el caso de las personas de raza blanca**, las personas no obesas que tienen hipertensión primaria también tienen niveles de insulina altos comparados con los grupos de control con presión sanguínea normal***. De manera que la "resistencia a la insulina" con un nivel alto de insulina en la sangre es característica de muchos grupos de personas hipertensas.

¿Por qué aquí es tan importante la insulina? Los niveles altos de insulina propician el almacenamiento de grasa en el tejido adiposo, propiciando a la vez la obesidad†. Lo que es más importante, se sabe que la "resistencia a la insulina", aumenta la producción de triglicéridos en el suero, disminuye los niveles de colesterol "bueno" (HDL), y favorece los niveles altos de colesterol total y de LDL. Más todavía, la insulina permite que las células acumulen colesterol, aumentando así la cantidad de esteres de colesterol y de triglicéridos en los vasos sanguíneos. Esta hormona también engruesa las arterias y estimula el crecimiento de los músculos lisos vasculares que constriñen a las arterias. Vistos estos efectos de los niveles altos de insulina, no sorprende que se reconozca que aumentan en buena medida el riesgo de las cardiopatías coronarias. En realidad, parece que tanto la "resistencia a la insulina" como los niveles altos de insulina relacionados son el centro de una red de factores hormonales y metabólicos que producen cardiopatías coronarias, esté o no alta la presión arterial. Apoya esta opinión un análisis de 1992, basado en informes anteriores, que afirma que los niveles altos de insulina desempeñan un papel clave en la producción de la patología relacionada con la hipertensión primaria.

De manera que podemos ver que la "resistencia a la insulina" y los niveles

---

* Puesto que la célula se resiste a la insulina, el cuerpo, en un exceso de compensación, y con el fin de superar esta resistencia, aumenta el nivel de insulina en la sangre.

** Aparentemente esto ocurre menos entre los negros, y de plano no ocurre entre los indios pima.

*** En este caso, la "resistencia a la insulina" sólo se refiere al efecto de la insulina en el metabolismo de los carbohidratos.

† Quienes tienen exceso de grasa en el abdomen suelen ser resistentes a la insulina y presentan las alteraciones metabólicas relacionadas de que estamos hablando. Por esto, corren un mayor riesgo de sufrir una cardiopatía coronaria.

altos de insulina que con frecuencia se presentan en las personas hipertensas son de importancia decisiva y no pueden dejar de tomarse en cuenta. En el siguiente capítulo veremos cómo la acción de la insulina en el nivel celular puede empeorar todavía más los problemas.

LA HIPERTENSIÓN INCLUYE NIVELES ANORMALES DE COLESTEROL

Tomando en cuenta lo que acabamos de decir acerca de la habilidad de la insulina para elevar los niveles de triglicéridos en el suero y disminuir los niveles de colesterol "bueno" (HDL)* ¿no esperaríamos que en las personas hipertensas se presentaran estos cambios? No sorprende que de hecho en estudios recientes se haya demostrado que las personas con hipertensión no sólo tienen niveles altos de insulina, sino que también tienen exceso de triglicéridos en la sangre. Más todavía, también tienen niveles altos de LDL total (el colesterol "malo") y niveles inferiores del colesterol "bueno", HDL. Independientemente de la presión sanguínea, todos estos cambios aumentan grandemente las posibilidades de ataques cardiacos.

¿Y adivinan qué? La consecuencia más frecuente de la hipertensión es la cardiopatía vascular, incluyendo los ataques cardiacos. De manera que es obvio que la elevación de la insulina en la sangre y los niveles anormales de colesterol relacionados en las personas hipertensas pueden ayudar a explicar la mayor frecuencia de cardiopatías coronarias y ataques cardiacos que se presentan en estas personas.

¿AYUDAN LOS FÁRMACOS EN ESTOS OTROS PROBLEMAS?

¿Qué es lo que nos dice esto acerca del tratamiento de la hipertensión con fármacos cuyo único fin es bajar la presión arterial? ¿Mejora el estado de "resistencia a la insulina" al bajar la presión con fármacos? No necesariamente. En un análisis que compara los niveles de insulina en la sangre tanto de las personas hipertensas bajo tratamiento como sin tratamiento, se descubrió que sólo con bajar la presión no se reducían los niveles altos de insulina ni el grado de "resistencia a la insulina".

Como recordamos en el capítulo 2, los estudios de la eficacia de los fármacos contra la hipertensión han mostrado que en los hipertensos limítrofes, el tratamiento con fármacos en realidad puede aumentar el índice de mortandad. La mayoría de los fármacos empleados en estos estudios eran diuréticos de tiazhida o betabloqueadores. En realidad, al emplear diuréticos

---

* El colesterol HDL (lipoproteínas de alta densidad) elimina el colesterol de los tejidos.

de thiazida para tratar la hipertensión limítrofe aparentemente se duplica el índice de fallecimientos, y la mayoría de estos fallecimientos son resultado de ataques cardiacos.

Resulta que, si bien ambos tipos de fármacos bajan la presión arterial, también empeoran las demás alteraciones de la hipertensión.

El tratamiento con diuréticos de thiazida afecta el metabolismo de los carbohidratos, eleva los niveles de insulina en la sangre, y empeora la "resistencia a la insulina" en los hipertensos. Los diuréticos de thiazida también elevan el nivel total de colesterol en la sangre, lo que, como todos sabemos ahora, aumenta las probabilidades de sufrir un ataque cardiaco. En un análisis de la información de un estudio efectuado prácticamente a toda la población de Framingham, Massachusetts, se encontró que en los varones de 55 años, si bien al tratar la hipertensión con diuréticos se reducía en un 12% la presión arterial, estos fármacos aumentaban el nivel del colesterol en el suero en un 8% y disminuían la regulación de los niveles de glucosa en la sangre. Los diuréticos de thiazida también bajan los niveles de potasio en el plasma sanguíneo, lo cual puede ser muy peligroso para quienes tienen arritmia cardiaca. Más aún, como veremos, los niveles bajos de potasio en realidad propician los problemas de la hipertensión.

Al principio parecía que los betabloqueadores podrían sustituir ventajosamente a los diuréticos de thiazida. En realidad, el tratamiento con betabloqueadores puede empeorar la "resistencia a la insulina" de las personas hipertensas. Un estudio que se llevó a cabo en Oslo, Noruega, informó que un betabloqueador, el propranolol, aumenta los trigilicéridos en el suero (cerca del 24%) y baja el colesterol HDL (el colesterol "bueno") hasta un 13%. Otros estudios han confirmado el hecho de que el propranolol no sólo aumenta los triglicéridos en el suero y baja el colesterol HDL, sino que también aumenta el LDL (el colesterol "malo"). Se ha demostrado que otros betabloqueadores, incluyendo el atenolol y el oxprenolol, aumentan los niveles de triglicéridos en la sangre. Además, el oxprenolol también baja el colesterol HDL en el suero (pindolol y el acebutolol no producen este efecto).

De manera que ahora vemos por qué hice hincapié en que estas alteraciones en los niveles de insulina y de colesterol en la sangre se presentan en las personas con hipertensión *antes* de que empiecen a tomar fármacos. Los diuréticos de thiazida y algunos betabloqueadores producen en los niveles de colesterol y de triglicéridos en la sangre cambios que de hecho pueden acentuar los problemas que ya padecen las personas hipertensas.

¿Cuál ha sido la reacción a estas perturbadoras noticias? Por una parte, el uso de diuréticos de thiazida está desapareciendo. Además, ahora se están poniendo a prueba nuevos fármacos de efecto neutro o positivo en los lípidos. Entre ellos, el alfabloqueador prazosin, los bloqueadores de canal de calcio, los inhibidores de enzimas convertidoras de angiotensina (inhibidores ACE) y de clonidina.

Como veremos en el capítulo 17, la enzima convertidora de angiotenzina (o ACE) pueden tener una función esencial para subir la presión. Por ello, se elaboró un tipo de fármacos, los inhibidores de enzimas convertidoras de angiotensina (ACE), con la esperanza de que atacaran de manera más específica los problemas de las personas hipertensas. De estos inhibidores ACE, el más estudiado ha sido el captopril, y los resultados indican que este fármaco no tiene ningún efecto en el total de colesterol, de triglicéridos, o de niveles de colesterol HDL en la sangre. Más todavía, se ha informado que algunos* inhibidores ACE, incluyendo el captopril, disminuyen la resistencia a la insulina en los hipertensos. Sin embargo, parece que esto está relacionado con el aumento de flujo sanguíneo, y de esta manera con el aumento del índice de liberación de insulina y glucosa en los músculos esqueléticos, que son el principal sitio de "resistencia a la insulina". (Parece que las células grasas también son sitio de resistencia a la insulina.) Así pues, la mejor resistencia a la insulina debida al captopril, puede relacionarse con el aumento del flujo sanguíneo, y quizá no refleja la recuperación del equilibrio en el nivel celular.

Puesto que el calcio debe penetrar en las células musculares que contraen las arterias cuando sube la presión sanguínea, se produjo un grupo de fármacos para bloquear los canales de calcio en la superficie de estas células. Como se esperaba, estos bloqueadores de los canales de calcio bajan la presión. Además, parece que los bloqueadores de los canales de calcio y los inhibidores de adrenérgico central, como la clonidina, no afectan la "resistencia a la insulina". Más todavía, parece que la mayoría de los bloqueadores de los canales de calcio no producen ningún efecto en el metabolismo de los lípidos y en los niveles de colesterol de la sangre, y tampoco en los niveles de potasio y de ácido úrico en el suero.

Entre otros fármacos que se emplean para tratar la hipertensión, se ha visto que el prazosín en realidad baja el total de LDL (el colesterol "malo") en la sangre, reduce al mínimo la elevación de la insulina en la sangre, y aparentemente disminuye la "resistencia a la insulina", y los niveles de triglicéridos y de colesterol en el suero. De la misma manera, se ha visto que

---

* Parece que los inhibidores ACE que contienen grupos de sulfhidril, como el captopril, reducen la resistencia a la insulina, mientras que los inhibidores ACE sin grupos de sulfhidril aparentemente no tienen ese efecto.

la clonidina baja los niveles de colesterol LDL, el total de colesterol y de triglicéridos, al mismo tiempo que aumenta los niveles de colesterol HDL.

Pero incluso si se encuentra que determinado fármaco no sólo baja la presión sanguínea, sino que además normaliza los niveles de colesterol, tampoco se está atacando de frente el problema. El problema no se limita a la sangre, sino que llega a todas las células del cuerpo. En el siguiente capítulo veremos que ahora se ha establecido, científicamente y más allá de toda duda, que la hipertensión implica un desequilibrio biofísico en las células del cuerpo, y que los problemas de la sangre son resultado de este desequilibrio.

Es más, igual que en el caso de las alteraciones bioquímicas, estos desequilibrios biofísicos probablemente estén relacionados, por lo menos en parte, con la reacción anormal celular a la insulina y la consiguiente elevación de los niveles de insulina de la sangre que se encuentran en estos tres padecimientos: la hipertensión, la diabetes adulta (DMNDI) y la obesidad.

Al tratar los problemas de la sangre, ya sea la presión sanguínea o el nivel de colesterol, tampoco se trata el problema fundamental: el *desequilibrio de la célula*.

CAPITULO 4

LO QUE OCURRE
EN LA MEMBRANA CELULAR

En la membrana de la célula, como en la superficie de la tierra, es en donde ocurre la acción.

Supongamos que pudiéramos colocar una diminuta cámara en una de las células del cuerpo de alguien que padezca presión alta. ¿Qué veríamos en los complejos y enredados patrones de membranas y proteínas, en la danza de las moléculas y los átomos, en los voltajes cuidadosamente regulados de las distintas partes de la célula, en los movimientos caleidoscópicos y sincronizados, orquestados en esos ritmos especiales y particulares de la vida, qué veríamos de especial en la célula de una persona con hipertensión primaria? ¿Y, de todas las células, cuáles serían las más afectadas?

En la respuesta a estas preguntas se encuentra la clave para comprender qué es la presión alta, y por ende para curarla y prevenirla. Pues, como todas las enfermedades, *la hipertensión representa una alteración en la organización y el funcionamiento de las células del cuerpo.*

En este capítulo narraré de qué manera los estudios que efectuamos otros científicos y yo sobre el ordenamiento de la célula nos llevaron a investigar la hipertensión y a percatarnos de la importancia del factor K. Presentaré las pruebas biofísicas de manera sencilla. Espero que, en la siguiente historia, el lector aprecie las pruebas del nivel celular microscópico que apoyan las recomendaciones de este libro.

EL ORDEN DE LA CÉLULA

Mi participación en esta historia empezó en realidad hace un cuarto de siglo, cuando participé activamente en investigaciones científicas elementales sin otro objetivo que comprender el fascinante fenómeno llamado célula. Por entonces no se me ocurrió que esta investigación iba a darme una forma diferente de analizar la hipertensión. Mi motivación fue sencillamente la curiosidad, sin pensar en las aplicaciones prácticas de lo que descubriera.

Entre los patrones dinámicos de la célula en constante cambio, hay señales de que existe un orden fundamental. En realidad, la célula consta de materia perfectamente organizada, y organizada en un grado que no se observa en los seres inanimados. La gran pregunta que molesta a los biofísicos es ¿cómo logran las células un orden tan elevado?

Dado que la célula es parte del universo físico, sabemos que en este orden celular no se viola ninguna de las leyes físicas. En particular, sabemos que este orden no viola la famosa Segunda Ley de la Termodinámica, o "Ley de la entropía": la entropía (el desorden o caos) de cualquier sistema cerrado aumenta con el tiempo. (Es probable que los padres conozcan los efectos de esta ley cuando entran la habitación de sus hijos.)

Así pues, parafraseando esta candente pregunta: ¿Por qué la entropía de las células es tan baja?

Ahora comprendemos los conceptos básicos. La entropía que disminuye en las células de nuestro cuerpo tiene que ver con el aumento de entropía en otra parte del universo: el Sol. Por supuesto, la conexión es la energía disponible (algunos físicos dirían que es la megaentropía) de luz de sol, que las plantas captan y utilizan para elaborar su alimento, el cual proporciona el combustible que utilizan nuestras células para ordenarse. Literalmente, estamos unidos a nuestra estrella solar.

Si bien nos falta mucho que aprender, estamos empezando a comprender algunos pormenores sobre cómo se mantienen tan organizadas las células vivas. A fines de la década de 1940 y durante la década siguiente, se descubrió que en la superficie de la célula hay un mecanismo que saca de la célula el sodio y mete el potasio, y de esta manera permite que la célula esté organizada.

Esto era algo que podía estudiarse. La comprensión que hemos logrado acerca de este mecanismo durante los últimos cuarenta años condujo a los conocimientos que se exponen en este capítulo, y a una nueva perspectiva de la hipertensión.

BOMBAS Y BATERÍAS

Con frecuencia es útil hacer analogías con los objetos cotidianos cuando se analizan las funciones de las distintas actividades del nivel celular. Muchas de las funciones de la célula que son importantes para nuestro análisis se parecen mucho a las funciones de las bombas y baterías comunes y corrientes.

Si bien esto casi nunca se explica en los libros de texto, las células tienen un sistema eléctrico. En realidad, cada célula posee un generador que carga a una batería, la cual a su vez proporciona la electricidad para que funcionen otros mecanismos. Por supuesto, hay diferencias importantes. Si bien la electricidad de un automóvil es transportada por electrones negativos, en la célula viva la electricidad es transportada por iones de sodio positivos (representados como Na⁻)*. Y, por supuesto, esto significa que la célula necesita otro tipo de generador eléctrico. En lugar de un alternador como el de los automóviles, la célula genera la electricidad para cargar su batería mediante el mecanismo llamado bomba de sodio y potasio.

LA BOMBA DE SODIO Y POTASIO

La bomba de sodio y potasio es un mecanismo que varios médicos empezamos a estudiar en los años de 1950. Esta bomba saca el sodio de la célula a cambio del potasio que mete (véase la Figura 5).

FIGURA 5

LA BOMBA DE SODIO Y POTASIO

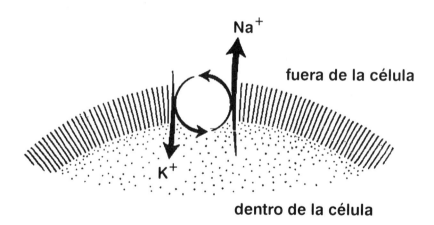

Fig. 5. Na⁻ es sodio, K⁺ es potasio.

Este ordenamiento (ingreso de potasio y salida de sodio) se parece al ordenamiento que uno podría emplear cuando pone sus platos en una alacena y sus vasos en otra. Dentro de la célula hay una relación fundamental entre el potasio y el sodio.

---

* Además, algunos mecanismos celulares utilizan electrones para el movimiento de energía puramente local.

Al sacar el sodio de la célula y meter el potasio, la bomba de sodio y potasio mantiene alta la proporción entre potasio y sodio (factor K). De hecho, por esto casi todos los alimentos naturales y sin procesar tienen un factor K alto: sus propias células tienen mucho más potasio que sodio.

Llamamos bomba a este mecanismo porque utiliza energía para llevarlo a cabo, ya que tanto el sodio como el potasio se mueven "cuesta arriba", es decir, desde áreas de baja concentración hasta áreas de alta concentración. Es la misma idea general de cualquier bomba: para sacar agua de un pozo se necesita energía, y el mecanismo que utilizamos es una bomba de agua.

La bomba de sodio y potasio obtiene su energía del alimento que consume la célula*. Según algunos cálculos, un tercio de las calorías que ingerimos se utilizan para que funcionen las bombas de sodio y potasio que se encuentran en las membranas superficiales que rodean a cada una de las células de nuestro cuerpo. En la Figura 6 se ilustra la bomba de sodio y potasio en relación con la célula.

FIGURA 6

LA BOMBA DE SODIO Y POTASIO EN LA CÉLULA

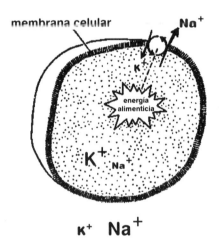

Fig. 6. Las letras grandes indican una alta concentración; las letras pequeñas indican una baja concentración.

---

* Al metabolizar los alimentos, la célula almacena la mayor parte de la energía en una molécula llamada ATP (trifosfato de adenosina). La molécula ATP proporciona la fuente directa de energía a la bomba de sodio y potasio, a otras bombas (de las cuales mencionaremos dos), para la contracción de los músculos (cuando uno mueve el brazo, o cualquier grupo de músculos, la fuente inmediata de energía es el ATP), y para otros procesos que se efectúan dentro de la célula.

Pero, en lugar de llamarla bomba, podríamos llamarla generador eléctrico, porque eso es. Además de llevar potasio y sacar sodio de la célula, la bomba de sodio y potasio produce una corriente eléctrica. Si observamos de nuevo las figuras 4 y 5, notaremos que la flecha que simboliza la salida del sodio es más larga que la que representa la entrada del potasio. Esto refleja el hecho de que la bomba de sodio y potasio saca de la célula más iones de sodio (Na^+) que los iones de potasio (K^+) que mete*. Puesto que tanto los iones de sodio como los de potasio transportan una carga, digamos por ejemplo que sacan tres iones de sodio a cambio de meter dos de potasio, el resultado es que se saca de la célula una carga eléctrica positiva de más. Puesto que el movimiento de carga eléctrica es, por definición, corriente eléctrica, podemos ver que la bomba de sodio y potasio genera una corriente eléctrica que sale de la membrana celular a la superficie de la célula.

A partir de este análisis, uno podría suponer acertadamente que, a fin de que la bomba de sodio y potasio funcione adecuadamente, debe haber un nivel suficiente de potasio tanto fuera de las células como en la sangre. Veremos que parte del problema de las personas hipertensas es que tienen un nivel bajo de potasio en la sangre.

El lector ha acertado si para ahora ha supuesto que al ingerir alimentos con un alto factor K se previene la presión alta por lo menos parcialmente, ya que se estimula la actividad de la bomba de sodio y potasio, que mantiene el equilibrio entre el potasio y el sodio de la célula. La relación es algo complicada, y quedan algunos detalles por aclarar, pero en este capítulo la simplificaremos para que se pueda contemplar el cuadro general.

EL PAPEL DE LA BOMBA DE SODIO Y POTASIO EN LA HIPERTENSIÓN

En la década de 1960, un documento del doctor Ken Zierler, de la Universidad John Hopkins, me hizo preguntarme si la insulina estimulaba la actividad de la bomba de sodio y potasio. A principios de 1970, mi grupo de investigación confirmó que así era. A partir de este hecho, nuestro grupo predijo que la deficiente actividad de la insulina que se observaba en la diabetes disminuía la actividad de la bomba de sodio y potasio. Encontramos información que apoyaba esta hipótesis en pruebas efectuadas a animales diabéticos.

De hecho, el doctor John Munford, Tom Pillswort y otros miembros de nuestro grupo mostramos que el nivel de sodio que se encuentra en las células musculares aumenta en los animales diabéticos. En el capítulo 7 explicare-

---

* En los libros de texto se afirma que cuando salen tres iones de sodio, entran dos iones de potasio. En realidad, la proporción 3/2 no es fija, sino que varía. Sin embargo, esta bomba en general saca más iones de sodio que los iones de potasio que mete.

mos que el efecto de la insulina en la bomba de sodio y potasio puede causar hipertensión en las personas pasadas de peso.

A principios de la década de 1980, recibí una llamada telefónica del doctor Henry Overbeck, de la Facultad de Medicina de la Universidad de Alabama. El doctor Overbeck estudiaba la hipertensión y estaba interesado en lo que sabíamos sobre la manera de aumentar la actividad de la bomba de sodio y potasio. Henry habló de pruebas de que las personas con hipertensión tienen en la sangre una hormona (una sustancia química) que disminuye la actividad de las bombas de sodio y potasio que se encuentran en las diminutas células musculares que rodean a sus vasos sanguíneos. (En este mismo capítulo explicaré como funciona todo esto.)

Repliqué que si esto era cierto, su propio trabajo indicaba que los diabéticos serían propensos a la hipertensión. "Así es", repuso el doctor Overbeck. Desde ese momento, y gracias al doctor Overbeck, quedé fascinado con el problema de la hipertensión.

Con el correr de los años, las evidencias de la mencionada hormona en la sangre que disminuye la actividad de la bomba de sodio y potasio, han llegado a ser prácticamente indiscutibles. Esta sustancia produce el mismo tipo de inhibición en la bomba de sodio que el medicamento digitalis para el corazón. En realidad, tanto su estructura como los efectos que produce son prácticamente indistinguibles de una forma específica de un compuesto parecido a la digitalina llamado ouabaína o wabaína. Como esta hormona es una sustancia parecida a la digitalina, y como se produce de manera endógena (dentro del cuerpo), se le llama sustancia endógena digitalina, o SED (EDLS en inglés).

La función normal de esta hormona SED es la de ayudar al cuerpo a liberar el exceso de sodio. Los niveles de SED en la sangre aumentan cuando se aumenta el sodio en la dieta (lo que equivale a disminuir el factor K) o cuando se ingieren hormonas esteroides, que retienen el sodio. El aumento de nivel de SED provoca que los riñones excreten más sodio por la orina*.

Cuando hayamos analizado la "batería de sodio" y la bomba de calcio, podremos analizar el papel de SED.

LA "BATERÍA DE SODIO"

La electricidad que generan las células, igual que el sistema eléctrico de un auto, se almacena en una batería. Empero, la batería de la célula es diferente. Como acabamos de ver, la electricidad de la célula es transportada por los iones de sodio (Na^+).

---

* En el capítulo 17 se dan más pormenores y más documentación.

Como vimos antes, mientras se efectúa este trabajo de mantener el potasio en la célula y sacar el sodio, la bomba de sodio y potasio produce una corriente eléctrica positiva* que va desde el interior de la célula, hacia fuera de ella. Esta corriente produce un voltaje que se muestra con los signos más y menos en la Figura 7.

FIGURA 7

VOLTAJE DE LA MEMBRANA CELULAR

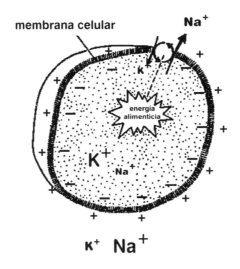

Fig. 7. El voltaje de la membrana celular procede de la diferencia de las cargas eléctricas que hay fuera de la célula (positiva) y dentro de ella (negativa). Este voltaje se debe a la actividad de la bomba de sodio y potasio.

En cada una de las diminutas células musculares, el voltaje de la membrana celular es de casi un décimo de voltio. Este voltaje no parece mucho, pero abarca una distancia tan corta que equivale a unos 200,000 voltios por pulgada. Además, si se compara la corriente producida por la bomba de sodio y potasio, sumada al voltaje de la "batería de sodio" de cada célula, cada una de las células de nuestro cuerpo produciría tanta energía en relación con su peso, como la que produce una planta de energía nuclear.

Las causas exactas de este voltaje no son tema de este libro, pero como ya se explicó, el voltaje se debe en parte a que la bomba de sodio y potasio saca más sodio y mete menos potasio, y en parte a que la membrana celular filtra

---

* Según la definición de Benjamín Franklin, toda la corriente es positiva en la dirección del movimiento de la carga positiva.

más potasio que sodio. Si el funcionamiento de la bomba de sodio y potasio se hace más lento, después de un tiempo la concentración de sodio y potasio que hay dentro de la célula se parece a la concentración que hay afuera, y el voltaje de la membrana es mucho menor.

Como la bomba de sodio y potasio mete potasio a la célula y saca sodio, hay mucha más concentración de sodio fuera de la célula que dentro de ella. Debido a esta diferente concentración, el sodio tiende a pasar a la célula. Esta tendencia se denomina potencia química. Por otra parte, el sodio tiene carga positiva, mientras que dentro de la célula la carga es negativa. Puesto que las cargas opuestas se atraen, la carga positiva del sodio hace que tienda a entrar a la célula, que tiene carga negativa. Esta tendencia se denomina potencia eléctrica del sodio. El efecto combinado de la potencia eléctrica y la diferencia de concentraciones químicas (la potencia química) de sodio en los dos lados de la membrana se denomina potencia electroquímica del sodio.

Debido a este potencial electroquímico, la membrana celular funciona como una batería, esto es, como un aparato que produce un voltaje que puede transportar una corriente eléctrica. A esta energía potencial del sodio en relación con la célula le llamaremos "batería de sodio" (véase la Figura 8).

En la batería de una lámpara de mano o en la de un automóvil, las partículas de carga negativa llamadas electrones transportan la corriente eléctrica. En cambio, en la "batería de sodio" que es la membrana celular, los átomos de sodio (o iones de sodio), de carga positiva son los que la transportan.

La potencia de la "batería de sodio" es la que permite desempeñar un trabajo, igual que el potencial que hay en la batería de un auto. La bomba de sodio y potasio es el "generador eléctrico" que carga la batería de sodio y la pone en funcionamiento.

Desde que el trabajo de Alan Hodkin y Andrew Huxley recibió el Premio Nobel, en 1952, se sabe que la potencia producida por la bomba de sodio y potasio, la cual se almacena en la "batería de sodio", desempeña un papel clave en la transmisión de señales a través de los nervios. Pero la "batería de sodio" tiene muchas otras funciones, algunas de las cuales han tenido un impacto en la tecnología y el lenguaje*.

---

*   La anguila eléctrica ilustra una de las singulares funciones de la potencia química. ¿Sabe el lector cómo generan electricidad las anguilas? Adivinó: por medio de una bomba de sodio y potasio, y de una "batería de sodio". De hecho, mi colega, el doctor George Webb, investigó este funcionamiento. La anguila eléctrica tiene miles de células especiales alineadas de tal manera que todas sus "baterías de sodio" apuntan en la misma dirección. Todas estas baterías funcionan juntas, como una batería más grande. Como cada célula produce una décima de voltio, en conjunto suman 600 voltios.
    En cuanto a la tecnología, el físico italiano Volta inventó la batería eléctrica en 1799. La idea se le ocurrió después de estudiar cómo están ordenadas las células de este pez eléctrico, para producir electricidad. Las baterías de los actuales automóviles tienen seis celdas, cada una con 2 voltios, lo que suma 12 voltios.

Pero la batería de sodio también desempeña un papel en la hipertensión. Ya veremos que cuando esta batería se descarga porque la bomba de sodio y potasio no la carga adecuadamente, la presión sanguínea puede subir y pueden presentarse los problemas relacionados con la hipertensión.

FIGURA 8

LA "BATERÍA DE SODIO"

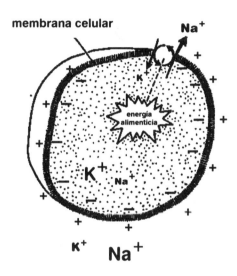

Fig. 8. La "batería de sodio" se debe al voltaje de la membrana de la célula, y a que dentro de la célula hay una menor concentración de sodio que fuera de ella. Ambas concentraciones activan la corriente eléctrica que el Na^+ lleva a la célula.

LA BOMBA DE CALCIO

Hemos visto que la "batería de sodio" se carga mediante la acción de la bomba de sodio y potasio, la cual obtiene su energía de los alimentos. Empero, la batería de sodio, como la batería de un automóvil, activa otros mecanismos, incluyendo uno que es muy importante para la hipertensión: la bomba de calcio.

¿Cómo puede una bomba activar a otra? La conexión está en la batería de sodio. Recordemos que la potencia electroquímica de la batería de sodio proviene de la energía acumulada por todo el sodio que la bomba de sodio y potasio saca de la célula, pero que "necesita" volver a entrar debido a su tendencia eléctrica natural. Hay un tipo de bomba de calcio* que opera permitiendo que parte del sodio regrese a la célula. Este tipo de bomba de calcio se llama "bomba para el intercambio de sodio y calcio" (o Na^+/Ca^{++}).

FIGURA 9

LA "BOMBA DE CALCIO IMPULSADA POR SODIO

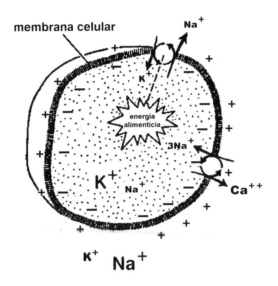

Fig. 9. El calcio está representado por su símbolo químico, Ca^{++}, el potasio por K^+, y el sodio por Na^+.

Esta bomba de calcio opera mediante un dispositivo muy sencillo. Imaginemos una rueda con dos redes que contienen piedras; una de las redes tiene tres piedras; y en el otro lado, otra red, tiene una piedra grande que pesa un poco menos que las tres piedras pequeñas juntas. El efecto de la gravedad sobre las tres piedras pequeñas es mayor que sobre la piedra grande, de manera que la rueda aprovecha la energía de las tres piedras chicas, cuando bajan, para levantar la piedra grande. Del mismo modo, como se muestra en la Figura 8, este tipo de bomba de calcio recoge tres átomos de sodio (cada uno con una carga positiva) por vez. El efecto de la "batería de sodio" sobre estos tres iones de sodio de la célula (llamamos iones a los átomos que tienen exceso de carga) es mayor que sobre el ion de calcio, que tiene dos cargas positivas,

---

* Hay otros tipos de bombas de calcio que, como la bomba de sodio y potasio, obtienen su energía del ATP producido por el metabolismo.

de manera que la energía de los tres iones de sodio que entran a la célula saca el calcio. Este tipo de bomba de calcio se encuentra en la membrana superficial de los nervios, de los músculos esqueléticos, y de los músculos lisos de las arterias.

Miremos más de cerca esta situación del calcio. El calcio disuelto dentro de una célula sana debe ser más de 10,000 veces menor al que está fuera de la célula. Es especialmente importante mantener baja la porción de calcio en las células musculares, porque el menor aumento de calcio dentro de la célula hace que el músculo se contraiga. Los músculos que nos permiten movernos y mantenernos en una misma postura pueden relajarse por completo cuando el nivel interno de calcio es muy bajo, o pueden contraerse (acortarse) cuando el calcio interno se eleva debido a la acción de las señales nerviosas que el cerebro envía a las células musculares.

Las pequeñas células musculares que rodean los vasos sanguíneos y ayudan a controlar la presión sanguínea, funcionan de la misma manera, salvo que generalmente no se relajan totalmente: siempre conservan algo de tensión o "tono", el cual depende del nivel interno de calcio. La gran diferencia en los niveles del calcio que está dentro o fuera de las células musculares, más la carga negativa que hay dentro de estas células, causa una fuerte tendencia a que el calcio positivo se filtre dentro de la célula. Por lo tanto, se necesita energía para impedir que el nivel de calcio que hay dentro de la célula suba demasiado.

Esta situación es como la de estar en una lancha que hace agua. ¿Cómo se impide que se eleve el agua (el calcio) que hay dentro de la lancha (la célula)? Se pueden hacer dos cosas: se puede sacar el agua con una bomba o con un cubo, o se pueden tapar los lugares por donde entra el agua. Un marinero inteligente hace ambas cosas.

También la célula es inteligente, y hace ambas cosas. Tiene en la membrana superficial unas bombas diminutas (las bombas de calcio de que estamos hablando) que sacan el calcio. Por otro lado, impide que por la propia membrana se filtre demasiado calcio, para que el calcio no pueda volver a entrar.

Cuando la "batería de sodio" está bien cargada efectúa las dos tareas. Ya analizamos cómo proporciona energía a la bomba de calcio. Pero también ayuda a impedir que la membrana deje pasar demasiado calcio, pues en la membrana celular hay "orificios" del tamaño de un átomo, por los cuales puede filtrarse el calcio. Estos orificios se cierran cuando el voltaje de la membrana es muy alto, o sea, cuando la "batería de sodio" está bien cargada.

Cuando el voltaje de la membrana está ligeramente descargado, estos orificios se abren, permitiendo que entre el calcio, el cual hace que las células musculares de los vasos sanguíneos se contraigan y que los vasos sanguíneos se estrechen. Las células musculares de los vasos sanguíneos están ligeramente descargadas la mayoría del tiempo, de manera que el calcio está entrando constantemente, provocando así una tensión muscular constante. Al final de este capítulo se analizará la relación entre el calcio, el estrechamiento de los vasos sanguíneos, las embolias, y la presión arterial.

LA BOMBA DE ÁCIDO

La "batería de sodio" es importante no sólo para proporcionar la energía para mantener en una proporción sana el nivel de iones de calcio que hay en las células, y así impedir que la presión sanguínea se eleve demasiado. También es importante para mantener el nivel adecuado de ácido (iones de hidrógeno: H^+) dentro de la célula. Para lograrlo, hay que sacar ácido (H^+) de la célula. Es importante conservar el nivel adecuado de ácido dentro de la célula, porque los iones de hidrógeno (H^+) afectan a muchos procesos metabólicos, sobre todo a los relacionados con la energía.

La "batería de sodio" no sólo impulsa la bomba de calcio; también impulsa una bomba de ácido* (H^+) llamada "bomba de intercambio de sodio e hidrógeno" (o Na^+/H^+) (véase la Figura 10). Esta bomba de ácido se encuentra en todos los tipos de células del cuerpo y, como estamos a punto de ver, desempeña un papel vital en la regulación de la función de la célula.

Obsérvese que esta bomba de ácido (H^+) funciona permitiendo que el sodio entre al mismo tiempo que saca el H^+. El principio es igual al de la bomba de intercambio Na^+/Ca^{++}. La energía para llevar "cuesta arriba" el ácido (para sacarlo de la célula) proviene de la "batería de sodio".

De manera que si la bomba de sodio y potasio funciona más lentamente (cuando la dieta no posee un buen factor K), y en consecuencia la "batería de sodio" deja de funcionar, si no se produce ningún otro cambio, el ácido se acumula en la célula. Pero, como veremos, siempre hay algunos cambios.

¿POR QUÉ ANALIZAR LAS BOMBAS DE INTERCAMBIO DE Na^+/Ca^{++} Y DE Na^+/H^+ EN UN LIBRO SOBRE HIPERTENSIÓN?

Antes que nada, recordemos que el problema de la hipertensión no se limita a la presión sanguínea alta. Es importante recordar que, como vimos en el capítulo anterior, las personas hipertensas tienen altos los niveles de insulina en la sangre.

---

* Como la bomba de sodio y potasio y como algunas bombas de calcio, también hay otros tipos de bombas que obtienen su energía directamente del ATP producido por el metabolismo.

FIGURA 10

LAS BOMBAS DE AMINOÁCIDOS Y DE H$^+$ IMPULSADAS POR SODIO

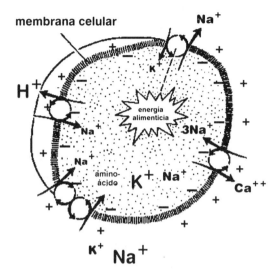

Fig. 10. Además de proporcionar la energía para que la bomba de intercambio de Na$^+$/H$^+$ saque el ácido de la célula, la "batería de sodio" también proporciona la energía para activar una bomba de aminoácidos. Esta bomba lleva a la célula aminoácidos de tipo A.

Hemos visto que podemos esperar que cuando disminuya la carga de la "batería de sodio" suban los niveles de Ca^{++} en de las células de nuestro cuerpo. Pero ¿cuál es la importancia de que suban estos niveles? Como acabamos de ver, lo más obvio es que cuando aumenta el nivel de Ca^{++} en las células musculares, éstas se contraen más. Esto quiere decir que los músculos lisos de las arteriolas se comprimen, con lo que la arteria se estrecha y la presión sanguínea se eleva. También debemos esperar que suba el nivel de Ca^{++} de los nervios simpáticos que regulan la vasoconstricción. Con esto se liberan más hormonas transmisoras, como la epinefrina (adrenalina), lo que hace que se contraigan más las células de los músculos lisos de las arterias con poca resistencia.

Además, al aumentar los niveles de Ca^{++} dentro de las células pueden aumentar el crecimiento y la división de las células, así como la producción de colágeno* en estos tejidos, afectados por el estado de hipertensión. El calcio

---

* El colágeno es una proteína estructural resistente que produce rigidez alrededor de algunas células; además, forma la proteína de los cartílagos y los tendones. Cuando sube la cantidad de colágeno en las arterias, éstas se hacen rígidas. Probablemente, el aumento de colágeno explica por qué quienes han padecido de hipertensión durante cierto tiempo tienen las arterias menos flexibles de lo común.

también puede alterar la producción de proteínas, afectando el nivel y el tipo de proteínas que se producen, y la forma en que éstas se ensamblan en estructuras más grandes.

Pero hay otro aspecto de este problema que tiene que ver con el hecho de que la presión sanguínea alta siempre es un *síntoma* de otros problemas, entre ellos, la "resistencia" a la insulina y los niveles altos de insulina en la sangre. Cuando aumentan los niveles de calcio (Ca^{++}) en las células, disminuye la capacidad de eliminar la glucosa de la sangre como reacción ante la insulina. En otras palabras, cuando aumentan los niveles de Ca^{++} en las células del cuerpo, se produce lo que se llama "resistencia a la insulina".

Dentro de la célula suele haber una relación recíproca entre los niveles de Ca^{++} y Mg^{++} libres, que recuerda la relación entre el potasio y el sodio. El doctor Resnick y sus colegas de la Escuela de Medicina de la Universidad Cornell han descubierto que al elevarse el nivel de Ca^{++} en la célula no sólo aumenta la "resistencia a la insulina", sino que definitivamente esto tiene relación con la disminución del nivel de Mg^{++} que hay en los glóbulos rojos. Además, al disminuir el nivel de Mg^{++} en las células, puede disminuir todavía más la actividad de la bomba de sodio y potasio, lo que baja la carga de la "batería de sodio", provocando una menor actividad de la bomba de intercambio de Na^+/Ca^{++}, complicándose el problema.

De manera que está claro que al disminuir la actividad de la bomba de intercambio de Na^+/Ca^{++} puede surgir la "resistencia a la insulina" y con ello presentarse los concomitantes altos niveles de insulina en la sangre. Pero, ¿qué probabilidades hay de que así suceda?

Una dieta pobre en factor K provoca un aumento en el nivel de SED en el plasma sanguíneo*. El incremento de esta sustancia disminuirá la actividad de las bombas de sodio y potasio en las células de todo el organismo. Como un factor K bajo en la dieta tenderá a disminuir el nivel de potasio en el plasma sanguineo (véase capítulo 15), esto tenderá posteriormente a aminorar la actividad de la bomba de sodio y potasio** y por tanto hará bajar la

---

* Pero, objetará el lector, los experimentos han demostrado que la SED aumenta cuando aumenta el sodio en la dieta. ¿Cómo sabemos que un factor K bajo hace que se eleve la SED? Es una buena pregunta, así que la examinaremos primero. Antes que nada, cuando se aumenta el sodio en la dieta mientras se ingiere la misma cantidad de potasio (como se hizo en estos experimentos), obviamente disminuye la proporción de potasio respecto del sodio, o sea que disminuye el factor K. Por otra parte, en el capítulo 15 veremos que el aumento de sodio en la dieta hace que el cuerpo pierda potasio, con lo que se produce un efecto parecido a la disminución del potasio en la dieta. En nuestro cuerpo, siempre que se aumenta el sodio disminuye el potasio, y viceversa.

** Si se tienen dudas sobre por qué los altos niveles de insulina en la sangre no evitan la disminución de la actividad de la bomba de sodio y potasio, véase el capítulo 17.

carga de la "batería de sodio"*, lo que producirá un aumento de la presión sanguinea.

Al hacerse más lenta la bomba de sodio y potasio cuando se eleva la SED y bajan los niveles de potasio en el suero, aumenta el nivel de sodio en las células y disminuye el voltaje (potencial eléctrico) de la membrana celular. Mi colega, el doctor George Webb, y uno de sus alumnos, descubrieron que esto es lo que sucede en los músculos esqueléticos de las ratas hipertensas. El nivel de sodio de las células de los músculos esqueléticos de las ratas hipertensas subió el 40%, y el voltaje de sus membranas disminuyó el 3%, comparado con las ratas con presión normal.

Si bien estas diferencias pueden parecer pequeñas, los doctores Mordecai Blaustein y John Hamlyn, de la Escuela de Medicina de la Universidad de Maryland, han calculado que un aumento tan pequeño como del 5% en el sodio de la célula, basta para elevar el nivel de Ca^{++} por lo menos entre un 15% y un 20%, lo que a su vez puede causar un aumento del 50% en la tensión resistente de las arteriolas. Con cambios como los encontrados por el doctor Webb, el aumento de Ca^{++} en la célula puede llegar al 200%, aunque casi seguramente sería un poco menos.

La medición directa por medio de la resonancia magnética nuclear (RMN) muestra que el nivel de Ca^{++} libre dentro de las células aumenta la hipertensión. Los doctores Jelicks y Raj Gupta, de la Facultad de Medicina Albert Einstein, han encontrado que el nivel de sodio en las células de las arterias de ratas hipertensas era 117% más alto que en las ratas con presión normal. Además, como predijeron originalmente los doctores Blaustein y Hamlyn, el nivel de calcio dentro de las células de estas arterias es en realidad muy alto, del 84%, lo que es un cambio importante. El doctor Gupta y el doctor Terry Dowd han recurrido al RMN para demostrar que el nivel de calcio de las células de los riñones de ratas hipertensas se eleva en un 64%.

El descubrimiento de que el sodio, y por ello casi seguramente el Ca^{++}, aumenta en los músculos esqueléticos de los animales hipertensos, implica que este tejido, que constituye la mayor masa de tejido del cuerpo, resiste el efecto de la insulina en la ingestión de carbohidratos. Dado que esto afectaría a los principales medios de eliminar los carbohidratos de la sangre, causaría una elevación de los niveles de glucosa, y la consiguiente elevación de insulina en la sangre.

---

* Recuérdese que una "batería de sodio" muy cargada necesita tanto de un alto voltaje de la membrana como de un bajo nivel de sodio dentro de la célula.

LA "RESISTENCIA A LA INSULINA" NO SIGNIFICA QUE NO HAYA UNA REACCIÓN A ELLA

Antes de continuar, debo hacer hincapié en que la "resistencia a la insulina" sólo se refiere a que ésta pierde cierta capacidad para activar a las células para que capten la glucosa. Esto no significa que no haya otros sistemas que reaccionen a esta hormona. Todo lo contrario. Ya en 1964, el doctor Ken Zierler, de la Escuela de Medicina John Hopkins, dio pruebas de que en el efecto de la insulina en el metabolismo de la glucosa intervienen diferentes mecanismos que a su vez intervienen en el efecto de esta hormona en el transporte de potasio. En consecuencia, en las personas hipertensas que ingieren la cantidad de potasio resistente a la insulina, no se afecta la capacidad de esta hormona para activar a las células a fin de que asimilen el potasio. Más aún, la insulina conserva la capacidad de aumentar el sodio que retiene el riñón, a pesar de la "resistencia a la insulina" a captar glucosa. Y, a pesar de la "resistencia a la insulina" que implica la captación de glucosa en la hipertensión, esta hormona conserva su capacidad de frenar la descomposición de las moléculas grasas de las células.

EL PAPEL DE LA INSULINA ELEVADA EN LA HIPERTENSIÓN

Primero, los niveles altos de insulina aumentan la producción de triglicéridos y colesterol LDL. Pero probablemente los niveles altos de insulina están relacionados con otra alteración de la hipertensión que se descubrió después de la publicación de *The K Factor*.

LA HIPERTENSIÓN AUMENTA LA ACTIVIDAD DE LA BOMBA DE INTERCAMBIO DE NA^+/H^+

Varios investigadores han demostrado que en las personas hipertensas es más activa la bomba de intercambio de Na^+/H^+ de varios tipos de células. Específicamente en los seres humanos, se ha estudiado esta bomba de ácido de aquellas células que pueden eliminarse del cuerpo sin causar daño, o sea, las células de la sangre. Lo que se descubrió fue que en los humanos hipertensos la actividad de esta bomba de ácido se eleva en las plaquetas y en los glóbulos blancos.

En experimentos con animales, en los cuales los investigadores pueden eliminar cualquier tipo de célula del cuerpo, la hipertensión se relaciona con el aumento de la actividad de la bomba de intercambio de Na^+/H^+ en los glóbulos blancos, las celulas renales, las arterias de baja resistencia* que

---

* Un poco más adelante, en este mismo capítulo hablaremos de las arterias de resistencia o arteriolas. Son las arterias más delgadas que ejercen resistencia en el flujo sanguineo provocando el aumento de la presión sanguinea.

controlan la presion sanguinea, e incluso en los músculos esqueléticos. No sólo el aumento de intercambio de Na^+/H^+ se relaciona con la hipertensión, sino que se ha confirmado la expectativa de que con esto haya menos ácido (pH más alto) en las células del cuerpo, en las células de las arterias con poca resistencia, y en los glóbulos blancos y las plaquetas de la sangre.

Dos descubrimientos indican claramente un vínculo causal. El aumento de la presión diastólica es proporcional al aumento de la actividad de la bomba de intercambio de Na^+/H^+. Es más, el intercambio de Na^+/H^+ en las arteriolas se eleva al mismo tiempo que la presión sanguinea empieza a subir y la estructura de estas arterias empieza a cambiar.

Habida cuenta de que el músculo constituye la mayor masa de tejido de todo el cuerpo, todo esto apunta a la conclusión de que el síndrome que llamamos hipertensión implica que algo está mal en la gran mayoría de las células del cuerpo. Muy bien: la actividad de la bomba de intercambio de Na^+/H aumenta en todo el cuerpo ¿y eso qué?

IMPORTANCIA DEL AUMENTO DE LA ACTIVIDAD DE LA BOMBA DE INTERCAMBIO DE NA^+/H^+

Lo importante es que la bomba de intercambio de Na^+/H^+ desempeña un papel importante en el crecimiento y división de las células. Como se explicó antes, al activarse la bomba de intercambio de Na^+/H^+ se reduce el ácido (H+) en la célula; la manera científica (y más exacta y conveniente) de decirlo es que al aumentar la actividad de esta bomba se eleva el pH de la célula. Cuando el pH de la célula se eleva, se favorece la síntesis proteínica, y esto parece ser necesario para el crecimiento de las células*, para la producción de DNA nuevo, y para la consiguiente subdivisión de las células. Como demostración de lo anterior, cuando la actividad de la bomba de intercambio de Na^+/H^+ se frena debido al fármaco amilorida, el índice de crecimiento de las células de los músculos lisos de los vasos sanguíneos disminuye de manera impresionante.

El aumento de pH no sólo puede afectar la producción de proteínas, como

---

* *Atención*: Alguien que ha investigado en este campo, como yo, se da perfecta cuenta de que la situación en realidad es mucho más compleja que la que aquí se describe. Sólo los científicos que han dedicado su vida al estudio de estos sistemas pueden apreciar verdaderamente que la célula es un sistema asombrosamente interconectado. La mejor analogía que se me ocurre es la de la telaraña. Cuando uno toca sólo una parte de la telaraña, toda ella se mueve. Pero en tanto una telaraña es una red bidimensional, la célula es una red multidimensional. Cuando se toca una parte de la red, toda ella se mueve. Por otra parte, cuando hay un cambio en determinada parte de la célula, se transforman también las demás partes de la célula. Sobra decir que la célula constituye un fenómeno milagroso.

ya vimos, sino que el cambio de calcio dentro de la célula también afecta el índice de fabricación de las proteínas, y tanto el pH como el calcio pueden tener efectos impresionantes en el tipo de proteínas que se producen o en la manera cómo se ensamblan para formar estructuras más grandes.

POR QUÉ CON LA HIPERTENSIÓN AUMENTA LA ACTIVIDAD DE INTERCAMBIO DE NA$^+$/H$^+$

Al hojear los textos médicos, uno encuentra de vez en cuando afirmaciones como la siguiente: Ahora que sabemos que la actividad de la bomba de intercambio de Na$^+$/H$^+$ es elevada, el siguiente paso consiste en buscar el gen que aumenta la actividad de la bomba de intercambio de Na$^+$/H$^+$. Me parece que esta tendencia a concentrarse sólo en una de las explicaciones posibles refleja las tendencias mecánicas y deterministas del "Modelo médico". Quizá no debemos buscar la respuesta en nuestros genes, los cuales no podemos cambiar*.

CÓMO REGULA LA INSULINA LA BOMBA DE INTERCAMBIO DE NA$^+$/H$^+$

En el transcurso de mi vida, ha habido varias ocasiones en las que no me he dado cuenta de que 2 y 2 son 4. Una de estas ocasiones fue cuando mi colega, el doctor Webb, y yo, terminamos nuestro libro, *The K Factor*, a fines de 1985. En ese libro señalamos que muchas veces las personas hipertensas tienen niveles altos de insulina en la sangre. Ese es el primer 2.

El segundo 2 fue un hecho que descubrió mi propio grupo de investigación a fines de la década de 1970 y principios de la década de 1980: que la insulina activa la bomba de intercambio de Na$^+$/H$^+$. Esto ni siquiera lo mencioné en *The K Factor*. Efectuamos nuestros primeros experimentos para demostrar que la bomba de intercambio de Na$^+$/H$^+$ activa la insulina en los músculos esqueléticos de las ranas y las ratas. Desde entonces, se ha demostrado esta acción de la insulina sobre la bomba de intercambio de Na$^+$/H$^+$ en las células del hígado, en el músculo del diafragma de las ratas, en las células de cultivo del tejido 3T3, en los fibroblastos de los pulmones de los hamsters y de los humanos, y en los cultivos de tejidos de células musculares.

Ahora que tenemos 2 más 2, le mostraré al lector cómo el primer 2 (los niveles altos de insulina en la sangre) y el segundo 2 (que la insulina activa la bomba de intercambio de Na$^+$/H$^+$) suman un 4 que puede contener parte de la clave de la hipertensión. En todas las personas hipertensas, los niveles

---

* O por lo menos, todavía no. ¡Aunque algunos biólogos moleculares ya trabajan en ello!

altos de insulina en la sangre (primer 2) y el hecho de que la insulina activa la bomba de intercambio de Na^+/H^+ (segundo 2) deben dar como resultado un aumento de la actividad de esta bomba en casi todas las células del cuerpo (el 4).

Como ya vimos, esto es precisamente así. Si bien es cierto que todavía no tenemos la seguridad de que el aumento de actividad de la bomba de intercambio de Na^+/H^+ observada en la hipertensión resulta directamente de los niveles altos de insulina, las pruebas existentes sugieren que la insulina es por lo menos la causa de parte de este aumento. Por ejemplo, la insulina actúa para aumentar el "punto fijo" de esta bomba, y en las plaquetas de la sangre de las personas hipertensas, el punto fijo de esta bomba es alto, comparado con las plaquetas de las personas que tienen la presión normal.

Ya que la insulina activa la bomba de intercambio de Na^+/H^+, debe ayudar a activar la proliferación de las células de los músculos lisos de las arterias. De hecho, la insulina aumenta el número de células de los músculos lisos. Como botón de muestra, la inyección constante de insulina en la principal arteria de la pierna de un perro diabético provoca un aumento del músculo liso de la arteria de ese lado nada más. La posibilidad de que el padecimiento "relacionado con el músculo" de las arteriolas puede deberse, por lo menos en parte, a que la insulina activa el intercambio de Na^+/H^+, indica que no sumé 2 más 2.

La angiotensina II (una hormona que suele aumentar con la hipertensión; véase el capítulo 17) también activa el intercambio de Na^+/H^+, resultando un aumento de pH52 en los cultivos de tejidos de las células de los músculos lisos de las arterias de las ratas. En realidad, en los cultivos de tejidos se ha demostrado que esta hormona aumenta el crecimiento de las células de los músculos lisos de las arterias.

De manera que tanto la insulina como la angiotensina II causan el engrosamiento que se observa en las arterias.

RELACIÓN DE ESTAS BOMBAS Y BATERÍAS CON LA PRESIÓN SANGUÍNEA ALTA

Antes de que prosigamos con los nuevos conocimientos científicos que relacionan el potasio, el sodio y el calcio con la hipertensión, repasemos rápidamente qué es lo que causa la presión sanguínea y cómo se controla.

Como se explicó en el capítulo 1, la presión sanguínea se debe a que el corazón bombea sangre a las arterias grandes. Si la sangre pudiera fluir fácilmente por estas arterias grandes, nutrir las células, y regresar por las venas grandes, no se ejercería mucha presión. Pero las arterias grandes se dividen en más de 100,000 arterias pequeñas y de muy poca resistencia, llamadas arteriolas. Debido a su tamaño (su diámetro es de menos de un ciento de pulgada), estas arteriolas presentan resistencia al flujo de sangre que sale de las arterias grandes. De este modo, la presión sanguínea es el resultado de que el corazón bombea la sangre contra la resistencia de las arteriolas.

Esta situación se parece mucho a la de una bomba de agua (el corazón) que empuja agua (sangre) a la manguera de un jardín (las arterias). Si aumenta el bombeo o se estrecha la boquilla (las arteriolas) que está en el extremo de la manguera (las arterias), aumenta la presión del agua (presión sanguínea) de la manguera (las arterias) (véase la figura 11).

FIGURA 11

EL SISTEMA DE LA BOMBA, LA MANGUERA Y LA BOQUILLA

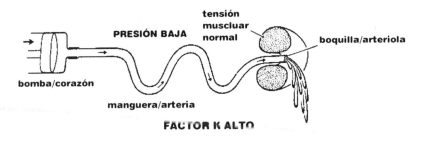

FACTOR K ALTO

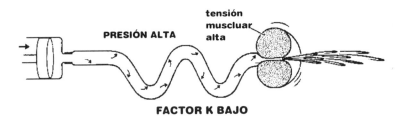

FACTOR K BAJO

Como las arteriolas se encuentran en el extremo o periferia del sistema arterial, a la resistencia que producen se le llama resistencia periférica. Ya que las arteriolas pueden tanto constreñirse como relajarse, pueden asimismo aumentar o disminuir la resistencia periférica al torrente sanguíneo.

Las hormonas de la sangre o los nervios son los que emiten las señales que indican a los músculos de las paredes de las arteriolas que se constriñan o se aflojen. Pero lo que decide el grado de contracción o tensión de las arteriolas, y por ende, su diámetro (boquilla) es el nivel de calcio que hay en las células musculares.

Varios estudios han demostrado que, en la hipertensión primaria, por lo menos al principio, la presión sanguínea alta se debe al aumento de la resistencia periférica, más que al aumento de volumen de la sangre que bombea el corazón*. En las primeras fases de la hipertensión primaria, el aumento de resistencia periférica se debe al aumento de contracción de las diminutas células musculares que rodean a las arteriolas, es decir, al aumento de la tensión muscular. Por ello, para que baje la presión sanguínea, debemos permitir que estas diminutas células musculares aflojen la tensión en las arterias. En la Figura 12 se ven secciones transversales de una arteriola relajada y otra constreñida.

FIGURA 12

SECCIÓN TRANSVERSAL DE LAS ARTERIOLAS

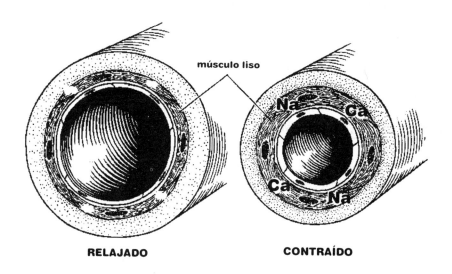

RELAJADO   CONTRAÍDO

Antes pensábamos que la restricción del flujo sanguíneo en estas arterias se debía únicamente a que los músculos se contraían demasiado. Empero, como vimos arriba, en las personas hipertensas los músculos de las paredes de estas arterias quedan "atados". Esto, a su vez, estrecha el interior de la arteria, a través de la cual fluye la sangre hasta una abertura todavía más estrecha, con lo que aumenta la resistencia.

---

*En el capítulo 17 veremos pruebas de que, para que la presión sanguínea se mantenga alta durante un tiempo prolongado, debe haber un aumento de la sangre que bombea el corazón, como consecuencia de un alto volumen de sangre.

Recordemos que los niveles altos de insulina no sólo pueden aumentar el crecimiento y el número de las células de los músculos lisos de nuestras arterias, sino que también pueden aumentar la cantidad de colágeno que contienen. El aumento de colágeno junta los tejidos cicatriciales, con lo que estos vasos sanguíneos se hacen más rígidos.

De manera que si la hipertensión es severa y se ha padecido durante varios años, en las arteriolas puede formarse tejido cicatricial (debido al colágeno), lo que impide que se relajen, sin importar el tratamiento que se aplique. En otras palabras, puede alcanzarse un punto en el cual parte del daño causado por la hipertensión sea irreversible. Por eso es tan importante detectar y tratar la hipertensión antes de que produzca demasiados daños.

En las personas hipertensas también suele presentarse un crecimiento del lado izquierdo del corazón. Una explicación obvia de esto es el hecho tan conocido de que cuando un músculo trabaja más, aumenta de tamaño. De manera que, durante mucho tiempo, el modelo mecánico de la hipertensión consideraba que este crecimiento del corazón se debía exclusivamente a la presión sanguínea alta. Si bien este factor mecánico contribuye a que se agrande el corazón de las personas hipertensas, ahora se sabe que los cambios de las hormonas de la sangre, incluyendo la insulina alta, también hacen que el corazón aumente de tamaño.

TODO EMPIEZA A TOMAR FORMA

La hipertensión y la diabetes pueden predominar clínicamente por diferentes influencias genéticas y ambientales (hábitos). Cada una está relacionada con una predisposición a la otra, según la base de iones intracelulares [desequilibrio entre el potasio, el sodio, el calcio, el magnesio y el ácido que hay en la célula].

Dr. Lawrence Resnick

El doctor Lawrence Resnick, del Centro Médico de la Universidad Cornell, sugiere que la combinación de presión sanguínea alta, "resistencia a la insulina" y los niveles altos de insulina en la sangre se deben a un defecto celular, fundamental y común, en la regulación del magnesio y del calcio. La perspectiva que se presenta en este libro concuerda con la sugerencia del doctor Resnick. Sin embargo, el enfoque que aquí exponemos es más amplio, ya que tiene en cuenta además un nivel anormal de ácido, y considera que todos estos cambios son resultado del desequilibrio celular entre el potasio y el sodio.

Como vimos en el capítulo anterior, la hipertensión es un *síndrome*, y esto implica que no sólo la presión sanguínea alta es lo que anda mal. Además de esta presión sanguínea alta, las personas hipertensas suelen tener niveles altos de insulina y de glucosa en la sangre, aumento de VLDL (lipoproteínas de muy baja densidad) en el plasma, aumento de triglicéridos (hipertriglice-ridemia) y niveles bajos de colesterol o HDL. Acabamos de establecer que los niveles altos de insulina pueden provocar que se engruesen más las arterias, muy probablemente debido a la activación del intercambio de Na^+/H^+. Es posible que la angiotensina 2 desempeñe una función parecida. También sabemos que, por lo menos de manera inmediata, el nivel alto de insulina puede activar las bombas de sodio y potasio del riñón*, y esto provoca que el riñón retenga calcio en el cuerpo. Los niveles altos de insulina también aumentan la actividad de los nervios simpáticos, con lo que sube la presión sanguínea. También en este caso es posible que intervenga la bomba de sodio y potasio, ayudando a regular la cantidad de transmisor químico (noradre-nalina) que lleva señales de los nervios simpáticos a los pequeños vasos sanguíneos (arteriolas), indicándoles que se contraigan. Explicaremos cómo todo esto aumenta la presión sanguínea.

Los niveles altos de insulina no sólo provocan el aumento de las células de los músculos lisos de las arterias. También provocan que se eleven los niveles de triglicéridos y que aumente la producción de colesterol LDL. Este hecho, más el descubrimiento de que al subir los niveles de insulina se produce un aumento de depósitos de colesterol en las arterias de los cerdos y los perros, refuerza la hipótesis de que gran parte de las cardiopatías corona-rias relacionadas con la hipertensión se deben a que esta hormona se eleva (y tal vez la angiotesina II), en vez de a la presión sanguínea alta.

Uno de los problemas ocultos del sobrepeso es que provoca que suban los niveles de insulina en la sangre. También la falta de ejercicio provoca este efecto. De hecho, *incluso en las personas hipertensas que no están pasadas de peso aumenta la insulina en la sangre*. También las personas con diabetes mellitus no dependiente de insulina, que es la que normalmente contraen los

---

* En 1982 señalé (en Moore, R. D., Effects of insulin upon ion transport, *Biochim. Biophys.* Acta 737: 1-49, 1983) que los efectos de la insulina en las diferentes bombas de las membranas de las células son tan complejas y están tan relacionadas entre sí que es inevitable que nuestras conclusiones al tratar de descifrar este misterio sean aproximativas. No obstante, ha empezado a revelarse un patrón. El nivel alto de Ca^{++} dentro de las células del cuerpo produce un estado de resistencia a la insulina que ocasiona niveles altos de insulina en la sangre. Se esperaría que estos niveles altos de insulina activaran la bomba de intercambio de Na^+/H^+, lo que ya hemos comprobado. Por supuesto, esto produce un aumento de pH (disminución de ácido) en las células. Como hemos visto, el aumento de pH y de calcio favorece el crecimiento y la división de las células, eliminando por lo menos parte del misterio de por qué las arterias de las personas hipertensas se vuelven "ligadas a los músculos".

adultos pasados de peso, tienden a volverse hipertensas. Aunque las células musculares y grasas de estos diabéticos presentan resistencia a la acción de la insulina, en realidad tienen niveles altos de insulina en la sangre. Ahora resulta que todos los grupos con hipertensión primaria pueden tener niveles altos de insulina.

Las personas obesas y quienes padecen diabetes adulta (DMNDI) e hipertensión no sólo tienen niveles altos de insulina; también padecen muchas otras consecuencias lamentables: mayor incidencia de cardiopatías coronarias y de ataques cardiacos, así como más probabilidad de padecer enfermedades del riñón y de sufrir embolias. Todo esto llevó al doctor Eleuterio Ferranini, del Instituto de Fisiología Clínica de Pisa, Italia, a plantear la hipótesis de que "la hipertensión primaria es un estado de resistencia a la insulina". También el doctor Gerald Reaven propuso una hipótesis parecida.

Como sea, resulta que la hipertensión, la diabetes mellitus no dependiente de insulina (DMNDI), y el metabolismo anormal relacionado con la obesidad, son variedades de resistencia a la insulina. En estas condiciones, el aumento de la presión sanguínea está relacionado con el aumento del nivel de insulina en la sangre. Esto sugiere, aunque no prueba, que los niveles altos de insulina intervienen en el desarrollo de la presión sanguínea alta.

Pero ¿cuál podría ser la causa? En busca de una pista, regresemos a nuestro enfoque original, y observemos la célula. Por todo lo que acabo de decir, puede haber parecido que en el nivel alto de insulina en la sangre reside todo el problema. No. Como acabo de indicar, el problema de la hipertensión va más allá de las propiedades de la sangre, ya sea la presión sanguínea, o los niveles de insulina o de colesterol. El problema está en la célula. En realidad, veremos que los hechos apuntan decididamente a la conclusión de que el problema fundamental de la hipertensión es sobre todo el nivel alto de sodio y bajo de potasio en la célula.

EL MEOLLO DEL PROBLEMA: EL DESEQUILIBRIO EN LA PROPORCIÓN DE POTASIO Y DE SODIO (FACTOR K)

A partir de lo que acabamos de ver, el lector puede haber deducido que, dado que la bomba de intercambio de sodio y potasio intercambia potasio por sodio, en la célula debe haber una relación recíproca entre el potasio y el sodio. Habrá quienes no crean que siempre debe haber una relación recíproca entre el sodio y el potasio dentro de la célula. Sin embargo, hay otra consideración que acaba con este argumento. Meramente por razones físicas (relacionadas con la ley del equilibrio osmótico)* la suma de sodio y potasio debe ser constante en la célula. Esto significa que el sodio sólo puede aumentar si el potasio disminuye; asimismo, si el potasio sube, el sodio debe bajar. De modo que el potasio y el sodio están vinculados inalterablemente, como dos niños en un sube y baja. No puede cambiar uno sin que cambie el otro.

Así pues, desde la perspectiva de la biofísica de la célula, no tiene sentido hablar sólo del sodio o sólo del potasio: estas dos sustancias siempre se afectan mutuamente, en una relación recíproca. De aquí que su proporción, el factor K, refleje el estado de la célula de manera más completa que el sodio o el potasio por separado. Éste es el meollo del concepto del factor K: no es sólo un concepto que simplifica, sino una medida, mucho más válida científicamente, del estado de salud de la célula viva, y, por ende, de todo el cuerpo.

El potasio y el sodio, que reflejan la actividad de la célula,. funcionan siempre recíprocamente en todo el cuerpo (como se explica en el capítulo 15. Esto quiere decir que al aumentar el consumo de potasio se elimina sodio del cuerpo por medio de los riñones. Por esto, al potasio se le llama "el diurético natural".

Varios grupos de investigadores han descubierto que las personas hipertensas tienen niveles altos de sodio en los glóbulos blancos y rojos de la sangre. En un estudio que llevaron a cabo en Boloña, Italia, el doctor E. Ambrosioni y sus colegas encontraron que los glóbulos blancos de muchos jóvenes con hipertensión limítrofe** tenían niveles altos de sodio. En las personas definitivamente hipertensas, el nivel de sodio era significativamente elevado***. En estas personas definitivamente hipertensas, el alto nivel de sodio mencionado estaba relacionado con niveles bajos de potasio en las células blancas. Este es un ejemplo de que la elevación de sodio en las células del cuerpo siempre va acompañada de una disminución del nivel de potasio.

Cuando en el estudio del doctor Ambrosioni se compararon los niveles de potasio y de sodio de las células de la sangre de todos los sujetos (de los que tenían la presión normal, de los limítrofes, y de los hipertensos), la variable

---

* El sodio y el potasio representan más del 98% de los iones positivos que hay en la célula. De esta manera, la mitad de la presión osmótica que hay en la célula se debe en esencia a la suma de sodio de las concentraciones de sodio y potasio (o "actividades", para ser más precisos). Ya que el agua se desplaza fácilmente a través de la membrana de las células del plasma, el interior de la célula siempre debe estar en equilibrio osmótico con el exterior. Dado que los riñones regulan la presión osmótica de la sangre a fin de que ésta sea constante, para que haya equilibrio osmótico se necesita que la presión osmótica de la célula sea constante. Así pues, la suma de las concentraciones de sodio y de potasio de la célula debe ser constante, para que la célula no se encoja ni se hinche

** En este estudio, el diagnóstico de la presión sanguínea alta se basó en tres mediciones. Se consideró "limítrofe" cuando por lo menos una de las mediciones mostró una presión superior a 90 mm Hg, y por lo menos otra estaba por debajo de ese nivel.

*** Hubo menos de una oportunidad por mil de que esta elevación se debiera al azar.

más relacionada con la presión sanguínea fue la proporción entre el potasio y el sodio. En otras palabras, cuando la proporción entre el potasio y el sodio (lo que se llama factor K) disminuye, sube la presión sanguínea. De las personas que al empezar el estudio tenían un nivel normal de presión y de sodio (y por ende un factor K normal) en los glóbulos blancos, *ninguna* se volvió hipertensa en los cinco años siguientes.

¿Cuál es el denominador común de todo esto? Recordemos que los cambios de calcio, magnesio y ácido en las células, en buena medida son resultado del aumento de sodio en las mismas. Recordemos también que cuando sube el sodio en las células, el potasio baja.

De esta manera hemos seguido las huellas del problema original hasta el desequilibrio entre el potasio y el sodio en el organismo. Este desequilibrio puede ser causado, entre otras cosas, por una deficiencia de factor K en la dieta. Recordemos que, en la célula, cuando sube el potasio, el sodio baja.

En el capítulo 15 veremos que las personas hipertensas tienen una deficiencia de potasio. Este factor por sí solo puede provocar "resistencia a la insulina". Si bien ya hemos visto los mecanismos celulares que pueden provocar "resistencia a la insulina", los hechos de los experimentos al respecto son sugerentes. La "resistencia a la insulina" producida por los diuréticos de thiazida puede rectificarse parcialmente administrando al paciente más potasio. De hecho, la "resistencia a la insulina" se presenta en varios estados patológicos caracterizados por la falta de potasio en el cuerpo. De manera que el problema fundamental puede deberse a una deficiencia de potasio, con la consiguiente disminución de factor K en la célula* .

LA CADENA CAUSAL DEL FACTOR K, LA PRESIÓN SANGUÍNEA Y LA EMBOLIA

Hemos visto indicaciones de que una dieta con un factor K bajo hace que la bomba de sodio y potasio sea más lenta. Pero ¿cómo funciona esto?

Cuando el cuerpo retiene demasiado sodio, el cerebro libera una hormona (una sustancia endógena parecida a la digitalis, o SED) que frena el intercambio de potasio por sodio que efectúan las bombas de sodio y potasio en las arteriolas. (Esto se describe ampliamente en el capítulo 17.) Ya que el potasio que se ingiere con la dieta hace que disminuya la cantidad de sodio que hay en el cuerpo, si la proporción de potasio respecto del sodio en la dieta es baja, o es bajo el factor K, esta sustancia se eleva, y la bomba de sodio y potasio se

---

* En este punto, hacen falta experimentos en los que se pongan animales a una dieta con bajo factor K, no para ver si les sube o no la presión (esto ya se ha demostrado), sino para ver si adquieren resistencia a la insulina.

hace más lenta. Varios estudios indican que muchas personas con hipertensión primaria tienen la SED elevada.

Pero una dieta con factor K bajo puede frenar a la bomba de sodio y potasio de otra forma. Puesto que el potasio se bombea a las células, fuera de la célula debe haber suficiente potasio para que la bomba de sodio y potasio funcione bien, y lleve a la célula el potasio que está afuera. Si los iones de potasio que hay en la sangre (y fuera de las células, número 1 de la Figura 13) son pocos y están separados, bombean menos potasio. Esto significa que las bombas serán más lentas (número 2 de la Figura 13). De hecho, la velocidad de la bomba de sodio y potasio depende del nivel del sodio en el suero. Hay indicios de que, dentro del rango normal de potasio en el plasma, el nivel de potasio tiene un efecto importante en la velocidad a que trabaja la bomba de sodio y potasio.

Como hemos visto, las personas hipertensas consumen muy poco potasio en comparación con el sodio (o sea que el factor K de su dieta es bajo). Esto da como resultado que sus bombas de sodio y potasio funcionen con menor eficacia, lo que a la vez disminuye la proporción de potasio en sus células, respecto del sodio. Recordemos que la disminución de sodio dentro de las células de nuestro cuerpo tiene que ir acompañada de un aumento del nivel de potasio.

Por ello, un nivel bajo de sodio en las células de nuestro cuerpo no sólo indica que la bomba de sodio y potasio está muy activa, sino que de hecho nos asegura que las células tienen un nivel alto de potasio comparado con el nivel de sodio. De manera que el cuerpo necesita que haya un equilibrio adecuado entre el potasio y el sodio. Dicho en otras palabras, necesita un factor K alto.

Pero, si nuestro cuerpo tiene un factor K bajo, esto a su vez disminuye la carga de la "batería de sodio" de nuestras células, lo que provoca que aumente el nivel de iones de calcio dentro de la célula.

A su vez, el exceso de calcio dentro de la célula puede ser causado ya sea por una bomba de calcio lenta (que saca poco calcio de la célula) o porque la membrana celular esté perforada y por sus orificios vuelve a filtrarse el calcio, entrando a la célula. Cualquiera de estos dos casos puede presentarse cuando la "batería de sodio" no funciona. Y tanto las bombas de sodio y potasio lentas como las membranas que dejan filtrar el sodio provocan que la "batería de sodio" deje de funcionar. Esta cadena causal se muestra en la Figura 13.

FIGURA 13

EL FACTOR K Y EL CALCIO CELULAR

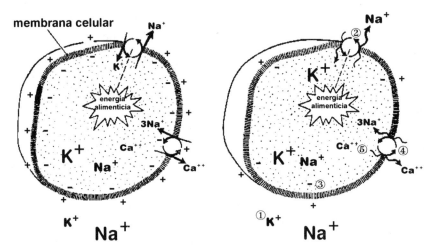

ALIMENTOS RICOS EN FACTOR K   ALIMENTOS POBRES EN FACTOR K

Fig. 13. 1: Iones de potasio exteriores a la célula; 2: bomba de sodio y potasio; 3: "batería de sodio"; 4: bomba de calcio; 5: iones de calcio del interior de la célula. Estos números muestran la cadena causal de los acontecimientos que tienen lugar partiendo de una dieta con factor K bajo hasta llegar a obtener un aumento en el nivel de calcio en el interior de la célula, y por consiguiente una presión sanguínea alta. Para obtener una explicación detallada, véase el texto.

El aumento del nivel del calcio provoca tanto una "resistencia a la insuli-na", como el respectivo aumento en el nivel de insulina en la sangre. El nivel anormalmente alto de insulina en la sangre es por lo menos parte de la causa de varios problemas: niveles altos de colesterol LDL y niveles bajos de colesterol HDL en la sangre, más el desarrollo de una estructura anormal (ligada al músculo) de las arteriolas, y tal vez aumento de volumen de la sangre. A su vez, las arterias "ligadas al músculo" pueden aumentar la resistencia periférica. Pero esta mayor resistencia periférica también puede ser resultado de una excesiva tensión o contracción de las células musculares que rodean las paredes de las arteriolas. Y nosotros sabemos que las contrac-ciones musculares son causadas por el aumento de calcio en las células. De modo que los niveles elevados de calcio en las células hacen que se eleve la presión sanguínea.

Pero ¿qué pasa con las embolias? Ya hemos visto pruebas de que los fármacos que "normalizan" la presión sanguínea sólo previenen cerca del

40% de las embolias y de las muertes resultantes de éstas. Más aún, en el siguiente capítulo veremos que el potasio que se ingiere con la dieta puede reducir las muertes por embolia, aunque la presión sanguínea no haya cambiado. De manera que es claro que en las embolias no interviene sólo la presión sanguínea. Los niveles altos de calcio en las células son la clave para comprenderlo.

Ahora ha quedado bien sentado que gran parte del daño cerebral provocado por las embolias se debe al aumento de calcio en las células nerviosas. Éste es el mecanismo: si en algún lugar del cerebro disminuye mucho el torrente sanguíneo, la resultante deficiencia de oxígeno hace que disminuya la actividad de la bomba de sodio y potasio, y de esta manera disminuye la carga de la "batería de sodio". En las células nerviosas, esta descarga provoca también que la membrana superficial permita que se filtre el sodio, con lo que aumenta el sodio en la célula y se descarga todavía más la "batería de sodio". En algunas células nerviosas, esta descarga de la "batería de sodio" hace que se liberen cantidades excesivas de un neurotransmisor llamado glutamato. El exceso de glutamato permite que la membrana celular deje que se filtre más sodio y más calcio. Como se describió arriba, el aumento de nivel de sodio dentro de la célula a su vez produce un aumento de calcio en la célula. Con esto se inicia un circuito de retroalimentación positiva o círculo vicioso, en el cual el aumento de calcio hace que aumente la liberación de glutamato, lo que a la vez hace que aumente el calcio en las células, y así comienza de nuevo todo el ciclo. Los resultantes niveles excesivos de calcio en estas células nerviosas hacen que las enzimas digestivas se liberen de unos "pequeños sacos" llamados lisosomas. Estas enzimas digestivas destruyen a estas células nerviosas, con lo que resulta el daño permanente al cerebro que conocemos como embolia.

Así pues, y bien mirado, el daño producido por las embolias no se debe sólo a la presión sanguínea, sino a una "batería de sodio" descargada con el resultante nivel demasiado alto de calcio en las células nerviosas afectadas. De aquí resulta obvio que la deficiencia de factor K aumenta las probabilidades de una embolia.

De esta manera, toda la cadena de acontecimientos que culminan en la hipertensión empieza con el mal funcionamiento de las bombas de sodio y potasio como resultado del exceso de sodio y de la falta de potasio. Este mal funcionamiento se debe en parte a la presencia de una hormona parecida a la digitalis, la SED, pero también se debe a los menores niveles de potasio en el plasma observados en estas personas. De esta manera, al recuperar el nivel normal de potasio en el plasma por medio de la dieta deben funcionar mejor las bombas de sodio y potasio, y la "batería de sodio" debe recargarse, con lo que, entre otras cosas, se logra que baje la presión sanguínea.

Podemos ver entonces que tanto proporcionar demasiado sodio a nuestro cuerpo (ingiriendo demasiado) como muy poco potasio (ingiriendo demasiado poco) puede hacer que las bombas de sodio y potasio, que cargan las "baterías de sodio" (número 3 de la Figura 13), funcionen más lentamente, con lo que se frena el bombeo de calcio (número 4). Entonces las membranas dejan pasar más calcio, aumentando el calcio en las células (número 5), lo que a la vez aumenta la tensión muscular, la resistencia periférica, y finalmente la presión sanguínea (figuras 11 y 12).

Además de esto, están las diferencias heredadas, de otros sistemas hormonales que regulan las bombas de sodio y potasio, y la filtración de nuestras membranas celulares (lo que hace que la bomba funcione más deprisa). De esta manera, debido a nuestra herencia, es más probable que haya entre nosotros algunos que lleguen a tener la presión sanguínea alta si su dieta es baja en factor K. Pero en el capítulo 5 veremos que si elegimos alimentos con factor K alto, no es probable que tengamos hipertensión, a pesar de nuestra herencia.

A fin de cuentas, para mantener bajo el calcio en las pequeñas células musculares, en el cuerpo debe haber un equilibrio normal entre el potasio y el sodio: las baterías de sodio deben estar cargadas.

¿ES MALO EL CALCIO?

Por lo que he dicho hasta aquí, el lector podría suponer que el exceso de calcio en la dieta es malo para la hipertensión. Cuando el calcio se acumula en la célula se eleva la tensión muscular, la resistencia periférica y la presión sanguínea.

Pero en el capítulo 6 veremos que el doctor Addison demostró que una dieta rica en calcio permite controlar la presión sanguínea. ¿Cómo puede ser esto?

Cuando miramos más de cerca la célula, esto no nos sorprende. Una batería de sodio cargada no es lo único que impide que la pared de la célula sea permeable. Paradójicamente, la mera presencia de una gran cantidad de calcio del otro lado de la membrana celular (recordemos que hay 10,000 veces más calcio fuera de la célula que dentro de ella), tratando de entrar a la célula, permite que la membrana se conserve tirante; de esta manera, el calcio se filtra más lentamente a la célula. Como resultado, sube el nivel de calcio que hay dentro de la célula. Para que adentro de la célula el calcio se conserve bajo, hay que mantenerlo alto afuera. Esto sorprende a primera vista, pero es cierto.

Así pues, tanto un factor K bajo como una cantidad baja de calcio en la dieta pueden producir hipertensión. (También el exceso de calcio en la dieta ayuda a la hipertensión; es tan malo consumir demasiado como demasiado poco.)

¿QUÉ SUCEDE CON EL MAGNESIO?

¿En qué ayuda el magnesio? El magnesio que se encuentra en la sangre, fuera de la célula, igual que el calcio, ayuda a estabilizar la membrana celular, permite que se conserve tirante, e impide las filtraciones. No sólo eso. El magnesio es necesario para que la bomba de sodio y potasio funcione como debe. De hecho, es esencial que haya suficiente magnesio para que se conserve el nivel normal de potasio en nuestras células. Así pues, no debe sorprendernos que deba haber suficiente magnesio para que la "batería de sodio" esté cargada.

FIGURA 14

UNA MATERIA FUERTE Y OTRA DÉBIL

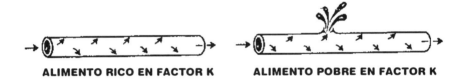

ALIMENTO RICO EN FACTOR K   **ALIMENTO POBRE EN FACTOR K**

En el capítulo 8 veremos pruebas de que cuando la dieta es pobre en magnesio también puede subir la presión.

Al aumentar el factor K (que ayuda a las bombas de sodio y potasio, y de esta manera carga la "batería de sodio") disminuyen las embolias (ya sea debido a que se revienten o se obstruyan), incluso cuando la presión sanguínea no baja, como describimos en el capítulo 6. Por otra parte, en 1985, en Australia, un grupo de investigadores informó que incluso entre las personas con presión normal, las que consumían grandes cantidades de sodio y un factor K bajo, tenían las arterias cada vez más rígidas. Esto indica que se necesita un factor K alto para tener arterias fuertes y flexibles, construidas con la proteína adecuada. En cambio, no sorprende que una deficiencia de factor K tenga como resultado el debilitamiento de las arterias, debido a que la proteína es insuficiente o inadecuada (véase la Figura 14).

Necesitamos que nuestras "baterías de sodio" estén cargadas. De lo contrario, no sólo la presión sanguínea tiende a subir, sino que se debilitan las células de nuestras arterias (y probablemente las de otras partes del cuerpo también). Y, dado que los fármacos no están hechos para mantener cargadas las "baterías de sodio" (no sólo eso, sino que los diuréticos de thiazida pueden incluso descargarlas), no sorprende que, si bien pueden bajar la presión, muchas veces no previenen las embolias ni la muerte resultante.

COMPROBACIÓN DEL MODELO

Hemos simplificado al extremo lo que presentamos en este capítulo. Falta confirmar muchos detalles. No obstante, hay varias predicciones que por fuerza se siguen del modelo que aquí presentamos. La demostración de que cualquiera de estas predicciones está equivocada invalidaría el modelo, o por lo menos obligaría a rectificarlo. Entre las predicciones confirmadas por los estudios científicos están éstas:

Predicción 1: El potasio que hay en las células de nuestro cuerpo (y por ende el total de potasio de nuestro cuerpo) disminuye en las personas que padecen hipertensión primaria.

Confirmación: De hecho, los científicos escandinavos han demostrado que la cantidad total de potasio que hay en el organismo de las personas que padecen hipertensión primaria y que no reciben tratamiento, disminuye de manera importante. Más todavía, el nivel de potasio en las células arteriales de las ratas hipertensas disminuye de manera importante.

Predicción 2: El nivel de potasio en el plasma sanguíneo de las personas hipertensas tiende a disminuir.

Confirmación: En el capítulo 15 se presentan casos que muestran que las personas hipertensas por lo general tienen un nivel ligeramente inferior de potasio en el plasma sanguíneo.

Predicción 3: En las células de las personas con hipertensión primaria aumenta el sodio.

Confirmación: En los glóbulos blancos, que se estudian fácilmente, hay muchas bombas de sodio y potasio. Muchos estudios han demostrado (y aparentemente sin excepciones) que en los glóbulos blancos de las personas hipertensas hay un alto nivel de sodio, a diferencia de las que tienen una presión normal.

Predicción 4: El aumento del nivel de potasio en la sangre debe provocar que se relajen las arterias que presentan una pequeña resistencia.

Confirmación: Al elevarse el potasio en el plasma de 3.6 mEq/L a 6 mEq/L, se produce un relajamiento importante de las arteriolas, con lo que baja la presión sanguínea.

Predicción 5: Al funcionar más lentamente la bomba de sodio y potasio de las arteriolas que presentan resistencia, se bloquea el efecto relajante del potasio.

Confirmación: Al frenarse la bomba de sodio y potasio con un inhibidor específico, se bloquea la acción relajante del potasio en estas arteriolas.

Predicción 6: Habida cuenta de que los diabéticos que no dependen de la insulina presentan "resistencia a la insulina" y niveles altos de insulina en la sangre, la actividad de sus bombas de Na^+/h^+ Y Ca^{++} deben presentar cambios parecidos, y de esta manera es mucho más probable que se vuelvan hipertensos.

Confirmación: Una persona que padece diabetes mellitus tiene mucho más probabilidades de volverse hipertensa.

Predicción 7: Dentro de las células de las personas hipertensas debe haber un aumento de pH (disminución de ácido).

Confirmación: Antes señalamos que hay un pH elevado en el interior de las células de las arteriolas de los animales hipertensos, así como en sus glóbulos blancos y en sus plaquetas.

Predicción 8: Cuando en la dieta se ingiere la proporción adecuada de potasio en relación con el sodio, la presión sanguínea alta disminuye.

Confirmación: En el capítulo 6 se presentan estudios que muestran que al aumentar la proporción de potasio respecto del sodio en la dieta, o sea el factor K, se normaliza la presión sanguínea de las personas hipertensas.

Predicción 9: Al incluir en la dieta el potasio necesario en relación con el sodio, se reducen las complicaciones de la hipertensión.

Confirmación: En los capítulos 5 y 6 se presentan pruebas de que un buen factor K en la dieta no sólo baja la presión sanguínea, sino que reduce las embolias y puede prolongar la vida.

Como sea, la siguiente afirmación tiene mucho peso:

El verdadero problema no se limita a la presión sanguínea, sino que es más profundo e implica que en la célula hay un desequilibrio entre el potasio, el sodio, y el calcio. Los fármacos no resuelven este problema, lo resuelve el tratamiento del factor K.

RESUMEN

Desde esta nueva perspectiva, se ve que la hipertensión se debe a un desequilibrio de la célula. Este desequilibrio es consecuencia de una dieta demasiado alta en cloruro de sodio y demasiado baja en potasio. Como resultado de este desequilibrio, las bombas de sodio y potasio tienden a funcionar más lentamente, con lo que se agota la "batería de sodio y potasio", no sólo de los vasos sanguíneos, sino *de todas las células del cuerpo.*

Los desequilibrios que ocurren en todo el cuerpo incluyen tanto una disminución de la actividad de las bombas de intercambio de Na^+/Ca^{++}, como un aumento de la actividad de las bombas de intercambio de Na^+/H^+. Probablemente estos cambios estén relacionados con la elevación de los niveles de insulina en la sangre que suelen presentarse en las personas hipertensas. Es más, los niveles altos de insulina en la sangre provocan niveles altos de triglicéridos y de colesterol. El hecho de que se presenten tantos cambios en las células de nuestro cuerpo subraya el que en la hipertensión, la presión sanguínea alta sólo es resultado de un desequilibrio de la célula. La presión sanguínea alta es un indicio de que en todo el cuerpo hay un desequilibrio.

Pero ¿es este desequilibrio un problema que se hereda, y que por ello es inevitable, o puede deberse a algún aspecto de nuestro estilo de vida? Las personas hipertensas tienen una deficiencia de potasio en el cuerpo, y, como acabamos de ver, esto puede provocar "resistencia a la insulina".

Por lo tanto, no debiera sorprendernos encontrar que ya sea un exceso de sodio o una deficiencia de potasio en la dieta pueden contribuir a que se presente la presión sanguínea alta.

Por otra parte, el potasio extra puede ayudar a activar la bomba de sodio y potasio y a recargar la "batería de sodio". Una "batería de sodio" bien cargada mantiene bajos los niveles de calcio en la célula, con lo que se relajan las arteriolas, se normaliza la acción de la insulina y se mantiene baja la presión sanguínea. Una "batería de sodio" descargada también puede explicar la pérdida de fuerza de las paredes arteriales de las personas y los animales hipertensos.

Podríamos decir que en el cuerpo hay un equilibrio entre el sodio y el potasio. Por vía de ejemplo, digamos que el sodio y el potasio representan fuerzas opuestas. Como tales, deben conservar cierto equilibrio para que funcionen según los planes de la naturaleza.

Uno empuja mientras el otro jala. Uno es el yin y el otro es el yang. Para lograr un efecto completo, hay que cambiar a ambos.

Por esto es útil el término "factor K": es una medida del equilibrio entre el potasio y el sodio.

CAPITULO 5

LA HIPERTENSIÓN NO ES INEVITABLE: EVIDENCIAS CULTURALES

...una presión sanguínea dentro del... rango óptimo de menos de 120 mm Hg
y menos de 80 mm Hg... es la normal entre las sociedades nativas, en las cuales
son raros los cambios de presión sanguínea relacionados con la edad.

Informe del Grupo de Trabajo
sobre Prevención Primaria de la Hipertensión, 1993

Antes pensábamos que la presión sanguínea alta se presentaba sin motivo. Después nos dimos cuenta de que la hipertensión primaria suele presentarse en quienes son genéticamente propensos a ella, o sea, que heredaron esta propensión. Ahora, nuestros nuevos conocimientos de la biofísica de la célula, indican que el desequilibrio entre el potasio (K) y el sodio (Na) en la célula, producido por nuestros malos hábitos*, produce otros desequilibrios celulares que conducen a la hipertensión. ¿Podemos encontrar pruebas que apoyen esta tesis, si observamos a personas que tengan diferentes hábitos?

Los estudios a grupos de poblaciones que viven en diferentes lugares del mundo indican que la presión sanguínea alta no es una parte necesaria de la condición humana. Los antropólogos han estudiado la presión sanguínea de más de treinta grupos de pueblos indígenas, entre los cuales hay recolectores y cazadores africanos, y aborígenes de Australia y de Sudamérica. Ninguno de estos grupos se ha visto afligido por la presión sanguínea alta sino cuando adoptan un estilo de vida moderno. Los registros de los hospitales africanos

---

* Desde luego, existe una tendencia heredada por la cual algunos toleramos menos los efectos de los desequilibrios en la nutrición y de otros malos hábitos. Pero ya veremos que si corregimos nuestros malos hábitos, independientemente de nuestros genes, la gran mayoría de nosotros no tendrá hipertensión.

señalan que durante la primera parte del siglo XX, la presión sanguínea alta sencillamente brillaba por su ausencia en estas áreas "primitivas". Empero, estos mismos registros muestran que, tras adoptar una manera de vivir moderna, incluyendo el uso de la sal y de alimentos procesados, la hipertensión empezó a presentarse entre estos pueblos. De manera que la ausencia de presión sanguínea alta en estos pueblos nativos antes de que comieran alimentos procesados y salados no se debe a la resistencia heredada a la presión sanguínea alta. Puesto que no se han encontrado excepciones a esto, los antropólogos que han estudiado el asunto coinciden en que la hipertensión es una enfermedad cultural, y que es la enfermedad provocada por una manera de vivir. En otras palabras, la hipertensión no es inevitable y, dado que se debe a errores en los hábitos, puede prevenirse y curarse.

Pero ¿qué aspecto de nuestra cultura moderna provoca la presión sanguínea alta? Las pruebas señalan que la mayor parte de los casos de presión sanguínea alta se deben a los métodos modernos de preparar los alimentos, a la obesidad y a la falta de ejercicio.

LA DIETA DE LA EDAD DE PIEDRA

La primera "dieta" para la presión baja se practicaba hace miles de años. Los estudios de las herramientas que empleaban las personas de la Edad de Piedra para obtener sus alimentos, y de la ubicación de los lugares donde vivían, indican que una tercera parte de su dieta era carne de animales salvajes y los otros dos tercios eran plantas. Esto significa que ingerían alimentos con poco sodio y muy ricos en potasio. Como demostraremos en los siguientes capítulos, esta dieta prevenía la hipertensión. Por supuesto, no sabemos cuál era en realidad su presión sanguínea, pero el examen de sus huesos nos da razones para creer que, cuando escapaban a las enfermedades de la niñez y el destino no les deparaba un encuentro fatal con algún animal, muchos de nuestros antepasados más remotos vivían por lo menos cincuenta años, cuando los huesos ya no indican con seguridad la edad.

LA DIETA DE LA EDAD DE PIEDRA EN NUESTROS DÍAS

Resulta que, a pesar de la·"civilización", todavía quedan en el mundo algunos lugares donde los aborígenes siguen consumiendo la dieta de nuestros antepasados. En todos los grupos estudiados, no más del 1% de estas personas tiene la presión sanguínea alta. A pesar de que entre el 5% y el 10% llegan a vivir hasta los 60 o 70 años, no se vuelven hipertensos.

Comparemos esto con la población de Estados Unidos, donde cerca del 30% de los adultos tienen alta la presión. Este porcentaje es todavía más alto entre los adultos de raza negra. Asimismo, la incidencia de presión sanguínea alta aumenta con la edad en Estados Unidos. Esto no es así entre los grupos que siguen consumiendo la dieta de nuestros antepasados.

A continuación presentamos una lista de algunos de los grupos con presión baja de los pueblos aborígenes que han sido estudiado en todo el mundo. Todos estos grupos consumen dietas ricas en potasio y pobres en sodio.

- Aborígenes australianos
- Esquimales de Groenlandia
- Indios carajas de Brasil
- Indios cunas de Panamá
- Indios tarahumaras del norte de México
- Indios yanomamos de Brasil
- Melanesios de las islas Cook del norte
- Nativos de Botswana
- Nativos de Kenia
- Nativos de Nueva Guinea
- Nativos de Sudáfrica
- Nativos de Uganda
- Nativos del occidente de China
- Pueblo aíta de las islas Salomón

Estos pueblos aborígenes no sólo no padecen de hipertensión, sino que rara vez sufren embolias, ataques cardiacos o diabetes.

Nathan Pritikin, que fundó el Programa Pritikin para la Salud, fue uno de los primeros en percatarse de la importancia de que no exista hipertensión entre los pueblos aborígenes. A Pritikin le impresionaron especialmente los cincuenta mil tarahumaras que viven en la Sierra Madre, al norte de México, cerca de la frontera con EEUU. Pritikin observó que tenían una salud y una resistencia poco comunes (llegan a correr más de 300 kilómetros pateando la pelota, en un juego que dura varios días). También observó que los científicos no habían logrado encontrar pruebas de que en este pueblo hubiera muertes por ataques cardiacos. Estos indios se alimentan sobre todo de maíz y frijol, que complementan con calabazas y chile. Pritikin consideró sobre todo el hecho de que su dieta es muy baja en grasas (casi la cuarta parte de la de una persona normal en Estados Unidos), baja en colesterol y alta en fibra. Agregaremos el dato importante de que su dieta es alta en potasio y baja en sodio.

Cuando las personas de grupos tan primitivos como éste se trasladan a las ciudades modernas y empiezan a comer alimentos procesados, que son pobres en potasio y ricos en sodio que los alimentos sin procesar que comían antes, se vuelven hipertensos con la misma frecuencia que los pueblos modernos.

Se han hecho muchos intentos por desechar estas observaciones. Algunos han sugerido que en estos grupos hay una resistencia hereditaria a la hipertensión. Pero se trata de diferentes pueblos que pertenecen a lugares y razas tan diferentes (véase la Figura 15) que es casi inconcebible que todos tengan una resistencia genética a la presión sanguínea alta, y que no la tengan los europeos, los americanos o los japoneses*. Más importante todavía, cuando los niños o los adultos de las culturas nativas adoptan la dieta y las costumbres características de las culturas industrializadas, su presión sanguínea se

FIGURA 15

LOCALIZACIÓN DE ESTOS PUEBLOS INDÍGENAS

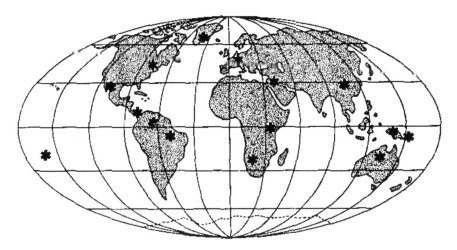

Fig. 15. El mapa ilustra la localización de los grupos indígenas citados arriba que no padecen hipertensión. Su distribución aleatoria revela que las probabilidades de padecerla no dependen del lugar donde se viva sino a la raza o a la cultura ---moderna o aborígen--- a la que se pertenezca. El único denominador común entre estas poblaciones es que gozan de una dieta con factor K alto.

---

* Podríamos argumentar que estos grupos adquieren la resistencia mediante mutaciones genéticas. Pero, dado que las mutaciones genéticas ocurren rara vez, uno esperaría que las personas que no padecen de hipertensión estuvieran distribuidas al azar por todo el mundo, incluyendo Europa, América y Japón.

eleva y se vuelven hipertensos. Cuando estos pueblos adoptan las costumbres modernas, suelen tener más hipertensión que los europeos y los norteamericanos. A partir de estos y otros datos, es bastante seguro calcular que aproximadamente el 25% de estos pueblos "primitivos" son genéticamente propensos a la hipertensión.

En todo caso, podríamos aducir que los europeos y los norteamericanos han tenido cierta adaptación genética que hace que sean ligeramente menos propensos a los nocivos efectos del modo occidental de vida, que los pueblos "primitivos", que probablemente son más parecidos genéticamente a nuestros antepasados.

También se ha alegado que estos pueblos "primitivos" tienen la presión baja porque son comparativamente delgados. Sin embargo, muchos indios cuna de Panamá son ligeramente obesos. Pero su dieta es rica en factor K, y menos del 1% de los adultos tienen la presión sanguínea alta. Por otra parte, los miembros de la primitiva tribu de nómadas qash'qai del sur de Irán son delgados, pero su dieta es pobre en factor K y padecen tanta hipertensión como los estadounidenses.

Incluso se ha argumentado que la presión sanguínea alta es causada por el estrés o tensión. La propia palabra "hipertensión" lo sugiere. Así que algunos se preguntan si estos pueblos primitivos escapan a la hipertensión debido a su vida supuestamente sencilla e idílica. Pero los indios yanomamos de Brasil, de las aldeas colindantes, y otras tribus de los bosques tropicales del Amazonas, practican una política belicosa en la que siempre están al borde de la guerra, lo que culmina en la humillación, la pérdida de su mujer y de sus propiedades, y en constantes batallas en las que mueren entre el 30% y el 42% de los adultos. Si bien medir esta tensión es difícil, por no decir imposible, es razonable suponer que estos pueblos tienen rebosante su cuota de tensión. Pero, a pesar de vivir en un temor constante, no tienen la presión sanguínea alta.

COMO REMATE

Incluso en las ciudades industrializadas, el vegetarianismo prácticamente elimina la hipertensión

La anterior afirmación debiera escribirse con luces intermitentes de neón. El simple hecho de ser vegetariano ahuyenta la hipertensión. Esto nos indica claramente que, sin importar nuestra herencia genética, la nutrición es la raíz del problema.

¿Qué pruebas hay de esto? Incluso en Estados Unidos y en otros "países industrializados" y desarrollados, hay grupos entre los cuales la hipertensión es rara*, son raras las embolias y las cardiopatías, y la presión sanguínea no tiende a elevarse con la edad. Entre estos grupos están

- los vegetarianos de Boston, Massachusetts (Estados Unidos)
- los monjes trapenses de Holanda y de Bélgica,
- los Adventistas del Séptimo Día de Australia, y
- los vegetarianos de Tel Aviv, Israel

Es evidente, pues, que el que uno padezca hipertensión no depende de que no viva en una cultura aborigen sino en una cultura industrializada.

Todos los grupos enumerados arriba que pertenecen a países industrializados y que no padecen de la hipertensión, son vegetarianos**. Los vegetarianos no padecen hipertensión, y su presión sanguínea es en promedio más baja que la presión promedio (llamada normal) de los estadounidenses en general. A diferencia de la presión "normal" de 120/80, la presión del grupo de vegetarianos de Boston, las edades de cuyos miembros estaban entre los 16 y los 69 años, era de 106/60 mm Hg***. En realidad, de estos 210 vegetarianos, *ninguno* tenía una presión diastólica superior a 86 mm Hg.

Maravilloso, dirá el lector. Parece que ser vegetariano lo protege a uno de la hipertensión, o por lo menos de la presión sanguínea alta. Pero ¿qué pasa con las personas que ya son hipertensas? Bueno, cuando las personas de las ciudades modernas que tienen una incidencia normal de hipertensión adoptan una dieta vegetariana, su incidencia de hipertensión baja a la de los pueblos aborígenes. Recordemos que cuando las personas de esos grupos "primitivos" se trasladan a las ciudades modernas y empiezan a comer alimentos procesados, se presenta entre ellos la presión sanguínea alta con la misma frecuencia que entre las personas modernas.

---

* Normalmente del 1% al 2%, contra el 30% al 40% de los no vegetarianos de estos países.

** En este caso, la palabra "vegetariano" se emplea en el sentido más general de quienes obtienen la mayoría de sus calorías de las frutas y verduras crudas. En este contexto específico no interesa que consuman o dejen de consumir productos lácteos. De esta manera, la palabra "vegetariano" no sólo incluye a quienes siguen una dieta lactovegetariana o macrobiótica (con tal que no contenga niveles altos de salsas con sodio), sino también a quienes consumen una dieta puramente vegetariana y a quienes consumen pequeñas cantidades de carne, pescado o aves. La clave es que todos estos grupos obtienen la mayoría de sus calorías de las frutas y verduras crudas.

*** Este valor está más cerca del nivel que las compañías de seguros consideran que está relacionado con el índice más bajo de mortandad. Por cierto, cualquier presión diastólica por arriba de 74 mm Hg se relaciona con un mayor riesgo de muerte. De este modo, la presión "normal" de 120/80 sólo es el promedio entre los estadounidenses, y no es en realidad la presión sana o la normal, sino que en realidad indica un innecesario riesgo de muerte. Tomando en cuenta estos datos, vemos que la definición tradicional de la hipertensión, que es "una presión diastólica superior a 90" es francamente arbitraria. Según la información de estas empresas, la gran mayoría de los estadounidenses tienen presiones demasiado altas para una salud y longevidad óptimas.

Puesto que ya hemos mostrado que la hipertensión no sólo implica la presión sanguínea alta, sino niveles anormales de colesterol, debemos preguntar si con ser vegetariano no sólo disminuyen las probabilidades de tener la presión alta, sino también otros elementos de la hipertensión, como los niveles anormales de colesterol.

En realidad, es bien sabido que los vegetarianos tienen niveles más bajos de colesterol total en la sangre. Por ejemplo, en una comparación de los Adventistas del Séptimo Día, que en su mayor parte son vegetarianos, con otros ciudadanos de Sydney, Australia, se encontró que los Adventistas tenían en la sangre niveles de colesterol significativamente más bajos.

Especialmente reveladora es la comparación de los monjes trapenses con los monjes benedictinos. Los dos grupos profesan la misma religión, viven en monasterios, oran todos los días, y tienen muchas costumbres parecidas. Pero se encontró que los trapenses, que son vegetarianos estrictos, salvo que consumen productos lácteos, tienen en la sangre niveles de colesterol significativamente inferiores que los monjes benedictinos, los cuales comen carne y siguen la dieta que es normal entre los pueblos industrializados. El colesterol del promedio de los benedictinos de 50 años o más era en promedio de 250 "puntos"(mg/100 ml), valor estándar entre los grupos de los países industrializados. El colesterol en los trapenses vegetarianos era en promedio de sólo unos 200 puntos. Por supuesto, esto era de esperarse, visto el bajo nivel de grasas saturadas y la ausencia de colesterol en las dietas vegetarianas. Sin embargo, debido a su consumo relativamente alto de productos lácteos, los trapenses consumían una dieta con 85% más ácidos grasos saturados y 39% más colesterol que los benedictinos. La principal diferencia entre las dos dietas era que los trapenses consumían de 2.3 a 2.6 veces más chícharos, frijoles y verduras que los benedictinos, y de 3.6 a 5 veces más fruta.

Veremos que la abundancia de frutas y verduras es la clave.

EL FACTOR K

Como hemos visto, alrededor del mundo, en los pueblos aborígenes que consumen la "dieta de la Edad de Piedra" la incidencia de hipertensión es bajísima, comparada con la incidencia de las sociedades occidentales modernas. E incluso *dentro* las actuales sociedades modernas, encontramos que entre las personas que siguen una dieta vegetariana la incidencia de hipertensión es prácticamente inexistente. Así pues, algo tienen en común la dieta de la Edad de Piedra y vegetariana que evidentemente impide la mayoría de los casos de presión arterial alta.

De manera que debemos preguntar, ¿cuál es exactamente el factor clave que tienen en común una dieta vegetariana y una dieta de la Edad de Piedra, y que previene la hipertensión?

Tal vez comer carne es lo que produce hipertensión. Después de todo, ¿no son también vegetarianos los aborígenes? Bueno, pues no, no son vegetarianos. Ya señalamos que los pueblos de la Edad de Piedra probablemente obtenían de la carne una tercera parte de sus calorías. Después de todo, los llamamos *cazadores* y recolectores. Y, si bien la mayoría de los pueblos nativos de hoy consumen gran cantidad de plantas, casi todos comen carne. Además, al añadir a la dieta de los vegetarianos proteínas o productos animales, como carne y huevos, su presión sanguínea no sube. Y más todavía: tampoco sube al aumentar en su dieta la proporción de ácidos grasos saturados. De manera que parece que la diferencia entre la dieta vegetariana y la dieta de carne, en lo que concierne a la presión arterial, no está en las proteínas de más o en la gran cantidad de ácidos grasos saturados de la dieta de carne. El estudio efectuado a los vegetarianos de Tel Aviv también se propuso averiguar qué tiene exactamente una dieta vegetariana que impide la hipertensión. Una posibilidad que se consideró fue la disminución de la obesidad, característica de los vegetarianos. Pero en este estudio se descubrió que, *independientemente* de la obesidad, la presión sanguínea de los vegetarianos es inferior a la de los carnívoros. Además, en este estudio, los vegetarianos tenían los mismos antecedentes familiares de hipertensión que los no vegetarianos. Y no era sólo el hecho de que la dieta vegetariana es de por sí baja en sodio, pues, evidentemente debido a su consumo de sal de mesa, los vegetarianos de Tel Aviv consumían casi la misma cantidad de sodio que los no vegetarianos.

Así pues, estos descubrimientos han llevado a varios investigadores a determinar que la eficacia de las dietas vegetarianas para bajar la presión sanguínea no se debe fundamentalmente a la eliminación de las sustancias nocivas que tiene la carne, o a la disminución de la sal de mesa; se debe a algo "bueno" que tienen las frutas y las verduras. Pero ¿qué pueden tener las frutas y las verduras que sea tan especial?

Lo que tienen de bueno las verduras y las frutas es el *equilibrio* de minerales; esto es, las frutas y las verduras contienen potasio y magnesio, y sus factores K normalmente están entre 25 y 100, aunque algunas frutas llegan a tener 400 (véase la Tabla 4 del Cuaderno de Trabajo, en la Cuarta Parte). De hecho, lo que se encontró en el estudio de Tel Aviv fue que la dieta de los vegetarianos tenía una proporción significativamente alta de potasio y de sodio; esto es, que los vegetarianos consumían una dieta con un factor K alto. Más todavía, *dentro* del grupo vegetariano, aquellos que tenían el factor K más alto en la dieta tenían, en promedio, presiones sistólica y diastólica significativamente inferiores que los demás vegetarianos.

De manera que la otra explicación consecuente parece ser que tanto la dieta de la Edad de Piedra que consumen los aborígenes, como las dietas vegetarianas, son pobres en sodio y ricas en potasio. Esta explicación también es congruente con los resultados de nuestro estudio de que la célula necesita un buen equilibrio entre el potasio y el sodio.

Este libro gira en torno a la premisa de que una dieta con el factor K adecuado es la clave para que también el lector prevenga o revierta su propia hipertensión.

Recordemos que la razón por la que a la proporción de potasio y sodio en la dieta se le llama factor K, es que K es el símbolo químico del potasio. Si un alimento tiene la misma cantidad (en peso) de potasio y de sodio, su factor K es 1; si tiene más potasio que sodio, su factor K es superior a 1; si tiene el doble de potasio que de sodio, su factor K es 2; si tiene el triple, su factor K es 3, y así sucesivamente. Por otra parte, si un alimento tiene el doble de sodio que de potasio, su factor K es de 0.5; si tiene el triple, su factor K es de 0.33; y así sucesivamente. El factor K de la dieta de nuestros remotos antepasados probablemente era del rango de 16.

En el siguiente capítulo veremos que una dieta con un factor K alto, o sea, el tipo de dieta que consumen nuestros primos "primitivos" y nuestros antepasados de la "Edad de Piedra", pueden ayudar al lector a deshacerse de cuantos problemas de hipertensión tenga.

COMPARACIÓN DEL FACTOR K
EN LAS DISTINTAS DIETAS ÉTNICAS

Si observamos las distintas poblaciones que viven actualmente en el mundo, podemos ver la relación que existe entre la frecuencia de su hipertensión y el nivel del factor K de sus alimentos.

Los estadounidenses y los japoneses modernos consumen dietas que tienen menos de 3% de factor K que la dieta de nuestros primeros antepasados y de los indios yanomamo.

Si bien esta Tabla por sí sola no es concluyente, obsérvese que una vez que el factor K está entre 1 y 2, aumenta la frecuencia de la hipertensión. Parece que cerca de dos tercios de nosotros heredamos una resistencia a la hipertensión independientemente de lo que comamos. El otro tercio terminará con hipertensión si ingiere alimentos que tengan factor K bajo, sobre todo si no se tiene el hábito de hacer ejercicio normalmente. Para algunos pueblos, el calcio, y sobre todo el magnesio, pueden ser muy importantes, pero la medida

TABLA 2

FRECUENCIA DE LA HIPERTENSIÓN EN DIFERENTES POBLACIONES

FACTOR K*	PORCENTAJE CON HIPERTENSIÓN	POBLACIÓN
20	menor a 1	Indios yanomamo de Brasil
4.9	menor a 1	Pueblo !kung del norte de Boswana
1.41**	2	Vegetarianos de Tel Aviv
1.04	26	No vegetarianos de Tel Aviv
0.39	27	Blancos y negros del condado Evans de Georgia, Estados Unidos
0.36	33	Residentes del norte de Japón

más sencilla que por sí sola está correlacionada con la presión sanguínea alta es el factor K.

En Estados Unidos, los negros tienen el doble de probabilidades que los blancos de volverse hipertensos, y entre cinco y siete veces más probabilidades de que su hipertensión sea severa. Algunos especialistas han sugerido que esta hipertensión severa de los negros es genética, y otros han sugerido que se debe a que los negros consumen más sal que los blancos. Sin embargo, en un estudio se encontró que en la dieta de los negros en realidad había cerca de un cuarto menos de sodio que en la dieta de los blancos, a pesar de que su presión era mucho más alta. No obstante, debido a la deficiencia de potasio, los alimentos que consumían tenían un factor K mucho más bajo que el alimento consumido por los blancos. Por lo menos en otros tres estudios se ha encontrado también que una dieta con factor K bajo se relaciona con la presión sanguínea alta de los negros estadounidenses.

El doctor Louis Tobian, de la Escuela de Medicina de la Universidad de Minnesota, señaló que en tanto la dieta diaria de los primitivos cazadores y recolectores contenía cerca de 8 gramos de potasio, en Estados Unidos los varones blancos consumen menos de 3 gramos de potasio, y los varones negros del sudeste de Estados Unidos sólo consumen 1.5 gramos de potasio al

---

* El factor K en la dieta se midió por la cantidad de sodio y de potasio encontrada en la orina de los sujetos. Puesto que en condiciones normales la mayor parte del sodio y del potasio se excretan por la orina, la proporción de potasio y de sodio en la orina constituye un buen cálculo aproximativo del factor K en la dieta.

** En el estudio de Tel Aviv, el valor 1.41 era significativamente superior al valor 1.04, con un valor p de 0.005, que indica que ponemos tener el 99.5% de seguridad de que la diferencia no se debe al azar. En este estudio, esta información en realidad se indicó como la proporción de sodio respecto del potasio. Aquí se considera su recíproca, que es la proporción de potasio respecto del sodio, o factor K.

día. Con base en los estudios que se describirán en el capítulo 6, el doctor Tobian sugiere que esto es la causa de que estos negros tengan 18 veces más probabilidades de padecer una insuficiencia renal por hipertensión que los blancos. Estos mismos negros tienen el índice de embolias más alto que cualquier otro grupo geográfico o racial de Estados Unidos. Entre los habitantes de Alabama, Mississippi, y Georgia, se encuentra el índice más alto de muertes por embolias de Estados Unidos y, al mismo tiempo, la ingestión más baja de potasio en la dieta de este país.

El doctor Tobian señala también que los habitantes de Escocia solamente consumen cerca de 1.8 gramos de potasio diarios, y que tienen un índice mucho mayor de cardiopatías vasculares que los habitantes del sur de Inglaterra, de Francia o de Italia, que consumen cantidades más altas de potasio. Los habitantes del Tíbet sólo consumen 0.8 gramos de potasio diarios, y su incidencia de embolias es muy superior a la de China o Japón, donde el contenido de potasio en la dieta es de 1.8 gramos diarios, muy parecida a la de los negros de Estados Unidos. Hace mucho que se considera que en China y en Japón las embolias son la principal causa de muerte, y se presentan con mucha mayor frecuencia que en la mayoría de las poblaciones occidentales.

Más todavía: en 1987 se publicó un estudio efectuado a 2,008 habitantes de la República Popular China, el cual mostraba que quienes consumían una dieta con un factor K alto (lo que se reflejaba en la proporción de potasio y sodio en su orina) tenían la presión significativamente más baja. De la misma manera, el doctor Tobian cita un informe de Noruega, en el que se encontró una correlación casi perfecta entre una proporción más alta de potasio y sodio en la orina, y una presión diastólica menor. En los estudios efectuados en Rancho Bernardo, California, en la isla de Santa Lucía, en el Caribe, y en Honolulu, también ha sido evidente la correlación entre una dieta con factor K alto, y presión sanguínea más baja.

PARA EVITAR LA HIPERTENSIÓN NO HAY QUE SEGUIR LA DIETA DE LA EDAD DE PIEDRA O SER VEGETARIANO

Como ya analizamos, los grupos de vegetarianos siempre tienen presiones sanguíneas promedio más bajas que los grupos de control. Por ejemplo, la hipertensión golpea a más de un cuarto de los habitantes de Tel Aviv. Sin embargo, sólo el 2% de los vegetarianos que viven en esa ciudad padecen hipertensión. Aparte de su alimentación, los hábitos y la manera de vivir de estos vegetarianos son casi los mismos que los de los no vegetarianos. Además, recordemos las pruebas de que la principal característica de la dieta de un vegetariano relacionada con la prevención de la hipertensión es que tiene un alto factor K, a diferencia del régimen no vegetariano.

Pero no tenemos que ser vegetarianos ni debemos vivir lejos de la civilización moderna para evitar la hipertensión. Por fortuna, la solución es más sencilla: todo indica que los factores decisivos son lo que se come y el ejercicio que se hace.

En Japón, la presión alta es todavía más común que en Estados Unidos. En 1959, los investigadores compararon dos aldeas del norte de Japón. En ambas se consumía más o menos el mismo sodio, pero los habitantes tenían diferentes presiones sanguíneas. Se encontró que la dieta del grupo que tenía la presión más baja contenía mucho más potasio.

Para poner a prueba esta explicación, los investigadores hicieron que las personas hipertensas comieran todos los días aproximadamente seis manzanas, que son ricas en potasio. El resultado fue que su presión bajó de manera significativa. (Quizá debemos cambiar el viejo dicho por "Al día seis manzanas producen vidas muy sanas".) Sin embargo, como se verá en el capítulo 15, incluso dos manzanas diarias bajan la presión.

En un estudio efectuado en 1985 a 8000 varones japoneses que vivían en Hawai, se encontró que aquellos que ingerían más potasio y más calcio tenían presiones significativamente más bajas que los demás.

¿CUÁL ES EL FACTOR K ACEPTABLE?

Cuatro líneas de evidencias indican que, para prevenir la hipertensión, el factor K debe ser por lo menos de 4.

La primera línea de evidencias proviene de la Tabla 2, que indica que la hipertensión no es común (del 1%) cuando el factor K está por arriba de 1.4. En el siguiente capítulo analizaremos algunos estudios médicos en los cuales con el tratamiento del factor K siempre se logró bajar la presión cuando el valor era de 3 o superior, y mostraremos datos de estudios efectuados a animales que indican que el valor 2 puede o no ser suficientemente alto. Por último, el factor K de la leche humana también puede darnos una pauta, ya que su receta evolucionó durante millones de años para proporcionar el alimento óptimo para los bebés humanos. Ese valor, que es aproximadamente de 3.5, refuerza la elección tentativa de un factor K de 4 por lo menos.

Sin embargo, hay que tener presente que nuestros antepasados consumían una dieta con un factor K mucho más alto. Por ello, y debido a los argumentos expuestos arriba, un factor K muy por encima de 4 en la dieta no sólo se recomienda para prevenir la hipertensión, sino que está precisamente en el rango al que está acostumbrado nuestro cuerpo. El factor K de 4 requiere que uno coma cuatro veces más potasio que sodio, que es más o menos la proporción que hay naturalmente en nuestro cuerpo. Recordemos que la proporción entre la cantidad de potasio y la cantidad de sodio que uno ingiere es más importante que las cantidades absolutas. Lo que cuenta es el equilibrio. En el capítulo 10 se proporcionan recomendaciones específicas para alcanzar el nivel adecuado de factor K.

RESUMEN

La idea de que la gente sólo tiene hipertensión primaria cuando tiene una debilidad genética produce la impresión de que esta hipertensión es inevitable. Sin embargo, estudios efectuados por antropólogos en todo el mundo dejan claro que la hipertensión no es una parte inevitable de nuestra condición humana. Más bien, está claro que incluso en aquellos que tienen una tendencia genética, la hipertensión se debe a sus hábitos, es decir, a su manera de vivir. La tensión psicológica de la civilización moderna no es la principal culpable. Las evidencias de los estudios efectuados a diferentes grupos de poblaciones indican que la alimentación y el ejercicio adecuados pueden impedir que la presión llegue a ser demasiado alta.

La alimentación de nuestros remotos antepasados y, en su mayor parte, la de las poblaciones primitivas y vegetarianas de hoy, contiene una proporción mucho más alta de potasio respecto del sodio (es decir, su factor K es mucho más alto), que la que consume el resto de nosotros. Entre los grupos primitivos que consumen hoy esta dieta hay muy poca incidencia de hipertensión, y podemos suponer que lo mismo sucedía con nuestros antepasados. Esto no debe sorprendernos, ya que nuestros antepasados se adaptaron a su dieta durante millones de años.

Nosotros heredamos esa adaptación. Nuestro cuerpo está hecho para la dieta de la Edad de Piedra y para el ejercicio. Al estar acostumbrados al tipo de equilibrio de esta dieta "primitiva" y sintonizados con ella, no sorprende que cuando se utiliza la tecnología para alterar el equilibrio de los alimentos, se ocasionen problemas. Ingerir alimentos con un factor K artificialmente bajo pone en tensión a nuestro cuerpo, y esto no sólo puede provocar presión sanguínea alta, sino, como se analizará en el capítulo 4, puede provocar otros problemas.

CAPITULO 6

CÓMO APROVECHAR LA SABIDURÍA DE NUESTRO CUERPO: un factor K adecuado baja la presión sanguínea y prolonga la vida

No hay que descartar a la ligera la sabiduría de la naturaleza, pulida por miles de años de adaptaciones fisiológicas, para una ingestión naturalmente alta de potasio.

Doctores Norman M. Kaplan y C. Venkata S. Ram

Ahora tenemos algunas pruebas de que al consumir alimentos que tienen un factor K alto ----una proporción alta de potasio respecto del sodio---- se puede prevenir la hipertensión. Pero ¿qué hacer si uno ya tiene alta la presión? ¿Puede normalizarla si aumenta el factor K? Lo que es más importante: si uno aumenta el factor K en la dieta ¿mejorarán los otros aspectos de la hipertensión, como el colesterol en la sangre? Y mucho más importante todavía: si se aumenta el factor K en la dieta ¿disminuirán las embolias o los ataques cardiacos que padecen las personas hipertensas?

Así pues, antes de que pasemos a tratar el efecto que tiene en la presión sanguínea el aumento del factor K en la dieta, veamos algunos casos. ¿Qué pasa con las embolias y los ataques cardiacos?

De todas las cosas que hemos aprendido en los últimos años, hay una cuya importancia destaca por encima de todas las demás:

Consumir alimentos con más potasio y menos sodio (aumentar el factor K en la dieta) nos protege de embolias invalidantes y de la muerte prematura, **incluso cuando la presión sanguínea no disminuya.**

Recordemos que el único beneficio evidente del tratamiento farmacológico contra la hipertensión es que reduce en aproximadamente 40% las muertes provocadas por embolias. Esto se logra a cambio de muchos dólares y de desagradables efectos no deseados.

Al analizar los estudios de población y de los vegetarianos, podríamos suponer que si las personas hipertensas aumentaran su factor K diariamente, padecerían menos embolias.

Pero ¿cuánto potasio se necesitaría para gozar de ese beneficio? Con base en el análisis de los dos capítulos anteriores, yo habría predicho que aumentar el factor K en la dieta con la cantidad de potasio que hay, pongamos por caso, en un par de plátanos, no bastaría para producir un efecto detectable en la presión sanguínea. Por supuesto, ya he señalado que la presión sanguínea no es el único problema, ni, desde el punto de vista que se expone en este libro, el principal. No obstante, si me hubieran preguntado cuánto habría que aumentar, ni siquiera yo hubiera *supuesto* que las embolias se reducirían de manera significativa aumentando en la dieta una cantidad de potasio tan pequeña como la que contiene un plátano nada más.

No obstante, eso es lo que Kay-Tee Khaw y la doctora Elizabeth Barret Connor descubrieron cuando estudiaron el efecto de la composición de la dieta en el índice de mortandad de 859 sujetos de ambos sexos en el Rancho Bernardo, California, durante un promedio de doce años*. Como yo hubiera esperado, encontraron que aumentar diariamente sólo 390 mg la ingestión de potasio no bastaba para bajar la presión sanguínea. Sin embargo, este pequeño aumento se relacionó con una disminución estadísticamente significativa** de muertes relacionadas con embolias. Para hacer una comparación, 390 mg de potasio son un poco menos de lo que contiene un plátano de tamaño mediano (de unos 440 mg), y es lo mismo que contiene media papa también de tamaño mediano (391 mg). Lo que es todavía más impresionante: la reducción de muertes relacionadas con embolias gracias a este pequeño, y obviamente fácil de hacer, aumento de potasio en la dieta, no fue pequeña. Fue del

---

* En el número del 14 de abril de 1988 del *New England Journal of Medicine,* el doctor Chun N. Lee y sus colaboradores del Centro Médico Kuakini de Honolulu, comparaban, en una carta al editor, sus resultados con los resultados de Khaw y Barrett-Connor. En un estudio que duró 16 años, efectuado a 7,591 varones japoneses, con el aumento de ingestión de potasio no disminuyeron las embolias causadas por hemorragias, aunque sí bajaron las causadas por coágulos en la sangre.
** De $p < .001$, lo que significa que había menos de una oportunidad entre mil de que esta conclusión fuera efecto del azar.

40%, el mismo porcentaje de disminución que se observa cuando se utilizan fármacos para bajar la presión a niveles "normales".

¡Vaya!

Como veremos, cuando se aumenta una cantidad mayor de potasio en la dieta, y con ello se aumenta el factor K, por supuesto que también baja la presión sanguínea. Es sumamente importante el hecho de que se necesite menos aumento de potasio para disminuir las muertes relacionadas con embolias, que el que se necesita para reducir la presión sanguínea. Por dos razones:

Primera, la importancia es obvia desde un punto de vista práctico: dado que es fácil aumentar el factor K lo suficiente para lograr la reducción del 20% de embolias, los aumentos moderadamente más altos, que también bajan la presión sanguínea, encierran la promesa de reducir todavía más la incidencia de embolias. De hecho, así lo indica el estudio de Kay-Tee Khaw y de la doctora Elizabeth Barret-Connor. En ese estudio se encontró que entre las mujeres que consumían más de 2,600 mg de potasio diarios (más o menos la misma cantidad que contienen tres papas y un tercio) ninguna falleció como secuela de una embolia. Entre los hombres tampoco hubo muertes relacionadas con embolias, cuando su consumo de potasio fue superior a 2,964 mg diarios.

Segunda, este descubrimiento refuerza la conclusión de que la presión sanguínea no es el problema clave de la hipertensión. Si lo fuera, sería *imposible* reducir las embolias sin bajar la presión.

EL FACTOR K PROTEGE DE EMBOLIAS A LOS ANIMALES

El doctor Louis Tobian, de la Escuela de Medicina de la Universidad de Minnesota, ha sido uno de los principales pioneros en establecer que al aumentar el factor K por medio del potasio no sólo baja la presión sanguínea, sino que también se obtiene protección contra las nocivas consecuencias de la hipertensión, incluyendo las embolias, las enfermedades renales, y el crecimiento del corazón.

En la reunión de 1983 de la Asociación Norteamericana para el Progreso de la Ciencia, el doctor Tobian informó sobre experimentos que confirman que *incluso cuando la presión no baja*, al aumentar el potasio en la dieta disminuyen las probabilidades de muerte y se recupera la expectativa normal de vida de las ratas hipertensas.

En un estudio más pormenorizado, el grupo de Minnesota mostró que al aumentar el potasio en la dieta casi se eliminaban totalmente las embolias en dos grupos de ratas hipertensas. A un grupo (ratas espontáneamente hipertensas, y naturalmente propensas a las embolias) lo sometió a una dieta con un nivel de sodio parecido al de una dieta japonesa*. En 17 semanas, el 83% había muerto. Durante este mismo periodo, en otro grupo de ratas idénticas, que consumían una dieta igual, pero con suficiente potasio como para bajarles moderadamente la presión sanguínea, sólo murió el 3%. Las probabilidades de que esta impresionante reducción de muertes al agregar potasio *no* se debiera al azar se calcularon en 99.99%, tan cerca de la certeza como puede llegarse en la ciencia. En dos subgrupos de estas ratas cuya presión era de hecho la misma, entre las que recibieron potasio extra la mortandad se redujo del 64% al 9%. Es patente que las embolias no só'ɔ se deben a la presión sanguínea.

Al añadir potasio a la dieta de otra especie de ratas hipertensas utilizadas por el Dr. Dahl, durante un periodo de nueve semanas, el resultado fue que el índice de muertes se redujo del 55% al 4%. Aquí también, cuando se eliminó el efecto de la presión sanguínea más baja debida al potasio, el efecto del potasio extra redujo la mortandad del 38% al 5%. Las ratas que no recibieron potasio extra padecieron parálisis parcial antes de morir; además, la autopsia reveló que el 40% de estas ratas sufrieron hemorragias cerebrales, mientras que las ratas que recibieron potasio extra no las padecieron. De esta manera, lo más probable es que el menor índice de muertes entre las ratas que ingerían más potasio se debiera a la disminución de las hemorragias.

Este estudio no sólo confirma que el potasio baja la presión sanguínea, sino que establece el hecho —por lo menos en estos dos tipos de animales con los que se efectuó el experimento— de que gran parte de la acción del potasio, que previene las embolias, es *independiente* de que baje la presión sanguínea. Esto refuerza la observación hecha en humanos hipertensos de que el potasio puede reducir el número de muertes provocadas por embolias, independientemente de que les baje la presión sanguínea.

El doctor Jon Smeda también ha observado que el potasio extra contenido en la dieta disminuye los índices de mortandad de las ratas hipertensas, independientemente de que haya un cambio en su presión sanguínea.

QUÉ SUCEDE CON EL COLESTEROL DE LA SANGRE Y CON LOS DEPÓSITOS DE COLESTEROL EN LAS ARTERIAS

Si es correcto el análisis efectuado en el capítulo anterior, sobre la intervención de las células y de su "batería de sodio" en la hipertensión, al aumentar en la dieta el factor K deben bajar los niveles de insulina y con ello deben bajar también los niveles de colesterol en la sangre. En 1990, un grupo dirigido

---

* La dieta de los japoneses contiene un nivel muy alto de sodio: consumen hasta 13 gramos diarios.

por el doctor P. S. Patki, de la Escuela de Medicina Ayurvédica cercana a Bombay, en la India, informó que al aumentar el factor K en la dieta sencillamente agregando potasio (4.4 gramos de cloruro de potasio), baja sin más el colesterol en la sangre. Todos los pacientes de este estudio (ocho varones y 29 mujeres) tenían al empezar hipertensión benigna (presión diastólica de menos de 110 mm Hg), y una presión diastólica promedio de 100.4 mm Hg. Ya que la ingestión de sodio no disminuyó, el aumento de potasio en la dieta sólo produjo un modesto aumento del factor K de la dieta, de 0.5, que es bajo (y que, como hemos visto, es característico de la hipertensión), a un valor de cerca de 0.8. No obstante, en un periodo de ocho semanas, incluso este modesto aumento del factor K de la dieta no sólo tuvo como resultado una baja significativa de 13.1 mm Hg en la presión diastólica (y aproximadamente la misma baja en la sistólica), sino también una reducción estadísticamente significativa del 19% del colesterol del suero. Y todo esto sin que se modificara el contenido de grasa o de colesterol en la dieta*. Este mismo grupo encontró además que al añadir 1.9 gramos diarios de cloruro de magnesio, con o sin suplemento de potasio, no se producía un efecto significativo en la presión o en el colesterol de la sangre.

Perfecto. De manera que el potasio puede bajar el colesterol en la sangre. ¿Qué pasa con las cardiopatías coronarias y los depósitos de colesterol? Todavía no se publican suficientes estudios sobre estas relaciones en los seres humanos. Sin embargo, en experimentos con animales, los resultados son francamente alentadores. El doctor Tobian y su grupo de investigadores estudiaron el efecto de aumentar el colesterol en la dieta de las ratas. A dos grupos de ratas se les dio una dieta que favorecía el colesterol, y que contenía grandes cantidades de colesterol, aceite de coco, y cloruro de sodio**. En el primer grupo, el nivel de potasio de la dieta era normal, y en el segundo el potasio fue 4.2 veces más alto. El potasio extra contenido en la dieta tuvo como resultado una disminución de la presión sanguínea de 4 mm Hg, y una baja del colesterol en la sangre de 229 a 214 puntos***. Pero lo emocionante de este resultado fue que, aunque con el aumento de potasio el colesterol en la sangre

---

* En este estudio se siguió un plan llamado de "doble ciego, control de placebo, y entrecruzamiento". Esto significa que todos los pacientes tomaban píldoras; algunas contenían el potasio extra y otras eran placebos con un relleno inerte. "Doble ciego" significa que ni los pacientes ni los médicos sabían en ese momento qué paciente recibía un placebo o una píldora de potasio. El "entrecruzamiento" significa que, pasadas 8 semanas (más un periodo de desahogo de 2 semanas), se cambiaban las píldoras de cada paciente: las de placebo por potasio, y viceversa. Además de estos dos tipos de píldoras, cada paciente recibió durante dos semanas otras píldoras que contenían la misma cantidad de potasio, más magnesio. El estudio duró en total 32 semanas.

** Las cantidades fueron, respectivamente, 4%, 15%, y 7%.

*** "Puntos" es la abreviatura de miligramos por 100 mililitros, o mg/dL.

sólo bajaba un 7%, la cantidad de depósitos de colesterol en las arterias disminuía en un 64%.

De manera que es perfectamente posible que la reducción del 19% en el colesterol de la sangre, producida por un modesto aumento del factor K en la dieta humana, esté acompañada de una disminución muy significativa de los depósitos de colesterol, *independientemente* de los niveles de grasas de la dieta*.

EL FACTOR K TAMBIÉN PREVIENE ESTOS PADECIMIENTOS:

ENFERMEDAD RENAL

El trabajo del doctor Tobian prosiguió y mostró que al aumentar el potasio en la dieta también se previenen males renales en las ratas. En particular, mostró que el potasio prevenía la ruptura de las arteriolas de los riñones que se presenta en las ratas que no reciben potasio.

CORAZÓN "MUSCULOSO"

La hipertrofia cardiaca (o el aumento anormal de la masa muscular del corazón) es una consecuencia común de la hipertensión, y puede hacer que el corazón sea más propenso a problemas como la arritmia o ritmo anormal. Con la hipertensión, el corazón debe trabajar más para bombear la sangre contra la presión sanguínea elevada, así que su masa muscular aumenta. Hasta hace un par de años, yo también pensaba que esta consecuencia de la hipertensión sólo se debía a la presión sanguínea alta. Por cierto, se ha demostrado que algunos fármacos para bajar la presión previenen o revierten la hipertrofia cardiaca.

Pero lo mismo hace el potasio. El grupo del doctor Tobian ha informado que, independientemente de que cambiara su presión sanguínea, los corazones de las ratas hipertensas que recibieron un suplemento de potasio sólo fueron 87% más grandes que los corazones de las ratas que no recibieron suplemento de potasio.

LAS PROPIEDADES PROTECTORAS DEL FACTOR K SE CONOCEN HACE MUCHO

En 1962, el doctor W. Priddle llamó la atención hacia las propiedades protectoras de la dieta con factor K alto. Al comentar sobre su experiencia de treinta

---

* Los cuales, no obstante, deben mantenerse bajos, sobre todo los de grasas saturadas.

años tratando a personas hipertensas con un programa de nutrición con factor K alto, el doctor Priddle declaró:

> He de reconocer que en un porcentaje considerable de casos parecía haber poca influencia en los niveles de presión de la sangre. Sin embargo, nos impresionó la baja incidencia de complicaciones y el aumento en el índice de supervivencia. Con base en estas observaciones clínicas, sentimos que quizá en muchos casos había disminuido el ritmo de las enfermedades, a pesar de las lecturas estacionarias, o en aumento lento, de la presión sanguínea.

Hay ocasiones en que la experiencia y la observación no tienen sustituto. A los médicos de la generación del doctor Priddle se les enseñó a observar a la persona en su totalidad y a tener fe en su intuición*. Con frecuencia, estos científicos pueden intuir la presencia de los muchos cambios sutiles que pueden ocurrirle a alguien cuya enfermedad progresa, a pesar de las medidas normales de laboratorio. De esta manera pueden estar conscientes de que, de dos grupos de pacientes que tienen la misma medición en un test, un grupo puede tener una "incidencia menor de complicaciones" y experimentar un "ritmo menor en la enfermedad".

Las observaciones del doctor Priddle sobre el efecto protector del potasio en sus pacientes han sido confirmadas por los experimentos con animales. Ya en 1956, los doctores David Gordon y Douglas Drury informaron que al dar potasio extra a conejos hipertensos no se presentaron los sangrados internos causados por las rupturas de las arteriolas intestinales. Dos años más tarde, en Nashville, Tennessee, el doctor George Meneely y su colega Con Ball hicieron experimentos con ratas de laboratorio, volviéndolas hipertensas al someterlas a una dieta alta en cloruro de sodio (sal de mesa). En general, los documentos científicos son más bien austeros, pero estos dos pioneros adornaron su informe con algunas ironías. Después del resumen técnico de costumbre, su conclusión fue: "la sal es dañina para las ratas", lo que ahora difícilmente sorprenderá al lector.

Pero su estudio también presentó algunos resultados realmente asombrosos que prepararon el terreno para el trabajo del doctor Tobian: cuando aumentaban el factor K de la dieta agregando cloruro de potasio, en tanto que mantenían constante el cloruro de sodio, la expectativa de vida promedio de

---

* Como ejemplo, a principios de la década de 1950, unos astutos cardiólogos determinaron que el potasio puede reducir la intoxicación producida por el fármaco digitalis, que se utiliza para el corazón. Un par de años más tarde los testimonios científicos parecían confirmar su opinión. Estos testimonios provenían de estudios como los analizados en el capítulo 4, que mostraban que el digitalis frena la bomba de sodio y potasio y que el potasio puede "competir" con el digitalis para normalizar el funcionamiento de esta bomba vital.

las ratas hipertensas aumentó el 50%, *aunque su presión siguiera alta*. Estos dos investigadores señalaron que las expectativas extra de vida con que se beneficiaron las ratas gracias al potasio equivalen a veinte o veinticuatro años en la vida de una persona.

A propósito: probablemente estos dos científicos fueron los primeros que sugirieron, en 1958, el uso de la proporción de potasio y sodio en la dieta que ahora se llama factor K, como indicador de la probabilidad de que una persona se volviera hipertensa.

Para 1972, un científico que estableció las bases para mucho de lo que actualmente sabemos sobre el sodio, el potasio y la hipertensión, el doctor Lewis Dahl, y quienes trabajaban con él, confirmaron las conclusiones del estudio de Meneely-Ball: la presión sanguínea de un grupo de ratas que se habían vuelto hipertensas con una dieta alta en sodio, bajó al aumentar el factor K en sus alimentos. Y, lo que es más significativo, las ratas que consumían una dieta con un factor K alto *vivían mucho más* que las demás.

Este estudio mostró además que no sólo el factor K (o sea la proporción entre el potasio y el sodio) es importante, sino que también las cantidades absolutas de sodio y de potasio afectan la presión sanguínea. Cuando el factor K se conservaba constante, al triplicar la cantidad de sodio y de potasio la presión sanguínea subía de manera significativa. Este resultado destaca el hecho de que *no sólo debemos aumentar el potasio en nuestra dieta; además, debemos disminuir la cantidad de sodio.*

Por lo contrario, el efecto de consumir demasiado poco potasio no puede contrarrestarse sólo disminuyendo el sodio. Esto, más el hecho de que la dieta de la mayoría de los estadounidenses sólo contiene entre el 17% y el 33% del potasio óptimo, puede explicar por qué muchos estudios no han podido demostrar que la presión sanguínea baja al reducir el sodio en la dieta.

Repetimos que *la clave para la hipertensión no se encuentra en una sola variable*. Independientemente del rango de potasio y de sodio que haya en nuestra dieta, lo importante es el equilibrio entre ambos elementos.

¿QUÉ PASA CON LA PRESIÓN SANGUÍNEA?

Hemos visto que al aumentar el factor K en la dieta, aunque sea en cantidades de potasio demasiado pequeñas para afectar la presión sanguínea, disminuye el número de embolias y probablemente se prolonga la vida. Pero al aumentar el factor K en la dieta ¿baja también la presión de los hipertensos? Para contestar esta pregunta, se han llevado a cabo en la actualidad varios estudios en personas hipertensas que ingieren alimentos con poco factor K. En los experimentos se les ha cambiado la dieta por otra con factor K alto. Si el lector ya padece presión alta, estos estudios deben ser muy interesantes para él. Aunque no puede cambiar lo que comió en su juventud, puede cambiar lo que come ahora.

En 1986 ya había por lo menos doce informes de tratamientos a personas hipertensas mediante el aumento del factor K en su dieta. En total, se ha aplicado este tratamiento a miles de pacientes, con un índice de éxitos del 67% al 100%.

ANTECEDENTES: ANTES DE LA DÉCADA DE 1980

La idea de tratar la hipertensión reduciendo la ingestión de sodio y aumentando la de potasio no es nada nueva. En el año 2600 a.c. el emperador Su Wen describió con desagradables detalles que el exceso de sodio en la dieta puede provocar una embolia: "Si se pone demasiada sal a los alimentos, el pulso se endurece... la enfermedad resultante hace que la lengua se enrolle hacia arriba y el paciente no puede hablar".

En otro texto médico antiguo, un libro de recetas de Sumeria (alrededor de 2000 a.C.), se menciona que debe incluirse potasio en la dieta. Pero lòs testimonios más completos sobre el factor K empezaron a acumularse a principios del siglo XX, y ahora abundan.

EL INFORME AMBARD-BEAUJARD (1904)

Uno de los primeros estudios médicos modernos que incluye una dieta con factor K alto para tratar la hipertensión fue efectuado por dos médicos franceses, Ambard y Beaujard, que en 1904 lo resumieron en un informe. Estos médicos aumentaron el factor K en la dieta de sus pacientes disminuyendo la cantidad de sal de mesa (cloruro de sodio) y aumentando la cantidad de alimentos ricos en potasio. Así lograron bajar la presión a cinco de ocho pacientes.

EL ESTUDIO DE ADDISON (1928)

El primer estudio en el cual se aumentó el factor K administrando sales de potasio lo efectuó en 1929 el doctor W. L. T. Addison, de Toronto. Los resultados de este estudio se publicaron en el *Journal of the Canadian Medical Association*, en 1928. Addison se inspiró en un documento que escribió en París un investigador llamado Blume, quien había descubierto que el potasio desplaza el sodio en el cuerpo provocando diuresis, esto es, aumentando la excreción de agua y sodio a través de los riñones.

FIGURA 16

LA BOMBA DE SODIO Y POTASIO

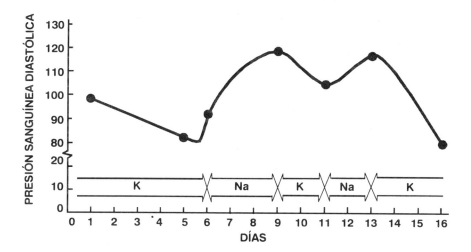

Fig. 16. Ejemplo representativo de cinco casos de estudio presentados por Addison. Tal como se indica, se administraron diariamente suplementos de potasio o sales de sodio. Nótense los efectos opuestos del sodio y del potasio en la presión sanguínea.

En 1924, Addison había informado que al administrarle calcio a sus pacientes hipertensos, bajaba la presión sanguínea de muchos de ellos. En el capítulo 4 explicaba la posible razón de que esto sucediera. El doctor Lawrence Resnick, del Colegio de Medicina de la Universidad Cornell, de la ciudad de Nueva York, y otros investigadores, confirmaron que el calcio le bajaba la presión sanguínea a algunos pacientes con hipertensión. Addison descubrió que, a los pacientes a los que el calcio no les provocaba este efecto, muchas veces les bajaba la presión cuando se les administraban sales de potasio, y con frecuencia incluso se les normalizaba.

En 1908, el doctor Addison informó sobre los resultados del tratamiento con cloruro de potasio o citrato de potasio aplicado a cinco pacientes hipertensos. Para aumentar la ingestión de potasio, sometió a los cinco pacientes a una dieta baja en sal, sin carne, y en la que diariamente consumían pescado, verduras, frutas, cereales y leche. A los cinco pacientes les bajó la presión gracias al potasio extra.

El caso más impresionante fue el de un señor de 64 años cuya presión sanguínea era al principio de 182/128. Después de que tomó diariamente grandes cantidades de cloruro de calcio, su presión sanguínea bajó a 165/117 y así permaneció durante varios meses. Cuando a este señor le dieron 7.8 gramos de citrato de potasio (840 mg de potasio) todos los días, en lugar del cloruro de calcio, su presión bajó a 140/88. En el caso de estos cinco pacientes, al suprimir el cloruro de sodio y darles sales de potasio, el resultado fue que la presión regresó al nivel del principio, y volvió a bajar cuando volvieron a tomar sales de potasio.

El éxito de Addison se ilustra en la Figura 16, que es la gráfica de la presión sanguínea de uno de sus pacientes. Cierto día, a este paciente le subió la presión a 162/98, por lo que le dieron cloruro de potasio (ClK). Para el 5º día, su presión había bajado a 150/82. Entonces le dieron sal de mesa o cloruro de sodio (ClNa), y para el 9º día su presión sanguínea había subido a 183/118. Entonces le dieron bromuro de potasio (BrK). En dos días, la presión le bajó a 144/104. Entonces le dieron bromuro de sodio (BrNa), con lo cual, en dos días, la presión le regresó a 172/116. Por último le dieron citrato de potasio; en tres días su presión había bajado a 133/78.

Addison demostró claramente que el sodio eleva la presión sanguínea, y que el calcio y el potasio la bajan. La presión sanguínea del 70% de sus pacientes hipertensos bajó cuando les prescribió calcio o potasio.

En este documento memorable, el doctor Addison declaró: "Uno se ve obligado a creer en el concepto de que la prevalencia de la hipertensión arterial en este continente es gran parte debida a una dieta baja en potasio, y al consumo excesivo de sal [cloruro de sodio] como condimento y como conservador de la carne". En otras palabras, el doctor Addison sostenía que la prevalencia de la hipertensión se debe al factor K bajo en la dieta. *Sus conclusiones se publicaron en 1928.*

PRIDDLE Y McQUARRIE (DÉCADA DE 1930)

Los estudios del doctor W. Priddle, que datan de 1931, y los del doctor McQuarrie y sus colaboradores, efectuados en 1936, también indican que con la ingestión alta de potasio baja la presión de las personas hipertensas. El doctor Priddle tuvo un éxito del 100% al bajar la presión a 45 pacientes hipertensos proporcionándoles citrato de potasio y una dieta baja en potasio.

LA DIETA DE KEMPNER (DÉCADA DE 1940)

En la década de 1940, el doctor Walter Kempner popularizó una dieta de arroz y fruta con la que logró bajar la presión por lo menos 20 mm Hg a dos tercios de sus pacientes hipertensos; el tercio restante tuvo por lo menos una reducción parcial de la presión. Esta dieta es rica en frutas y verduras.

Para 1972, el doctor Lewis Dahl había reconocido lo que consideraba la indiscutible eficacia de la dieta de arroz y fruta del doctor Kempner, y determinó que también era útil para tratar casos severos de hipertensión. Esta conclusión no sólo se basaba en los informes del doctor Kempner. El propio doctor Dahl observó a varios médicos incapacitados por una enfermedad cardiaca de origen hipertenso, que pudieron reintegrarse a su práctica tras varios meses de seguir la dieta de Kempner.

Aunque en ese tiempo no se hizo hincapié en este punto, la dieta de arroz y fruta de Kempner en realidad es baja en sodio (unos 160 mg diarios) y rica en potasio. De hecho, el factor K de esta dieta puede llegar a 20. Por desgracia, a la mayoría de los estadounidenses les parece demasiado insípida. (Pero no hay por qué preocuparse. En el capítulo 10 aparece una larga lista de sabrosos platillos que pueden ayudar al lector a alcanzar un factor K alto.)

LA EXPERIENCIA DE PRITIKIN (DE LA DÉCADA DE 1960 A 1985)

En el capítulo anterior analizamos las observaciones de Nathan Pritikin sobre los indios tarahumaras del norte de México, que comen maíz, frijoles, calabazas y chile (o sea que su dieta tiene un factor K notablemente alto). Por lo menos durante veinte años, Pritikin y sus discípulos aplicaron a sus pacientes un programa con una dieta parecida y ejercicio moderado. Los Centros de Longevidad de Pritikin trataron a más de mil personas. El 85% de los que eran hipertensos dejaron de tomar fármacos y cuatro semanas después de este programa de dieta y ejercicio tenían la presión sanguínea normal.

ESTUDIOS MÉDICOS CONTROLADOS RECIENTES

Si bien los resultados de los primeros estudios médicos que aumentaron el factor K en la dieta fueron asombrosos, no se planearon de manera que pudieran analizarse estadísticamente. Sin embargo, recientemente se han llevado a cabo estudios médicos en los cuales se comparó a las personas a las que se sometió a dietas con factor K alto con grupos de control de personas hipertensas con su dieta normal. Los resultados pudieron analizarse estadísticamente.

Estos estudios han demostrado que cuando se reduce el cloruro de sodio en la dieta, baja la presión sanguínea; y cuando se eleva el potasio en la dieta, baja todavía más. Algunos de estos estudios controlados científicamente se describen con más detalles en el capítulo 15.

EL EXPERIMENTO AUSTRALIANO (1982)

Si el lector ya está tomando pastillas para la presión alta y preferiría dejar de tomarlas, le parecerá especialmente interesante un estudio que fue controlado científicamente por el doctor Trevor Beard y otros médicos. En Australia, 90 voluntarios que tomaban medicamentos con los que habían controlado su presión sanguínea fueron asignados al azar a uno de dos grupos. Un grupo seguía una dieta especial, rica en potasio y pobre en sodio; el otro no. Todo lo demás era igual en ambos grupos, y los médicos y las enfermeras no sabían quién pertenecía a cada grupo.

Antes del estudio, la mayoría de los voluntarios consumía alimentos cuyo factor K era inferior a 1, es decir, consumían más sodio que potasio. Los 45 voluntarios que modificaron su dieta (por consejo de los nutriólogos) terminaron consumiendo seis veces más potasio que sodio, o sea que su dieta tenía un factor K superior a 6.

En el grupo cuya dieta tenía un factor K alto, cuatro de cada cinco voluntarios lograron reducir sus dosis de medicamentos para la presión, y uno de cada tres, pudo dejar de tomar fármacos por completo al final del estudio, que duró 12 semanas. En el grupo de control, menos de uno de cada diez, pudo dejar de tomar medicamentos. La razón por la cual el grupo de control mostró esta mejoría es que las mediciones extra de presión sanguínea y la atención que se les prestó durante su participación en el estudio tuvieron un efecto benéfico. Por esto es necesario el grupo de control.

Obsérvese que esto se hizo bajo supervisión médica. **Advertencia**: No trate de hacerlo sin la supervisión de su medico. Suprimir de golpe algunos medicamentos puede ser **mortal**.

Un estudio efectuado en 1991 en la Universidad de Nápoles mostró que al elevar en la dieta el factor K*, aumentando el consumo de alimentos naturales sin procesar (legumbres, frutas y verduras) y ricos en potasio se puede *reducir en más del 50%* las dosis de medicamentos contra la hipertensión en el 81% de los pacientes, disminuyendo así los efectos no deseados. Más todavía: por lo menos a un tercio de estos pacientes (el 38% del total que recibía más potasio en la dieta) se les normalizó la presión a pesar de que dejaron de tomar medicamentos. A partir de estos resultados, los investigadores declararon:

---

* A partir de la Tabla 1 del documento respectivo, que muestra los valores de potasio y de sodio en la orina, podemos calcular que el factor K aumentó de aproximadamente 0.57 a cerca de 0.8. Lo que compensó este modesto aumento fue que se mantuvo durante todo un año.

"Aumentar el potasio que se ingiere con los alimentos es una medida factible y eficaz para reducir el tratamiento farmacológico de la hipertensión."

LOS EXPERIMENTOS DE LONDRES (1982)

¿Cómo saber si las personas que estuvieron a dieta de factor K alto se curaron por su fe en la dieta? En dos estudios, que efectuaron en Londres el doctor Graham MacGregor y sus colaboradores, se trató este problema, ya que los voluntarios no sabían en qué grupo estaban.

La dieta de todos era parecida, y se completaba con píldoras. En el primer experimento, la dieta de los dos grupos era baja en sodio y su presión bajó. Para probar que esta reducción no se debía a algún otro elemento de la dieta, a un grupo se le dieron píldoras de cloruro de sodio, en tanto que el otro grupo recibió píldoras vacías (placebo) que tenían el mismo aspecto. En el segundo experimento, un grupo recibió píldoras de potasio, en tanto que el grupo de control recibió placebos. Las píldoras de potasio aumentaron el factor K de la dieta de 0.75 a cerca de 1.20. Antes de que los estudios terminaran, nadie (excepto el laboratorio que proporcionaba las píldoras) sabían cuál píldora era cuál. El análisis estadístico de los resultados demostró más allá de toda duda, que al reducir el sodio o aumentar el potasio en la dieta se produce una reducción parcial de la presión sanguínea de las personas hipertensas.

El doctor MacGregor y sus colegas señalaron que el aumento de la inges- tión de potasio puede lograrse con sustitutos de sal con base de potasio (como el que normalmente se encuentra en las tiendas de abarrotes de Estados Unidos) y con el aumento en el consumo de frutas y verduras. El doctor MacGregor y sus colegas declararon: "La limitación moderada del sodio en la dieta y la administración de un complemento de potasio pueden obviar o reducir la necesidad del tratamiento farmacológico en el caso de algunos pacientes con hipertensión benigna o moderada", y terminaron con esta afirmación:

Cuando se modifica la ingestión de sodio y de potasio en la dieta se puede obviar la necesidad del tratamiento con fármacos en muchos pacientes con hipertensión esencial, y además se podría mejorar la eficacia de los fármacos para aquellos pacientes a los cuales las medidas dietéticas no les bastan. Si se educa a la población que corre el riesgo de hipertensión para que se conforme con una proporción más adecuada de sodio y potasio en su dieta, se puede reducir la prevalencia de la hipertensión y el alto costo del trata- miento farmacológico. La cooperación de la industria alimenticia, señalando el contenido aproximado de sodio de los alimentos, y usando aditivos con base de potasio y no de sodio, ayudaría a la gente a llevar a cabo esta modificación de la dieta.

EL ESTUDIO JAPONÉS (1981)

Un grupo de japoneses llegó casi a la misma conclusión que los estudios de MacGregor: "Una dieta con un alto nivel de potasio tiene un efecto benéfico en la presión sanguínea de los pacientes con hipertensión benigna o con hipertensión esencial moderada, sobre todo si la dieta de los pacientes es rica en sodio". El mismo grupo señaló que el aumento de 2.34 gramos en la ingestión diaria de potasio (que aumenta el factor K en la dieta de 0.44 a 1.5) puede lograrse con un sustituto de sal con base de potasio y con el aumento moderado del consumo de frutas y verduras frescas.

UN CASO PERSONAL

La validez de las conclusiones de este capítulo está demostrada por la experiencia personal de mi colega, el doctor George Webb, quien a fines de 1983 descubrió que tenía hipertensión y que su presión era de 160/100 aproximadamente. George modificó su dieta, incluyendo alimentos que tuvieran un factor K alto (de 4 aproximadamente). Su presión bajó a más o menos 115/75. Durante todo este tiempo, George (que ya era delgado) no ha cambiado sus hábitos ni su peso.

En realidad, George modificó el factor K de su dieta en dos fases: primero se puso a una dieta baja en sodio sin modificar la cantidad de potasio. Logró bajar su presión a 140/90 aproximadamente. Durante los seis meses siguientes no bajó más. Luego, conservando la misma ingestión de sodio, empezó a aumentar su ingestión de potasio (consumiendo alimentos naturales y sin procesar) hasta que su dieta tuvo un factor K de 5 aproximadamente. En unas cuantas semanas, la presión de George bajó a 135/80, y durante los siguientes 18 meses se mantuvo en 130/75. Esto demuestra que, si bien bajar el sodio es muy benéfico, también es importante aumentar el potasio. *Hay que hacer las dos cosas.*

Durante los últimos seis años, la presión diastólica de George ha permanecido casi igual mientras que la sistólica ha seguido bajando, acercándose a los 115 mm Hg (con una presión sana de 115/75), demostrando una vez más que para lograr todo el efecto de una dieta con el factor K adecuado hay que esperar un tiempo. *Hay que ser fiel a la dieta.*

Por cierto, la presión sanguínea de 115/75 es más o menos la de las poblaciones nativas que consumen la misma dieta de nuestros antepasados remotos.

OTROS TESTIMONIOS

En otro "meta análisis" de varios estudios, se encontró una estrecha correlación entre el aumento del factor K en la dieta (reflejado en las mediciones de la orina) y el grado de reducción de la presión sanguínea.

En 1988, se publicó un estudio en cooperación, llamado estudio Intersalt, efectuado en más de 10,000 personas de ambos sexos, cuyas edades fluctuaban entre los 20 y los 59 años. En este estudio se encontró que el factor K de la dieta (reflejado en la proporción de el potasio y el sodio en la sangre) tiene una relación todavía más constante con la presión sanguínea que el sodio.

Otra manera de demostrar el efecto que tiene el factor K de la dieta en la presión sanguínea es no aumentándolo, sino disminuyéndolo todavía más. En 1992, se informó que al modificar el factor K de la dieta de 12 personas hipertensas (siete negras y cinco blancas), que tenía un valor original de 1.36, y bajarla a 0.23, el resultado fue un aumento estadísticamente significativo: en la presión sistólica, en un promedio de 7 mm Hg, y en la presión diastólica, en un promedio de 4 mm Hg. La conexión entre la disminución del factor K de la dieta y el aumento de los niveles de la presión sanguínea también se ha demostrado en varones no hipertensos.

¿QUÉ PENSAR DE LOS INFORMES NEGATIVOS?

Como los estudios antes mencionados finalmente han centrado su atención en el potasio y en el factor K, en los últimos años ha habido varios intentos de confirmar y refutar la eficacia de aumentar el factor K en la dieta con más potasio o menos sodio.

En el verano de 1984 apareció un informe al que se le hizo mucha publicidad, que ilustra un error que puede impedir que se observe la importancia del factor K. En este estudio se afirmaba que, en la población de Estados Unidos, no hay relación entre la presión sanguínea y el sodio. Se llegó a esta conclusión utilizando un programa estadístico para examinar cintas de computadora con información sobre un análisis muy amplio, patrocinado por el gobierno, de la dieta y la presión sanguínea. Este estudio efectivamente mostró que las personas que consumían más potasio (frutas frescas y verduras al vapor) tenían la presión más baja. Empero, en el número del 15 de marzo de 1985 del *Journal of the American Medical Association*, el doctor Harvey Gruchow y sus colegas volvieron a analizar las cintas de computadora empleadas en este informe. En este nuevo estudio utilizaron una eficaz técnica estadística de "multivariantes" para analizar la misma información, y encontraron que en Estados Unidos la gente que consumía más sodio *en realidad* tenía la presión mas alta, al mismo tiempo que confirmaron que quienes ingerían más potasio tenían la presión más baja.

Entonces se hicieron varios intentos de recurrir a una serie de "estudios controlados" para comprobar la eficacia del aumento del factor K en la dieta, ya fuera aumentando el potasio, ya disminuyendo el sodio, o aumentando uno y disminuyendo el otro al mismo tiempo. Como se explicó en el capítulo 2, en los estudios controlados los pacientes se dividen en dos grupos; a uno se le da una píldora de verdad y al otro una píldora falsa, o placebo. De esta manera, en los estudios controlados en que se aumenta el factor K en la dieta, el aumento casi siempre se logra con píldoras que contienen potasio.

En algunos de estos estudios se informa que la presión sanguínea no baja cuando se aumenta el factor K empleando píldoras que contienen potasio, especialmente cuando la dieta es baja en sodio. Como veremos, es fácil explicar que estos estudios no hayan podido demostrar la eficacia del aumento del factor K en la dieta. La razón más común para no observar algún efecto del factor K es que se aumente en cantidad insuficiente, o durante un periodo insuficiente.

¿Cuál es la base para sostener que hay que aumentar el factor K en cantidad suficiente durante un tiempo suficiente?

Recordaremos, de los anteriores capítulos, que hay cuatro líneas de evidencia que indican que, para prevenir la hipertensión, el factor K debe ser de 4 cuando menos. En el capítulo 17, un análisis más completo muestra que hay una "zona gris" en la cual el factor K puede ser o no adecuado para bajar la presión. La "zona gris" del factor K está más o menos entre 0.6 y 4. Aquí el factor K se encuentra por encima del rango en el que hay muchas probabilidades de que baje la presión, en tanto que un factor K por debajo de este rango casi siempre es garantía de que haya presión alta. Pero entre 0.6 y alrededor de 4, el resultado depende de las demás variables. Por ejemplo, en el caso de algunas personas, el aumento de un factor K bajo, digamos de 0.9 o de 1.4, puede ser suficiente para bajarles la presión alta, y en otras personas no.

Por otra parte, después de modificar el factor K en la dieta, el cuerpo necesita tiempo para reaccionar. Después de todo, los cambios corporales relacionados con la hipertensión tardan años en desarrollarse, de manera que es razonable que no se reviertan en un par de días, o en un par de semanas. Recordemos el caso del doctor Webb: aunque su presión empezó a bajar en unas cuantas semanas, y aunque él subió su factor K a casi 5, tardó aproximadamente seis años en lograr todo el efecto en la presión sanguínea. Varias personas que leyeron *The K Factor: Reversing and Preventing High Blood Pressure Without Drugs,* enviaron sus registros personales del aumento del factor K en sus dietas, y de su efecto en la presión. En general, tuvieron que pasar algunas semanas para que la presión alta empezara a bajar, sobre todo en el caso de las personas que habían sido hipertensas durante mucho tiempo, y a veces tuvieron que pasar un par de meses para que empezaran a verse resultados mensurables.

Un estudio efectuado en 1985 en Bonn, Alemania, ilustra tanto la zona gris como el umbral de tiempo. Tal como esperaríamos, en este estudio hecho a sujetos jóvenes (entre 21 y 39 años) de raza blanca (varones la mayoría) con hipertensión benigna, el factor K inicial en la dieta era en promedio de 0.55. Durante el estudio, el factor K se aumentó añadiendo potasio extra, en píldoras, a los alimentos que comían normalmente los sujetos. Cuando se aumentó el factor K a 2.12 durante una semana, la presión sanguínea bajó de manera insignificante. Cuando el factor K de la dieta se aumentó a 17, también durante una semana, la presión sanguínea bajó más, pero tampoco tuvo significado estadístico.

En una segunda serie de experimentos, el factor K de la dieta se aumentó a sólo 1.4. Pasadas dos semanas, la presión sanguínea bajó ligeramente. Pero tras cuatro semanas, y tras ocho semanas, hubo una baja estadísticamente significante de 10.5 mm Hg en la presión diastólica y de 14.8 mm Hg en la sistólica. Cuando las píldoras de potasio se reemplazaron con píldoras de placebo, la presión diastólica de este grupo volvió a subir.

En este estudio también se descubrió que la magnitud del efecto de la reducción de la presión es mayor en aquellos pacientes que tienen la presión más alta; asimismo se demostró que el aumento del factor K era más eficaz en los negros que en los blancos.

Pero el estudio de Bonn es especialmente importante porque hace hincapié en que incluso cuando el aumento del factor K en la dieta es adecuado, debe darse el tiempo suficiente para que este aumento influya en la presión sanguínea. En este caso, una o dos semanas no fueron suficientes. En general, incluso cuando se trata de jóvenes, se necesitan por lo menos de tres a cuatro semanas para empezar a observar algún efecto del aumento del factor K en la presión sanguínea. Por cierto, el análisis de la información de este estudio sugiere que si el potasio extra hubiera seguido administrándose por más de ocho semanas, la presión sanguínea hubiera bajado todavía más.

No sólo eso: el estudio de Bonn también demuestra que la presión sanguínea baja incluso cuando el factor K permanece en la zona gris, siempre que el cambio relativo sea suficiente (en este caso, un aumento de 150% más o menos) y siempre que se continúe el tiempo necesario.

En 1991, el análisis conjunto (llamado meta análisis) de 18 estudios (entre los cuales el que acabamos de analizar) confirmó las conclusiones de que el efecto de aumentar el factor K en la dieta es más evidente con el tiempo. La inspección de la Tabla 1 de este meta análisis muestra que cuando se aumentó el factor K de menos 0.6 (el punto más bajo de la zona gris), y siempre que el aumento fue superior al 100%, se observó una baja de la presión sanguínea en un lapso de seis a ocho semanas, aunque el factor K permaneciera dentro de la zona gris (por debajo de 3).

Tenemos un ejemplo muy claro de la eficacia de aumentar el factor K de menos de 0.6 en la dieta (el límite más bajo de la zona gris) para llevarlo a esta área, con tal que se haga durante el tiempo adecuado. El Informe del Grupo de Trabajo del Programa Educativo de Estados Unidos sobre la Presión Arterial Alta (NHBPEP) señala que el análisis de la información de Intersal muestra que el cambio del factor K de 0.56 a 1.7 se relaciona con la disminución de 3.4 mm Hg en el nivel promedio de la presión sistólica. Aquí lo importante es que la información del estudio de Intersal no se basa en los *cambios* efectuados en la dieta, sino en lo que las personas han estado comiendo a lo largo de los años. Por ello, el tiempo ni siquiera se tomó en cuenta para decidir que cuando el factor K se aumenta en la dieta casi al triple (200%), hay un efecto en la presión sanguínea, aunque el valor final esté dentro de la zona gris.

Un estudio que demuestra la eficacia de aumentar en la dieta el factor K de menos de 0.6 (el límite inferior de la zona gris), durante un periodo práctico, proviene de Londres, Inglaterra. Este estudio demostró que al aumentar en la dieta el factor K, de cerca de 0.42 a 1.74 (un aumento del 300%), se logró una baja significativa de la presión de personas hipertensas en un lapso de seis a 12 semanas.

En Nápoles, Italia, se efectuó otro estudio que nos ayuda a apreciar el tiempo que se requiere, y se publicó en 1987. En este estudio, que se llevó a cabo en 37 pacientes hipertensos, el factor K inicial de la dieta (reflejado en el potasio y el sodio de la orina) era en promedio de 0.54, por debajo de la zona gris común en personas hipertensas. La cantidad de potasio añadido a la dieta (en cápsulas) no fue grande: apenas lo suficiente para elevar el factor K a un valor de 0.8: apenas dentro de la zona gris. No obstante, en dos o tres semanas la presión sanguínea había empezado a bajar de manera importante. Esta disminución continuó a lo largo de las 15 semanas en que se mantuvo la dieta con factor K elevado, y se hizo más significativa para la 15ª semana.

Así pues, vemos que, para que un aumento en el factor K de la dieta afecte la presión sanguínea, se requieren dos condiciones:

1. El aumento debe ser suficiente: preferiblemente de 4 o superior, si bien puede funcionar un aumento menor dentro de la zona gris, siempre

que se prolongue el tiempo necesario. Para que sea eficaz un aumento de abajo de la zona gris, hasta llegar a ella, los testimonios existentes (resumidos en el meta análisis) sugieren que este aumento debe ser de más del doble (de más del 100%). Si el factor K inicial se encuentra dentro de la zona gris, el aumento probablemente tendrá que ser mayor todavía, para que pueda notarse su efecto en la presión sanguínea.

2. Hay que dar el tiempo necesario. Aunque el aumento del factor K en la dieta sea mesurable, no puede esperarse una notable reducción de la presión sanguínea antes de un lapso de dos a cuatro semanas; normalmente ocurre pasados un par de meses.

Si no se satisfacen estas dos condiciones, la presión sanguínea, de hecho, no bajará. Recordemos también que el grado en que baja la presión sanguínea generalmente depende de su valor inicial.

Un estudio efectuado en 1984 en Australia, y en el que no se dio el tiempo necesario, es uno de los primeros informes negativos. En este estudio se sostuvo que la limitación moderada de sodio o el aumento de potasio en la dieta tenían "efectos que variaban" (muy pequeños o sin importancia estadística) en la presión diastólica de las personas con hipertensión primaria (esencial) benigna.

Varios especialistas han citado este estudio como indicación de que el potasio no es eficaz en el tratamiento de la hipertensión primaria. Sin umbargo, cuando se toma en cuenta todo el cuadro, se llega a una conclusión totalmente distinta. En el estudio australiano, el potasio extra sólo se administró durante cuatro semanas. Hemos visto que cuatro semanas pueden no ser suficientes para que haya una reacción al aumento de potasio en la dieta.

Además, en este estudio, el factor K de la dieta no se llevó a un nivel (de 4 por lo menos) que asegurara la disminución de la presión sanguínea. Por ejemplo, como la cantidad de sodio era demasiado alta (más de 4 gramos diarios) cuando se añadió el potasio, el factor K seguía siendo de apenas 1.58. Cuando se limitó el sodio, también se disminuyó el potasio, y el factor K sólo era de 1.16.

De manera que tanto la magnitud del aumento del factor K como el tiempo fueron limítrofes en este estudio. Así, los resultados no refutan la afirmación de que al aumentar el factor K en la dieta la presión sanguínea baja. Más bien, son francamente congruentes con las conclusiones de los capítulos 5 y 17, de que el factor K debe ser superior a 4 para asegurar que baje la presión sanguínea.

Como ejemplo de la ineficacia de aumentar el factor K tanto durante un tiempo insuficiente como en una cantidad inadecuada, en 1985, un estudio informó que cuando a 20 personas hipertensas que no tomaban medicamentos y a las cuales ya se les había limitado la ingestión de sodio, se les proporcionaron tabletas de potasio durante un mes, no hubo efecto en la presión sanguínea. Sin embargo, al analizar la información de este estudio, se observa que la mera limitación del sodio había aumentado el factor K a cerca de 1.8, y en consecuencia el potasio añadido sólo bastó para aumentar el factor K a 2.5, o sea, un aumento de apenas el 38%, y sólo durante un mes.

En otro estudio se rectificó el tiempo inadecuado, aunque su principal objetivo no era ver que al aumentar el factor K se reduce la presión sanguínea, sino permitir que los pacientes suspendieran los medicamentos que tomaban contra la hipertensión. En este estudio, publicado en 1991, todos los pacientes habían estado bajo tratamiento medicamentoso contra la hipertensión por lo menos durante tres años y medio. La conclusión del estudio, en el que participaron 287 sujetos varones, fue que al administrar cápsulas de potasio a las personas que ya están sometidas a una dieta baja en sodio no disminuye la necesidad de que tomen fármacos antihipertensores. En este estudio (en el cual los pacientes continuaron tomando medicamentos antihipertensores después de efectuados los cambios en la dieta), al empezar a reducir el sodio en la dieta sólo se produjo una baja del 1% en las presiones sistólica y diastólica, lo que no es significativo. Sin embargo, como recordaremos del estudio de meta análisis de 1991 sobre la zona gris, para que la presión sanguínea baje, el factor K debe aumentarse a más del doble en la dieta*. Además, la interpretación de este estudio de 1991 se complica porque los pacientes tomaban medicamentos para bajar la presión al mismo tiempo que habían cambiado su dieta.

El no tomar en cuenta estos principios ha llevado a que se diseñen varios estudios en los cuales el aumento del factor K fue demasiado pequeño o se llevó a cabo durante demasiado poco tiempo para lograr resultados positivos.

Como veremos en el capítulo 10, es bastante sencillo ajustar los hábitos alimenticios para conseguir un factor de 4 por lo menos. Si uno come una buena cantidad de frutas y verduras es fácil que la dieta tenga un factor K de cerca de 16, valor que consumían nuestros remotos antepasados.

---

* El aumento de 0.8 a 1.6, que es el doble, no satisface la conclusión de que el factor K debe ser superior al doble cuando el valor final está dentro de la zona gris. Además, dicha conclusión se basa en casos en los cuales el factor K inicialmente estaba por debajo de la zona gris. En este estudio, el factor K inicial ya estaba por encima del límite inferior de la zona gris, cerca de 0.6, lo que sugiere que ya había algunos beneficios en la hipertensión. Por ello, se espera que el aumento relativo requerido para observar un efecto debe ser mayor todavía.

RESUMEN

Al aumentar el factor K en la dieta se reduce la presión sanguínea, siempre que el aumento sea de la magnitud suficiente y dure el tiempo suficiente. Hay que recordar que el efecto en la presión sanguínea puede tardar varias semanas o algunos meses. Además, para asegurar el efecto deseado, debe aumentarse el factor K en la dieta a 4 o más (algo muy sencillo cuando se siguen las recomendaciones sobre nutrición del capítulo 10).

Esta conclusión general en realidad no es nueva; ya en 1976, los doctores Menleey y Battarbee habían declarado:

> La eficacia de una dieta profiláctica y terapéutica, baja en sodio y alta en potasio [factor K alto], debe sopesarse contra los riesgos de toda una vida tomando píldoras.

LOS BENEFICIOS

Está muy bien decir que el factor K alto puede normalizar el nivel de la presión sanguínea. Pero no hay que olvidar que se ha demostrado que, incluso cuando la presión sanguínea no cambia al aumentar el factor K en la dieta humana, sí disminuyen las embolias y sí baja el colesterol en la sangre. Además, en los experimentos con animales se ha demostrado que disminuyen los depósitos de colesterol de las arterias y aumentan las expectativas de vida.

La verdadera pregunta en cualquier tratamiento para la hipertensión es: ¿me protegerá de la muerte, o de las consecuencias de la invalidez, como por ejemplo de las embolias que provocan parálisis? Hay muy buenas razones para creer que el tratamiento con factor K puede protegernos de la muerte y de las consecuencias invalidantes. Además, los testimonios sugieren que el tratamiento con factor K protege en cierta medida, cuando la presión sanguínea no se normaliza. Y eso es lo fundamental.

CAPITULO 7

VARIACIONES SOBRE UN MISMO TEMA: IMPORTANCIA DE LA BUENA CONDICIÓN FÍSICA

Cuanto más obesa y sedentaria sea una persona, mayor será su grado de resistencia a la insulina, independientemente de sus influencias genéticas

Doctor Gerald Reaven

Hace mucho se sabe que la obesidad, la diabetes no dependiente de la insulina (DMNDI) y la hipertensión tienen en común muchas desafortunadas consecuencias: aumento del índice de cardiopatías coronarias y de ataques cardiacos, aumento de las probabilidades de enfermedades renales, y aumento de las probabilidades de sufrir embolias. Además, las probabilidades de padecer hipertensión primaria y diabetes adulta (NDDI) son mucho mayores para las personas pasadas de peso. Y al padecer de diabetes NDDI aumentan grandemente las probabilidades de que padezcan hipertensión.

En el capítulo 3 señalé que la reacción celular anormal a la insulina, y los consiguientes niveles altos de insulina en la sangre, se encuentran en estos tres padecimientos: la hipertensión, la DNDDI, y la obesidad.

Además, como lo indica la cita de arriba, la falta de ejercicio también produce "resistencia a la insulina", con los consiguientes aumentos del nivel de insulina. La probable relación entre los niveles altos de insulina y los niveles anormales de colesterol de las personas hipertensas también se analizó en los capítulos 3 y 4. A estas alturas no debe sorprender que en los otros dos padecimientos en que hay niveles altos de insulina, la obesidad y la diabetes NDDI, también son peligrosos los niveles de colesterol.

Evidentemente, estas similitudes indican que estas tres afecciones tienen algo en común. El doctor Gerald Reaven, de la Escuela de Medicina de la

Universidad Stanford, considera que estas tres afecciones son variantes de un síndrome que él llama *Síndrome X*. Este síndrome incluye resistencia a la ingestión de glucosa estimulada por la insulina ("resistencia a la insulina"), azúcar alta en la sangre, niveles altos de insulina y de triglicéridos VLDL en la sangre (hipertrigliceridemia), niveles bajos de colesterol HDL, y presión sanguínea alta.

LO QUE TIENEN EN COMÚN EL SOBREPESO, EL EJERCICIO INSUFICIENTE Y LA ALIMENTACIÓN CON UN FACTOR K BAJO, CON EL SÍNDROME X Y CON LA HIPERTENSIÓN

A primera vista debe parecer, incluso para la mayoría de los médicos profesionales, que la obesidad y la falta de ejercicio son una cosa, y la deficiencia de factor K es otra. Esto es comprensible, porque apenas en los últimos años han empezado a aparecer artículos científicos que indican las posibles conexiones entre el factor K, la pérdida de peso, y la práctica de ejercicio. Como cabe esperar según nuestro texto anterior, parece que una de las conexiones tiene que ver con la insulina.

En el capítulo 3 analizamos *todos* los grupos propensos a tener niveles altos de insulina (los diabéticos NDDI, las personas obesas*, y quienes no hacen ejercicio) también tienden a padecer de hipertensión primaria. De hecho, como ya mencionamos, parece que entre las personas hipertensas de raza blanca** hay un aumento del nivel de insulina en la sangre, incluso entre las que no están pasadas de peso. Así pues, ahora resulta que con frecuencia los niveles altos de insulina tienen una función en la hipertensión primaria.

Recordemos que en el capítulo 4 vimos que la insulina ayuda a regular la actividad de la bomba de sodio y potasio. Gracias a esta función, la insulina ayuda a conservar el equilibrio entre el potasio y el sodio de nuestras células, equilibrio que es *decisivo* para el funcionamiento normal de la célula y para prevenir la hipertensión.

A propósito, hay una advertencia que puede ser útil: el lector puede tener un estado de "resistencia a la insulina" que incluya HDL bajo y triglicéridos altos, pues los obesos que acumulan grasa sobre todo en el abdomen suelen tener niveles altos de insulina.

---

* Uno de los problemas ocultos del sobrepeso es que provoca que se eleven los niveles de insulina en la sangre. *También la falta de ejercicio tiende a provocar que se eleven los niveles de insulina en la sangre.*

** Aparentemente esto no es igualmente cierto en el caso de los blancos, y ocurre lo contrario entre los indios pima.

LA OBESIDAD

Como ya se indicó, el exceso de peso aumenta las probabilidades de tener hipertensión. Y, a quien ya la padece, el exceso de peso puede dificultarle bajar la presión más que a alguien que tiene un peso normal.

En la obesidad, el nivel alto de insulina en la sangre compensa parcialmente la disminuida capacidad de los músculos y de las células grasas para reaccionar a la insulina. Pero los riñones pueden reaccionar a estos niveles altos de insulina acelerando las bombas de sodio y potasio para que el sodio de la orina recién formada (ultrafiltración renal) regrese a la sangre. De manera que si el lector está pasado de peso, su cuerpo tenderá a retener el sodio que ingiere, en lugar de excretarlo como debiera. Esto puede alterar el equilibrio entre el potasio y el sodio de las células de nuestro cuerpo, provocando que disminuya la energía de la "batería de sodio" y que aumente el calcio de las pequeñas células musculares de las arteriolas, con lo que sube la presión sanguínea.

Nuevamente vemos que el equilibrio entre el potasio y el sodio de la célula es clave en la hipertensión.

EL EJERCICIO

Independientemente de su peso, las personas que no hacen ejercicio suelen tener presión alta. También en este caso puede tener algo que ver la insulina. Cuando las personas que normalmente practican ejercicios vigorosos se vuelven sedentarias, su sensibilidad a la insulina disminuye cerca del 23% en sólo diez días. El descubrimiento de que en las personas obesas con "resistencia a la insulina", una sola sesión de ejercicio intenso puede reducir la "resistencia a la insulina", aunque sólo entre 12 y 14 horas, destaca tanto la eficacia del ejercicio como su transcendencia.

Más todavía: los niveles de insulina en la sangre de un grupo de 11 voluntarios sedentarios en estado de ayuno (es decir, sus niveles médicos tras un lapso de 12 horas sin comer) fueron 71% más altos que los niveles de insulina de otros 11 voluntarios cuya única diferencia era que practicaban ejercicios de resistencia por lo menos cinco veces a la semana. No sólo eso: los niveles más bajos de insulina en la sangre del grupo que practicaba ejercicio se correlacionaban con sus disminuciones de "resistencia a la insulina", lo que no sucedió con el grupo sedentario. Todos estos descubrimientos destacan la necesidad de hacer ejercicio *normalmente*.

De manera que al estar en forma no sólo se afinan los músculos; también se afinan los mecanismos del cuerpo que regulan el equilibrio entre el potasio y el sodio. Así pues, hay que permanecer "afinado" y afinar lo que uno come y la manera en que lo prepara. El cuerpo mantiene en forma la presión sanguínea y los vasos sanguíneos, siempre y cuando uno se lo permita.

EL AZÚCAR REFINADA ELEVA LA PRESIÓN SANGUÍNEA

Cuando las ratas hipertensas comen demasiada sacarosa (azúcar refinada), se activa su sistema nervioso simpático y les sube todavía más la presión. Cuando ingieren una cantidad excesiva de calorías en forma de grasa no se produce ningún efecto en su actividad simpática y tampoco en su presión sanguínea. En las ratas con presión normal, el exceso de sacarosa produce los mismos efectos, pero menos impresionantes. Probablemente este efecto del azúcar se debe al resultante aumento del nivel de insulina en la sangre, ya que en experimentos en los cuales no cambia la glucosa en la sangre, al subir los niveles de insulina aumentan la actividad simpática y la presión sanguínea.

EL AYUNO

Una manera todavía más impresionante de ilustrar la conexión entre la insulina y la hipertensión es el ayuno. La presión sanguínea alta de las personas obesas que practican un ayuno parcial "sin proteínas", casi siempre se normaliza en menos de una semana. Esto es porque el ayuno es una de las maneras de bajar rápida aunque temporalmente los niveles de insulina en la sangre, así como los niveles de otras hormonas que regulan la capacidad del cuerpo para mantener un buen equilibrio entre el potasio y el sodio. Estos cambios, especialmente los niveles bajos de insulina, permiten que los riñones se deshagan del exceso de sodio y de agua. A propósito, a esto se debe que los primeros kilos que se pierden con una dieta muy baja en calorías en su mayoría no son de grasa, sino de agua. El ayuno también disminuye la actividad del sistema nervioso simpático, supuestamente como resultado de que bajan los niveles de insulina.

¿SI SE PIERDE PESO O SE COMIENZA A HACER EJERCICIO NORMALMENTE, PUEDEN BAJAR LA PRESIÓN ALTA, LOS NIVELES DE INSULINA Y EL COLESTEROL DE LAS PERSONAS HIPERTENSAS?

El aumento compensatorio en el nivel de insulina como reacción a la "resistencia a la insulina" está estrechamente relacionado con los triglicéridos altos y el colesterol HDL bajo. Además, cuando se rectifican las condiciones que producen la "resistencia a la insulina", hay un conveniente cambio tanto de triglicéridos como de HDL, lo que indica una relación causal.

LA PÉRDIDA DE PESO

Si uno pierde aunque sólo sea la mitad de los kilos que tiene de más, su presión sanguínea baja de manera significativa. En dos estudios efectuados a personas obesas hipertensas que bajaron de peso por medio de una dieta, se normalizó la presión diastólica de *tres de cada cuatro, aunque no siguieran un tratamiento medicamentoso.* De hecho, hay informes de que con la pérdida del peso excesivo baja la presión alta todavía con más eficacia que con el tratamiento medicamentoso con betabloqueadores.

Además, al perder los kilos de grasa sobrantes suele normalizarse el nivel de insulina. (Pero perder músculo *no sirve,* por eso, para perder peso no son recomendables las dietas de muy pocas calorías.) Como hemos visto, cuando se pierde peso, las células del cuerpo tienen mejor equilibrio, con el resultado de que tanto la presión sanguínea como los niveles de colesterol son más sanos.

COMENZAR UNA RUTINA DE EJERCICIOS REGULAR

Cuando la mayoría de las personas que padecen hipertensión primaria, empiezan a practicar ejercicios de resistencia, sus presiones sistólica y diastólica pueden disminuir cerca de 10 mm Hg. Para 1989, se habían publicado por lo menos 25 estudios que examinaban el efecto del ejercicio en la presión sanguínea de las personas hipertensas. Tal vez porque algunos de estos estudios carecían de controles o tenían otras limitaciones de diseño, hasta hace poco había renuencia a aceptar el ejercicio como un medio seguro de bajar la presión alta. Sin embargo, ahora se han publicado por lo menos seis estudios que evitan estos errores, con el resultado de que ahora está perfectamente comprobada la eficacia del ejercicio para bajar la presión sanguínea de las personas con hipertensión esencial.

Más aún: la edad no limita el efecto del ejercicio en la presión alta. Una demostración de lo anterior es que el ejercicio de resistencia tuvo como resultado una modesta baja (4-8 mm Hg) en la presión sanguínea de personas de ambos sexos de 70 a 79 años de edad, que padecían de hipertensión moderada.

Se ha demostrado que los programas de ejercicio regular reducen la presión sanguínea incluso cuando no hay exceso de peso, tanto en el caso de personas hipertensas obesas como en el caso de personas que están en su peso. Cuando se dio un curso de entrenamiento físico que duró seis meses a 27 personas hipertensas y obesas, a todas les bajó significativamente la presión sanguínea. Esta normalización de la presión no estuvo relacionada con un cambio de la grasa corporal, sino con el grado de reducción de la insulina y los triglicéridos elevados en el suero. También con el aumento de la actividad física se logra una reducción importante de la presión de las personas hipertensas con peso normal.

El doctor Robert Cade y sus colaboradores llevaron a cabo, en la Universidad de Florida, uno de los primeros y más impresionantes estudios que comprueban el benéfico efecto de los ejercicios aeróbicos en la presión alta de muchos pacientes. Los 105 pacientes que completaron el programa de ejercicios empezaron con una presión diastólica superior a 90 mm Hg. Cerca de la mitad (47) tomaban medicamentos; la otra mitad no. No se modificaron sus dietas ni se limitó la sal en sus alimentos.

Al empezar el programa de ejercicios, cada paciente debía caminar un kilómetro y medio diariamente. Cada uno avanzaba a su propio ritmo, hasta que cada paciente corría tres kilómetros diarios. Tres meses después de correr tres kilómetros diariamente, a 101 de los 105 pacientes les había bajado la presión de manera significativa. De los cuatro cuya presión no reaccionó, uno padecía una enfermedad renal y a los otros no les funcionaban bien los riñones debido a su presión alta crónica.

De los que recibieron terapia medicamentosa para la hipertensión, cerca de la mitad pudo suspender todos los medicamentos y no obstante les bajó la presión. La mayoría de los que no suspendieron los medicamentos lograron reducir la cantidad. La disminución de la presión sanguínea no se debió a la pérdida de peso, ya que dicha disminución fue tan grande en los pacientes que subieron de peso durante el estudio, como en los que lo perdieron.

De los siete pacientes que iniciaron el estudio con hipertensión severa (presión diastólica superior a 115 mm Hg), se normalizó la presión sanguínea de dos, y la de otros dos bajó a hipertensión limítrofe. La reacción más impresionante fue la de una mujer de 34 años que al empezar el estudio tenía hipertensión primaria y presión sanguínea de 160/120. Después de correr tres kilómetros diarios durante tres meses, su presión sanguínea se mantuvo en 110/74, sin medicamentos, lo cual es excelente.

Se ha criticado este estudio debido a la falta de controles para eliminar factores como el tiempo, u otros factores relacionados con los hábitos. Sin embargo, 15 de los *propios* pacientes sirvieron de "controles". A estos 15 pacientes se les convenció de que dejaran de hacer ejercicio después de tres meses. Después de tres meses de vida sedentaria, la presión diastólica promedio de este grupo subió, del valor posterior al ejercicio de 82 mm, a 100 mm Hg. Hay otros estudios que también indican que con el ejercicio puede bajar la presión sin que se cambie el peso. Los doctores Jon Martin y Pat Dubbert, del Hospital de la Administración de Excombatientes de Jackson, Mississipi, dirigieron un estudio clásico controlado, en el que participaron 19 sujetos con hipertensión primaria. Los médicos informaron que con practicar media hora de ejercicios aeróbicos durante diez semanas, entre tres y cuatro veces a la semana, se logró bajar la presión notablemente. Esta baja no estuvo acompañada de ninguna pérdida importante de la grasa corporal.

La práctica regular de ejercicios físicos no sólo baja la presión, sino que protege de la "resistencia a la insulina". Un estudio efectuado en la Escuela de Medicina de la Universidad de Vermont demostró que sólo 12 semanas de ejercicio físico bastaron para producir una disminución importante de la resistencia a la insulina en un grupo de voluntarios pasados de peso, a diferencia de otro grupo sometido al mismo régimen bajo en calorías.

Pero, si se practica un programa de ejercicios aeróbicos cuando se tienen niveles elevados de insulina ¿pueden reducirse estos niveles? Sí. Los estudios han demostrado que, aunque no se pierda peso, con la práctica regular de ejercicio disminuyen los niveles de insulina en la sangre y cambian los niveles de otras hormonas relacionadas con el equilibrio entre el potasio y el sodio. Es más: en las personas hipertensas que participaron en programas de ejercicios, sólo bajó la presión de aquellas que al principio tenían niveles altos de insulina en la sangre. En apoyo de esta conexión está la observación de que la reducción de la presión sanguínea fue mayor en aquellos hiperten-sos que experimentaban la mayor reducción de niveles de insulina, *no* en quienes perdieron más peso. Esta reducción de insulina no sólo ayuda a explicar por qué un programa prolongado de ejercicios puede bajar la presión sanguínea, sino que concuerda con la conclusión expuesta en el capítulo 3, de que en la hipertensión no sólo interviene la presión sanguínea alta.

La pérdida de peso puede ser especialmente efectiva cuando se combina con el ejercicio. Un estudio a gran escala, el Programa de Prevención y Evaluación de Chicago, ha demostrado la eficacia del aumento de la actividad física junto con las limitaciones de la dieta para "reducir la presión sanguí-nea". Se aconsejó a los sujetos que practicaran ejercicios ligeros por lo menos tres veces por semana, y que redujeran la ingestión de calorías en un 30%. Con este programa se logró una pérdida de peso promedio de 5 kilos, que se sostuvo durante cinco años. En las 67 personas hipertensas de mediana edad que no recibieron medicamentos antihipertensores, la presión sistólica se redujo 13.3 mm Hg en promedio, y la diastólica 9.7 mm Hg en promedio.

Así pues, no cabe duda de que la costumbre de practicar ejercicio con regularidad es un paso importante para mantener normales los niveles de la presión sanguínea, el colesterol y la insulina en la sangre, y que, si uno está pasado de peso, el ejercicio es esencial para deshacerse de algunos de esos kilos de grasa sobrantes.

PARA QUÉ PERDER PESO, HACER EJERCICIO Y AUMENTAR EL FACTOR K

Cuando uno pierde peso, hace ejercicio normalmente, y aumenta su factor K, no sólo logra normalizar su presión arterial, sino que logra equilibrar todas las células del cuerpo. En la práctica, todos los elementos del programa del factor K están concatenados. El tratamiento alimenticio del factor K no sólo ayuda a la presión sanguínea aumentando dicho factor K, sino que, al reducir el consumo de grasa, ayuda a perder algunos kilos. El tratamiento con factor K y ejercicio ayuda a la presión sanguínea, *y* la presión sanguínea ayuda a mantener el peso. De manera que, en la práctica, estos pasos están relacionados. Funcionan juntos. Y, por lo que hemos analizado sobre el funcionamiento de la célula, esto no es una mera coincidencia.

RESUMEN

Hay testimonios de que al aumentar el factor K en la dieta (aumentando el potasio y disminuyendo el sodio), eliminar el exceso de grasa corporal, y hacer ejercicio con regularidad, se está haciendo *lo mismo* en el cuerpo, de diferentes maneras. Todas estas medidas juntas equilibran las células de nuestro cuerpo. Si bien algunos de sus efectos repercuten en el sistema nervioso simpático y otros en los riñones, los estudios muestran que los cambios provocados en la bomba de sodio y potasio y en los mecanismos relacionados de las células, son parte del mecanismo mediante el cual el ejercicio y la pérdida de peso ayudan a normalizar la presión alta.

Todos los grupos con hipertensión primaria tienen niveles altos de insulina en la sangre. Esto no sólo tiende a provocar que los riñones retengan sodio en el cuerpo; los niveles altos de insulina provocan cambios en las células que afectan el metabolismo normal de los carbohidratos, el colesterol y los triglicéridos. Estos cambios nos hacen propensos a sufrir ataques cardiacos, *independientemente* de que tengamos la presión alta. Tanto perder peso como hacer ejercicio ayudan a bajar estos niveles de insulina, y lo más probable es que esto sea parte del mecanismo por el cual estas actividades ayudan a bajar la presión sanguínea alta.

Esta es otra manera de exponerlo: la capacidad de nuestro cuerpo para adaptarse a niveles inferiores de factor K en la dieta depende de lo bien que nos cuidemos. Normalmente, un factor K en la dieta superior a 3 o a 5 previene la hipertensión, en tanto que un valor inferior a .06 casi siempre provoca hipertensión en las personas propensas a la hipertensión, y probablemente provocará cierta elevación de la presión sanguínea en el resto de nosotros. Sin embargo, cuando literalmente perdemos nuestra condición física por comer demasiado y por no hacer el ejercicio necesario, nuestro cuerpo pierde su equilibrio* y en consecuencia pierde parcialmente la capacidad de adaptarse a un factor K bajo.

Quedan por explicar muchos pormenores. Sin embargo, hay un tema recurrente: para normalizar la presión alta sin recurrir a los fármacos, hay que mantener el nivel adecuado de factor K en la alimentación y eliminar algunos factores, como la obesidad y la falta de ejercicio, que impiden que el cuerpo mantenga el equilibrio normal entre el potasio y el sodio.

De manera que comer alimentos ricos en factor K, hacer ejercicio y mantener el peso para tener un nivel normal de insulina, ayudan a conservar el equilibrio normal de nuestras células.

---

* Para muestra basta un botón: los niveles altos de insulina pueden interferir con la excreción normal de sodio a través de los riñones.

CAPITULO 8

OTROS FACTORES QUE INFLUYEN EN LA PRESIÓN ARTERIAL

LOS FACTORES CLAVE

En este libro hacemos hincapié en tres factores clave para prevenir o curar naturalmente la hipertensión primaria:

- La nutrición, especialmente el factor K
- El control de peso
- El ejercicio

Ya vimos cómo están relacionados estos factores, por lo que no sorprende que la manera más eficaz de bajar la presión sanguínea es combinando estos tres factores. Pero todos los testimonios científicos indican que normalmente el factor *más importante* para determinar si una persona que tiene tendencia hereditaria a la hipertensión llegue a tenerla en realidad, es el que coma o no alimentos con la proporción adecuada de potasio y de sodio, o factor K.

Sin embargo, hay otros factores que también tienen una función en este padecimiento, y algunos son importantes. Ya mencionamos que es importante tener una dieta con suficiente calcio; en aproximadamente una tercera parte de las personas con hipertensión primaria este puede ser un factor importante. Además, el cloruro en la dieta puede ser tan dañino como el sodio (de manera que la sal de mesa, que contiene sodio y cloruro, es doblemente perjudicial).

Ahora analizaremos los demás factores, en el orden de importancia más probable.

EL ALCOHOL

Es sabido que los bebedores consuetudinarios tienen la presión mucho más alta que quienes beben menos. Un estudio efectuado a 83,947 personas de ocupaciones y orígenes raciales variados mostró que ni el sobrepeso ni el consumo de café o de cigarrillos explican esta correlación. En una revisión de 30 estudios sobre los efectos del alcohol, se encontró que en la mayoría se informaba que el consumo de tres o más bebidas diarias estaba relacionado con un aumento pequeño, pero significativo, de la presión sanguínea. Sin embargo, con el consumo de una o dos bebidas diarias nada más, los resultados fueron menos tajantes. En el cuarenta por ciento de los estudios se informó que el consumo de una o dos bebidas alcohólicas diarias estaba relacionado con una ligera disminución de la presión sanguínea, aunque cada vez se pone más en duda esta conclusión provisional.

El efecto de las cantidades excesivas de alcohol en la presión sanguínea no sorprende, ya que la intoxicación que produce el alcohol aumenta la permeabilidad de las membranas celulares, con lo que se permite que se filtre el sodio. No sólo esto: el alcoholismo se relaciona frecuentemente con niveles bajos de magnesio. Como vimos en el capítulo 4, el aumento de filtración celular puede provocar indirectamente el aumento del nivel de calcio en los músculos lisos que rodean a las arteriolas, haciendo que éstas se estrechen.

Por fortuna, el efecto del alcohol en la presión sanguínea puede revertirse. En un grupo de varones que consumían de cinco a siete bebidas diarias y que las suspendieron, o que disminuyeron el consumo de alcohol, bebiendo en cambio cerveza de baja graduación (entre 15% y 20% de alcohol), se produjo una significativa reducción de las presiones diastólica y sistólica, de 5 a 3 mm Hg, respectivamente. La presión sanguínea empezó a bajar en las primeras dos o tres semanas a partir de que se redujo el alcohol, y seguía bajando después de seis semanas. La disminución del consumo de alcohol es especialmente importante dadas las evidencias de que la hipertensión relacionada· con el alcohol puede contribuir a la mayor incidencia de embolias en los bebedores.

Con base en las pruebas disponibles, el Grupo de Trabajo del Programa Educativo Nacional sobre Presión Sanguínea Alta ha determinado que el consumo de tres o más bebidas alcohólicas diarias es la causa de cerca del 7% de la hipertensión en Estados Unidos. Además, este grupo (que está patrocinado por el Instituto Nacional del Corazón, los Pulmones y la Sangre, perteneciente a los Institutos Nacionales de Salud de Estados Unidos) ha determinado que el conjunto de pruebas indica que la reducción de la ingestión de alcohol es eficaz para bajar la presión sanguínea de las personas hipertensas y puede ayudar a prevenir la hipertensión. Por tanto, recomiendan que el consumo de alcohol se reduzca a dos bebidas diarias como máximo.

EL MAGNESIO Y EL CALCIO

En la célula, los movimientos del calcio y del magnesio están vinculados con el sodio y, a través de la bomba de sodio y de potasio, también con el potasio. Los niveles adecuados de calcio y de magnesio son necesarios para estabilizar la membrana que rodea a cada una de las células, y para prevenir que ésta se vuelva permeable. Además, son esenciales para el equilibrio normal de los niveles de sodio y potasio de esta membrana. Por ello, no sorprende que una dieta con las cantidades adecuadas de calcio y de magnesio sea importante para la prevención y el tratamiento de algunos casos de hipertensión.

EL MAGNESIO

Hay varias razones para suponer que la deficiencia de magnesio en la dieta es un factor que contribuye a la hipertensión primaria. La incidencia de la hipertensión es alta en las regiones cuya agua es naturalmente blanda, es decir que es pobre en minerales, y también en las tierras con poco magnesio. (Los elementos que ablandan el agua son doblemente perjudiciales, ya que la mayoría añaden sodio, además de eliminar el magnesio y el calcio.) Las ratas sometidas a una dieta con poco magnesio se vuelven significativamente hipertensas en el plazo de doce semanas.

Es de esperar que la carencia de magnesio en la dieta tenga como resultado menores niveles de magnesio en el suero sanguíneo que baña a las células de nuestro cuerpo. A su vez, esto puede tender a hacer que las membranas de las células sean menos estables y que dejen filtrar mas sodio, potasio, y calcio. De modo que probablemente un buen nivel de magnesio en el suero sanguíneo es importante para estabilizar estas membranas y permitir que las pequeñas células musculares que controlan la presión sanguínea sigan distendidas. De hecho, en experimentos con los vasos sanguíneos de los perros se ha visto que al aumentar el magnesio en la sangre se dilatan las arterias. La reducción del nivel de magnesio en la sangre de animales y seres de humanos suele relacionarse con el aumento de la resistencia periférica, provocándose un aumento de la presión sanguínea.

Algunas personas con hipertensión primaria en realidad tienen niveles bajos de magnesio en el suero sanguíneo. En estas personas se ha encontrado una relación entre los niveles bajos de magnesio en el suero y el aumento de la actividad de una hormona de la sangre, llamada renina, cuya función aumenta la presión sanguínea (véase el capítulo 17). Un estudio reciente ha demostrado que el nivel de magnesio libre en las células de la sangre es cerca del 25% más bajo en las personas con hipertensión primaria, que en el resto de la población.

La deficiencia de magnesio puede contribuir a elevar la presión de otra manera. La pérdida de magnesio aumenta la tendencia del cuerpo a perder potasio, y a veces es necesario administrar magnesio para que el cuerpo pueda reabastecerse de potasio. De hecho, los intentos de normalizar los niveles de potasio en la sangre de pacientes con niveles bajos de magnesio sólo surten efecto cuando primero se normalizan los niveles de magnesio. No sólo esto: también se ha informado que la administración de magnesio activa la excreción de sodio a través de los riñones, y que la deficiencia de magnesio disminuye el sodio en la orina, tal vez porque disminuye la aldosterona, una hormona que retiene sodio. De modo que el uso prolongado de diuréticos de thiazida, los cuales provocan la excreción de sodio, tiene como resultado la disminución de potasio y de magnesio en el cuerpo. Esto hace más deseables los tratamientos no medicamentosos, sobre todo para las personas con hipertensión benigna.

La idea de utilizar el magnesio no es nueva. Desde 1925 se recomendó como tratamiento para la hipertensión provocada por enfermedades renales. Desde hace años, la manera más eficaz de bajar la presión en cierto tipo de hipertensión relacionada con la preeclampsia del embarazo, ha sido y sigue siendo la administración de magnesio. Se sabe que al administrar magnesio extra a las embarazadas se previenen la preeclampsia y la hipertensión.

En uno de los pocos estudios recientes que han puesto a prueba los efectos del magnesio en la hipertensión primaria, se dieron tabletas de hidrocloruro de aspartato de magnesio todos los días (365 mg de magnesio diarios) a 18 pacientes hipertensos que llevaban algún tiempo tomando diuréticos. El resultado fue una reducción promedio de presión diastólica de 8 mm Hg. Por desgracia, en este estudio no hubo controles de placebo.

Dado que la deficiencia de magnesio puede contribuir a la deficiencia de potasio, parece tener especial fuerza el testimonio de que la ingestión adecuada de magnesio es necesaria para prevenir o revertir la hipertensión primaria. Es lamentable que muchos de nosotros no recibamos suficientes cantidades de este mineral, que anteriormente no se tomaba en cuenta, quizá debido a las amplias zonas de Estados Unidos cuyo suelo es deficiente en magnesio. Se ha dicho que el consumo diario es de apenas 200-250 mg en promedio, inferior a la Ración Recomendada en la Dieta (RRD) por la Academia Nacional de Ciencias de Estados Unidos, que es de 300 mg diarios para las mujeres no embarazadas, de 450 mg diarios para las embarazadas, y de 350 mg para los hombres, excepto para los jóvenes de 15 a 18 años, para los que se recomienda una ración de 400 mg diarios. Entre los alimentos que son buenas fuentes de magnesio están los plátanos, los frijoles de carita, las alubias y otros frijoles, el aguacate, la harina de alforjón y la de trigo entero, y nuestro recurso infalible: la papa.

EL CALCIO

Los datos de los estudios efectuados en animales, la correlación de los nutrientes de la dieta con la hipertensión de los humanos, y el análisis de la relación entre el calcio, el magnesio, el sodio y el potasio de la célula, sugieren que es importante que la dieta contenga el calcio suficiente para prevenir la hipertensión. Ya en 1924, Addison había informado que no sólo el complemento de potasio podía bajar la presión a los pacientes hipertensos, sino también el cloruro de calcio.

En los últimos años ha resurgido el interés por el calcio. En un estudio controlado, a la mitad de un grupo de sujetos voluntarios con presión normal se le administró diariamente una tableta que contenía 1 gramo de calcio, y a la otra mitad se le dio una tableta de placebo (de idéntica apariencia, pero sin calcio). En el grupo que recibió calcio se encontró una reducción significativa de la presión sanguínea.

En un estudio efectuado por el doctor Lawrence Resnick y sus colegas en el Colegio de Medicina de la Universidad Cornell, en la ciudad de Nueva York, al aumentar el calcio en la dieta disminuyó la presión diastólica, a veces entre un 10% y un 20%, en el 30% de los pacientes con hipertensión primaria que tenían niveles bajos de la hormona renina, que puede afectar la presión sanguínea. El aumento de calcio en la dieta fue más eficaz en los pacientes que al principio tenían niveles bajos de calcio en el suero sanguíneo, así como en los pacientes hipertensos que consumían grandes cantidades de sodio.

Un estudio efectuado en Guatemala a 36 embarazadas cuya presión era normal, demostró también que el suplemento de calcio disminuye la presión. Para eliminar los posibles efectos psicológicos de este estudio, las mujeres no sabían si tomaban píldoras de placebo o de calcio. Este fue un estudio de doble ciego, porque tanto los sujetos estudiados como quienes llevaban a cabo el estudio trabajaban a "ciegas": es decir, desconocían a quién le daban pastillas de placebo y a quién le daban calcio. Esta información la proporcionó el fabricante de pastillas al final del estudio. El promedio de las presiones diastólicas de las mujeres que tomaban pastillas con placebo era, cuando estaban por terminar sus embarazos, de 71.9 mm Hg; en el grupo que tomaba 1 gramo de calcio diario era de 68.8 mm Hg; y en el grupo que tomaba 2 gramos de calcio diario era de 64.5 mm Hg.

Otros estudios, que se llevaron a cabo en Italia, Bélgica y Corea, indican lo contrario: esto es, que mientras más alto es el calcio en la dieta, más alta es la presión sanguínea. El calcio de la dieta se calculó midiendo el calcio de la orina. Sin embargo, este método no siempre refleja la cantidad de calcio que hay en la dieta, pues hay varios motivos para que el cuerpo pierda calcio: algunas enfermedades, el exceso de cloruro de sodio, la falta de ejercicio y posiblemente el exceso de proteínas en la dieta. Todo esto puede aumentar el calcio que hay en la orina, aunque la dieta sea deficiente en calcio.

Cuando unas ratas hipertensas fueron sometidas a una dieta baja en calcio, la presión les subió todavía más, en tanto que, cuando se les dio una dieta rica en calcio, su presión bajó. Cuando a las ratas normales se les aumenta el cloruro de sodio en la dieta (cantidades comparables a las de la dieta normal de los estadounidenses), empiezan a perder calcio en los huesos, arrojándolo por la orina. También aquí el efecto del exceso de cloruro de sodio muestra el equilibrio recíproco que debe haber entre el sodio (malo para la presión sanguínea), y el potasio y el calcio (buenos para la presión sanguínea).

El efecto del calcio en la presión sanguínea concuerda también con lo que sabemos de los mecanismos celulares que intervienen para que la célula se conserve impermeable, de manera que mantenga el equilibrio adecuado entre el potasio, el sodio y el calcio, como se describió en el capítulo 4.

Resumiendo, si bien los datos no son concluyentes, sugieren que cuando la dieta tiene demasiado calcio, o demasiado poco, puede provocar hipertensión.

EL CLORURO

Normalmente se atribuye el efecto hipertensor de la sal de mesa (ClNa) al ion positivo del sodio, Na^+. No obstante, hay pruebas de que el ion negativo del cloruro, Cl^-, también puede contribuir, junto con el sodio, al desarrollo de la hipertensión. Cuando se da sodio a personas en cuyas familias hay antecedentes de hipertensión, la presión sanguínea sólo les sube cuando el sodio se les da en forma de ClNa. Otras sales de sodio, como el bicarbonato de sodio*, suben relativamente poco la presión sanguínea. También el doctor Addison, al tratar a personas hipertensas, observó que el citrato de potasio era más eficaz que el cloruro de potasio. Sin embargo, estudios más recientes han demostrado que el cloruro de potasio puede ser tan eficaz como las sales de potasio sin cloruro.

---

* A propósito: cuando el cloruro se ingiere en cualquier otra forma, como cloruro de magnesio, cloruro de calcio, o incluso de fuentes alimenticias comunes y corrientes, una vez que está en el cuerpo, se libera y se mezcla con todos los demás iones de otras fuentes alimenticias. Por ello, cuando se consume bicarbonato de sodio con cualquier clase de alimento, es como si se comiera cloruro de sodio. En los experimentos que se acaban de describir, lo único que consumió la gente durante cierto tiempo fue bicarbonato de sodio (y no cloruro de ninguna fuente).

El sodio depende del cloruro para efectuar su "trabajo sucio". Puede que esto no nos sorprenda si tomamos en cuenta que para que el sodio se reabsorba en el riñón y así lo retenga el cuerpo, debe estar acompañado de cloruro. El sodio tiende a perderse por la orina cuando está acompañado de otra sustancia, como el bicarbonato o como los iones orgánicos que se encuentran en los alimentos naturales. De manera que la sal de mesa (NalC) es un problema por partida doble.

LA GRASA EN LA DIETA

Aparte de la pequeña cantidad de grasa que necesita nuestro cuerpo (probablemente mucho menos del 15% de nuestras calorías), realmente no hay nada bueno que decir de ella en la dieta. Es verdad que es necesaria una pequeña cantidad de dos ácidos grasos no saturados (los ácidos linoléico y linolénico) en la dieta, porque nuestro cuerpo no los fabrica. Para nuestra salud basta con 5 gramos diarios de alguna grasa líquida, como el aceite de maíz o el aceite de cártamo, que son ricos en estos ácidos grasos esenciales.

Pero las grasas saturadas, que sólo se encuentran en los productos de origen animal y en los aceites tropicales, son totalmente innecesarias en la dieta, ya que nuestro cuerpo puede producir absolutamente todas las grasas saturadas. Y, en cantidad excesiva, estas grasas saturadas propician la obesidad, aumentan las probabilidades de adquirir ciertos tipos de cáncer, y contribuyen a las cardiopatías coronarias que culminan en ataques cardiacos.

Algunos estudios indican que el tipo y la cantidad de grasa que hay en la dieta también ayudan a la hipertensión. Un grupo de investigadores informó que cuando se disminuyó la grasa en la dieta, a fin de que sólo proporcionara el 25% de la ingestión de energía, y se aumentó la proporción de grasas poliinsaturadas y grasas saturadas (proporción de P/S) a cerca de 1.0, es decir que se igualaron las cantidades de ambas, el resultado fue una reducción importante de la presión sanguínea. Este efecto no tiene que ver con la pérdida de peso, y se observa tanto en personas normales como en personas con hipertensión benigna, si bien parece que el efecto es mayor en estas últimas.

En estos dos estudios, además de reducir las grasas en la dieta, se incluyeron verduras y frutas frescas, para aumentar el consumo de potasio. Si bien no se modificó la cantidad de sodio, en el estudio en que éste se midió se encontró que el potasio contenido en la dieta aumentaba 90% más cuando se reducían las grasas. Así pues, quizá la disminución de la presión sanguínea en algunos de estos estudios se debió en parte al aumento de potasio en la dieta.

EL ÁCIDO LINOLÉICO

El aumento de grasas poliinsaturadas en estas dietas se acompañó de un aumento de ácido linoléico. Este ácido graso es "necesario" en la dieta debido a que el cuerpo no lo fabrica a partir de los alimentos. También se necesita para sintetizar las hormonas llamadas prostaglandinas, por lo que en estos estudios se supone que el efecto del cambio en la dieta puede deberse a un aumento de la prostaglandina, que, como se sabe, aumenta la excreción de sodio a través de los riñones. Esto condujo a otro estudio en el cual se puso a prueba el efecto del contenido de ácido linoléico en la dieta de personas con hipertensión benigna.

Cuando se aumentó el ácido linoléico de la dieta de personas con hipertensión benigna de un promedio del 4.0% (más o menos 0.3) de las calorías totales, a 5.2% (más o menos 0.4), el resultado fue una importante reducción de la presión diastólica. Además, la excreción de potasio por medio del riñón disminuyó el 40% y el colesterol del suero disminuyó en un 7%, cantidad pequeña pero significativa. En varios estudios se ha comprobado que a las ratas hipertensas les baja la presión alta cuando se aumenta el ácido linoléico (en forma de aceite de cártamo) en su dieta. Lo mismo se comprobó en seres humanos, en un estudio efectuado en Finlandia.

En cambio, el resumen de algunos estudios más recientes ha llevado a la conclusión de que es improbable que el cambio de la cantidad de ácido linoléico repercuta en la presión.

EL ÁCIDO LINOLÉNICO

El ácido linolénico es otro ácido graso que sólo se obtiene de los alimentos. Con base en los cálculos del consumo prolongado de ácidos grasos, en un estudio practicado a varones neoyorquinos no hipertensos, se encontraron evidencias de que el aumento del consumo de ácido linolénico se correlaciona con la baja de la presión sanguínea. El ácido linolénico se encuentra en el aceite de linaza, en la semilla de lino, en las legumbres, las nueces y las castañas, y en los cítricos.

A pesar de que no se comprende bien la función de la grasa contenida en la dieta en relación con la hipertensión, está claro que disminuir el total de grasas que consumimos, y al mismo tiempo aumentar un poco los ácidos linoléico y linolénico, no nos hace daño y nos puede ayudar a revertir la hipertensión primaria. Pero no hay que emocionarse demasiado: también el exceso de lo bueno es malo, y se sabe que con el consumo excesivo de grasas poliinsaturadas aumenta el riesgo de cáncer.

Habida cuenta de los niveles altos de colesterol y de las consiguientes cardio-patías coronarias (además de la presión sanguínea alta) que forman parte del síndrome llamado hipertensión, es prudente recomendar a las personas que tienen la presión alta (aunque sólo sea ligeramente alta), que hagan lo que es bueno para todos: disminuir en su dieta las grasas saturadas y el colesterol.

Y como las grasas que se consumen en la dieta tienen malos efectos en la obesidad, el cáncer, y sobre todo en las cardiopatías, *es de alta prioridad para la salud y la longevidad disminuir la grasa total en la dieta a no más del 20% de las calorías.*

EL TABAQUISMO

Recordemos que el estudio efectuado por el Consejo Británico de Investiga-ciones Médicas para el tratamiento de la hipertensión benigna encontró pruebas de que en las personas hipertensas que no fumaban *había una disminución mucho mayor* de la incidencia de embolias y ataques cardiacos que en las personas bajo tratamiento medicamentoso. En un editorial que acompañaba el estudio británico, ese hallazgo condujo a la siguiente conclusión:

> Al aconsejar a los pacientes hipertensos, debemos seguir haciendo hincapié en la gran importancia de que abandonen el tabaquismo, ya que ésta puede ser una medida terapéutica más importante que la prescripción de fármacos para bajar la presión.

Otros estudios en gran escala del tratamiento de la hipertensión también han demostrado que con el tabaquismo aumentan tanto las embolias como las cardiopatías coronarias entre las personas hipertensas, ya sea que estén o no bajo tratamiento farmacológico.

LAS VITAMINAS C Y D

El análisis original del estudio HANES I indicaba que las personas que consumían alimentos con grandes cantidades de vitamina C tenían la presión más baja. Tras un análisis más reciente de los mismos datos se llegó a la misma conclusión, y además se informó que había una correlación entre la dieta rica en vitamina D y la presión baja. Una explicación posible de estas observaciones es que la vitamina C se encuentra en los alimentos ricos en potasio (frutas y verduras), y la vitamina D se encuentra en la leche (que es rica en calcio y en potasio).

Los datos más recientes sugieren que los antioxidantes, como la vitamina C, la vitamina E y los alfatocoferoles, desalientan la formación de depósitos de colesterol en las arterias.

LA TENSIÓN PSICOLÓGICA (ESTRÉS)

Un punto de vista muy común es que la tensión psicológica puede provocar hipertensión. En mi opinión, esta creencia se basa más que nada en suposiciones. Como ya vimos, es dudoso que las personas de sociedades no occidentalizadas, donde la presión baja es lo normal, sufran menos tensiones que las personas de las sociedades industrializadas. Además, los tranquilizantes y los sedantes son ineficaces en el tratamiento de la hipertensión. En cambio, hay pruebas de que la presión sanguínea de las personas hipertensas es más sensible a la tensión.

La tensión opera a través del sistema nervioso simpático, que utiliza adrenalina para transmitir señales desde los nervios, a fin de que se contraigan los músculos lisos de las paredes de las arteriolas.

La acción del sistema nervioso simpático explica cómo funcionan algunos fármacos con los que se trata la hipertensión. Por ejemplo, los alfa y beta bloqueadores adrenérgicos ayudan a bajar la presión bloqueando la actividad nerviosa simpática, con lo que permiten que se relajen las arteriolas. De manera que no sorprende que haya evidencias de que a las personas que ya tienen hipertensión primaria les suba todavía más, debido a la tensión psicológica.

Datos recientes indican que algunas personas reaccionan a la tensión desechando más magnesio por la orina. Esto puede contribuir a una deficiencia de magnesio, con los consiguientes efectos nocivos en la presión.

Una cosa es segura: la tensión provoca muchas veces comportamientos (como comer o beber demasiado) que no sólo son malos para nuestra presión arterial, sino para nuestra salud en general.

Sin embargo, el potasio es útil incluso en las hipertensiones cuya causa pudo ser la tensión. Esto lo apoya el descubrimiento de que a las personas con presión normal cuya dieta es rica en potasio no les sube mucho la presión cuando están sujetas a tensión mental, como le sucedió a las personas de un grupo de control con una dieta "normal".

Tal vez la principal contribución de la tensión a la hipertensión es que muchas veces nos hace comer demasiado.

LA MEDITACIÓN

El papel de la tensión psicológica no está claro. Con todo, se ha informado que la meditación y la relajación son eficaces para bajar la presión sanguínea a la larga. (La relajación baja de inmediato la presión sanguínea, de modo que es muy importante que uno se relaje por completo cuando le miden la presión, para evitar una lectura falsa y más alta. Si uno se aferra al brazo de la silla, las presiones sistólica y diastólica pueden aumentar más de 20 mm Hg. Incluso si uno habla tranquilamente mientras le toman la presión, la lectura se eleva aproximadamente 5 mm Hg.)

No cabe duda de que la práctica de la meditación puede ayudar a bajar la presión alta. Sin embargo, todavía no hay pruebas de que pueda bajar los niveles altos de insulina y normalizar los de colesterol, o que logre restablecer el equilibrio entre el potasio y el sodio de nuestras células.

BIORRETROALIMENTACIÓN

Hay pocas dudas de que, con la capacitación adecuada, la biorretroalimentación baja la presión sanguínea. Hace siglos que los yoguis conocen la potencia del cerebro (algunos dirán que de la mente) para controlar las funciones básicas del cuerpo, como el pulso y la presión sanguínea.

Pero esta sólo es otra forma de regular o controlar la presión sanguínea. De hecho, la biorretroalimentación no produce los efectos nocivos de los fármacos, pero, como éstos, es una manera de tratar el síntoma, no de curar el problema original. No hay pruebas de que la biorretroalimentación repare el desequilibrio de la célula, que es la causa primaria de la hipertensión.

COMPULSIÓN POR EL TRABAJO

Se ha dicho que los trabajadores compulsivos tienen la presión más alta que la presión promedio, si bien esto es difícil de precisar. En mi opinión, la buena salud es resultado del equilibrio entre el trabajo y el solaz, y entre el sodio y el potasio. Necesitamos el yin y el yang. Debemos trabajar para vivir y para tener la sensación de plenitud, pero también es importante reír y disfrutar de la vida.

EL CLIMA

Se ha dicho que el clima surte un efecto en la presión sanguínea. Por ejemplo, en un extenso estudio de las presiones de algunos adultos que vivían en Inglaterra, se notó que su presión sanguínea era significativamente más baja cuando se medía en el verano que cuando se medía en el invierno. Supuestamente esto se debía en parte a la menor resistencia al flujo sanguíneo resultante de la vasodilatación de la piel durante el verano, pero también pudo deberse en parte a que en verano se consumen más frutas y verduras frescas, que son ricas en potasio.

Para conservar la perspectiva de las cosas, uno de los grupos que consumen poco sodio y mucho potasio, y que siempre tienen la presión baja, es el de los esquimales de Groenlandia, donde el clima es frío incluso en verano.

RESUMEN

Son muchos los caminos que llevan a la hipertensión primaria. Los más frecuentados son el déficit de factor K en la dieta, la falta de ejercicio y la obesidad. Otros caminos son los déficits de magnesio y calcio en la dieta, y también el exceso de alcohol. Por su parte, los fumadores que ya padecen de hipertensión aumentan en buena medida sus probabilidades de sufrir una embolia o un ataque cardiaco.

Así pues, mucho es lo que podemos y debemos hacer para bajar nuestra presión alta o para prevenirla. Tomando en cuenta los testimonios presentados aquí, debiera ser obvio que se necesita un tratamiento total u holístico. Para tener éxito verdaderamente, debemos controlar nuestro peso, hacer ejercicio con regularidad y, lo más importante, consumir alimentos cuyo factor K sea superior a 4.

RESUMEN: SEGUNDA PARTE

Por el momento, hay abundantes testimonios de que el único tratamiento que puede restablecer la salud es el de la corrección de los malos hábitos, partiendo de una buena nutrición. Repasemos ahora lo que hemos aprendido:

1. La comparación de las culturas aborígenes con las culturas modernas muestra que la hipertensión se debe a nuestros hábitos modernos. Como señaló el Grupo de Trabajo del Programa Nacional Educativo sobre Presión Arterial Alta, de Estados Unidos, las tendencias comunes de que con la edad suba la presión sanguínea y aumente la prevalencia de la hipertensión, *no* son producto del proceso de envejecimiento, sino que esencialmente se deben a

   una ingestión de sodio alta, varias veces superior a nuestras necesidades fisiológicas, al sobrepeso, a la inactividad física, al consumo excesivo de alcohol, y a la ingestión deficiente de potasio.

   En otras palabras, la hipertensión puede prevenirse si se evitan la obesidad, la vida sedentaria, el exceso de alcohol, y la dieta baja en potasio y alta en sodio (o sea, con un factor K bajo).

2. Los estudios de diferentes culturas, los experimentos en que se aumenta el potasio en la dieta, y lo que sabemos de la célula, indican que la hipertensión es consecuencia de un desequilibrio entre el potasio y el sodio de nuestro cuerpo. Las evidencias indican que este desequili-

brio, a su vez, se debe a una dieta con un factor K deficiente. La obesidad y la vida sedentaria producen en el cuerpo cambios que pueden aumentar los efectos de una dieta deficiente en factor K. El alcohol y el tabaquismo empeoran las cosas.

3. Para no complicar este asunto, debemos recordar que la mayoría de los vegetarianos (que obtienen potasio de las frutas y las verduras) no sufren de hipertensión. Esto hace evidente que la principal causante de la hipertensión es la nutrición inadecuada.

Ahora hemos visto cinco líneas de evidencia en las que todo converge para indicar que la carencia del equilibrio adecuado entre el potasio y el calcio que hay en el cuerpo es el factor fundamental que produce la hipertensión primaria. Esta falta de equilibrio entre el potasio y el sodio se debe a los malos hábitos característicos de los modernos países industrializados, que aparecen por primera vez en cien mil años de evolución humana: es decir, se debe a la dieta con factor K bajo, a la falta de ejercicio y a la obesidad. Las personas que heredan sistemas reguladores especialmente resistentes no son hipertensas, pero las que no heredan el margen de protección extra contra el error, sí se vuelven hipertensas. Además, cuando el resto de nosotros adquiere estos malos hábitos, la presión sube por encima del rango necesario para la buena salud. Las líneas de evidencia muestran que:

1. La presión alta no es el único problema y posiblemente tampoco es el problema principal. Muchas personas con hipertensión primaria, además de tener la presión alta, tienen alteraciones en el colesterol de la sangre, en el metabolismo de los carbohidratos, y niveles altos de insulina. Estos efectos están interrelacionados y probablemente se deben en parte a una reacción anormal de las células del cuerpo a la insulina, que se presenta en las personas hipertensas. Se ha demostrado que la respuesta anormal a la insulina ("resistencia a la insulina") ocurre como consecuencia de la deficiencia de potasio en el cuerpo.

2. En la membrana superficial de nuestras células hay un mecanismo, llamado bomba de sodio y de potasio, que intercambia el potasio por el sodio. Para el funcionamiento normal de esta bomba se necesita que haya una cantidad normal de potasio en el cuerpo. Al mantener bajo el sodio en la célula, la bomba proporciona indirectamente la energía necesaria para que el calcio y el ácido se mantengan fuera de la célula.

Cuando se frena el funcionamiento de la bomba de sodio y potasio, no sólo sube el sodio que se encuentra en las células (como se explicará en el capítulo 15), también baja el potasio. Debido a ambos efectos, disminuye la energía de la "batería de sodio". Si esto sucede en las células que constriñen las arteriolas, se produce un aumento de calcio en la célula, con lo cual estas arteriolas se estrechan más y se eleva la presión arterial.

Probablemente los niveles altos de insulina en la sangre y de angiotensina II, que con frecuencia se presentan con la hipertensión, explican el aumento de actividad de la bomba de intercambio de Na^+/H^+, y el resultante aumento de pH en las células de las personas hipertensas. Este aumento de pH (o disminución de ácido) puede ayudar a que crezcan las células de los músculos lisos, y probablemente cause la estructura anormal de las arterias de las personas hipertensas.

3. El hecho de que la hipertensión primaria *no exista en algunas sociedades* no se debe a la herencia genética de dichas sociedades, sino a su manera de vivir. El estudio de las dietas de los grupos que no padecen hipertensión revela que todas tienen un factor K alto.

4. Desde 1904 y 1928, algunos médicos pioneros han demostrado repetidamente que al aumentar el factor K en la dieta puede normalizarse la presión sanguínea, a veces incluso cuando la hipertensión es severa. Los experimentos con animales demuestran también que al aumentar el factor K en la dieta suele bajar la presión sanguínea y, lo que es mucho más importante, pueden reducirse las embolias y las muertes concomitantes, *aunque* la presión sanguínea siga elevada. Se ha encontrado que esto es así tanto en los seres humanos como en los animales con los que se han efectuado experimentos. Además, incluso las personas que supuestamente tienen la presión normal, que de hecho es más alta que la óptima, corren mayor riesgo de sufrir embolias y cardiopatías vasculares.

5. Los testimonios indican que no sólo el factor K bajo en la dieta, sino también la obesidad y la falta de ejercicio, que provocan cambios hormonales, alteran la actividad normal de la bomba de sodio y potasio, y con esto se pierde el equilibrio entre el potasio y el sodio. Estas alteraciones provocan cambios en las arteriolas que las hacen más propensas a constreñirse y a aumentar la actividad del sistema nervioso simpático (parecido al de la adrenalina), el cual le indica a estas arterias que se constriñan.

Varios factores contribuyen a la hipertensión primaria de quienes han heredado la tendencia. Hay muchas maneras de alterar el equilibrio entre el potasio y el sodio del cuerpo: no sólo con una dieta que tenga un factor K deficiente; también intervienen la obesidad, la falta de ejercicio y otros factores, como el magnesio contenido en la dieta, y probablemente el calcio. No obstante, ante las pruebas con que ahora contamos, reconocemos que los elementos más importantes son el factor K, la obesidad y la falta de ejercicio. Desde un punto de vista práctico, la clave está en darse cuenta de que *uno* puede controlar todos estos factores. El lector puede, junto con su médico, hacerse cargo de su vida, de manera que su cuerpo recupere la salud y se reduzcan los peligros de la presión alta.

Nadie dice que todas estas ideas se hayan comprobado más allá de toda duda (nada en la ciencia se comprueba *más allá de toda duda*). Pero, a estas alturas, ya no cabe ninguna duda razonable de que en la hipertensión interviene mucho más que la presión alta. Más todavía, en tanto que ninguna línea de evidencia es definitiva por sí sola, es notable que todas apunten a la misma conclusión. Esto es congruencia. Donde quiera que uno mire hay pruebas sólidas, o por lo menos sugerentes, de que el intercambio de sodio y potasio que efectúa la bomba respectiva interviene en la hipertensión. Cuando vemos que un mismo patrón se repite una y otra vez, es buena señal de que refleja hasta cierto punto la verdadera situación.

Si bien todavía nos queda mucho que aprender, ahora comprendemos bastante bien cómo funcionan estos factores para darnos cuenta de que, cambiando nuestros malos hábitos, podemos revertir e impedir el desequilibrio que hay en las células del cuerpo, y que produce la hipertensión primaria.

Entre tanto ¿qué prefiere el lector: una terapia a base de dieta y ejercicio, u otra a base de fármacos? Las pruebas de que ambas reducen las muertes causadas por embolias son claras. Pero en el caso de la nutrición, nada indica que cause el menor daño.

Los fármacos sólo afectan algunas de las *consecuencias* de este desequilibrio, como la retención del sodio, la mayor actividad del sistema nervioso simpático, el movimiento del calcio, o la producción de angiotensina, pero no corrigen el desequilibrio que hay en el fondo. De manera que no sorprende que dos estudios sugieran que en el caso de los hipertensos limítrofes, el tratamiento con fármacos agresivos, sobre todo con diuréticos de thiazida, puede *aumentar* la mortandad. Muchos tratan de refutar estas pruebas. Pero, aunque puede que estos estudios no sean totalmente definitivos, el peso de la prueba parece recaer en quienes sostienen que el tratamiento preferido es el medicamentoso.

No podemos cambiar nuestra herencia. Empero, si consideramos los testimonios de esta sección, nos daremos cuenta de que los cambios que se presentan con la hipertensión primaria, como los niveles anormales de sodio y potasio, y de insulina y colesterol, pueden revertirse aumentando el factor K en la dieta, haciendo el ejercicio adecuado, y deshaciéndose del sobrepeso. Por ello, las personas que padecen hipertensión primaria pueden hacer que sus cuerpos recuperen su funcionamiento normal. Por otro lado, si los demás tomamos las mismas medidas, puede que reduzcamos nuestras probabilidades de volvernos hipertensos.

En la siguiente sección analizamos cómo hacerlo.

Advertencia: Si el lector tiene la presión alta durante mucho tiempo, puede sufrir algunos cambios secundarios que se mencionan en la Sexta Parte, y que pueden hacer que la presión alta sea irreversible. Esto destaca la importancia de detectarla a tiempo, cuando apenas se inicia, y tratarla, además de la importancia de *prevenirla*.

TERCERA PARTE

EL
PROGRAMA

Entre los factores de nuestros hábitos [que llevan a la hipertensión] están la ingestión alta de sodio, el consumo excesivo de calorías, la inactividad física, el consumo excesivo de alcohol, y la ingestión deficiente de potasio... Entre las metas de la campaña debe incluirse fomentar el consumo de alimentos con bajo contenido de sodio y de calorías, y alto contenido de potasio, y fomentar también la actividad física y la moderación en el consumo de alcohol.

Del Informe de 1993 del Grupo de Trabajo
para la Prevención de la Hipertensión, auspiciado por el
Instituto Estadounidense del Corazón, los Pulmones y la Sangre.

En otras palabras, el primer paso para prevenir la hipertensión (y yo añadiría que para tratarla) debería ser el consumo de alimentos ricos en potasio y pobres en sodio (que tengan un factor K alto), hacer ejercicio para prevenir el sobrepeso, fomentar la actividad física y el consumo moderado de alcohol.

La meta fundamental del programa de cuatro pasos que se esboza en esta parte del libro no es *sólo* bajar la presión, ni *sólo* disminuir los números que se leen en el aparato con que se toma la presión sanguínea, sino disminuir de manera significativa las embolias, las cardiopatías vasculares, y otros daños resultantes de la hipertensión (y a la larga eliminarlos). No nos proponemos tratar sólo parte del problema (la presión arterial) sino, lo que es mucho más importante, permitir que el cuerpo recupere su funcionamiento normal, con lo que aumentarán nuestras expectativas de vida y aumentará nuestra sensación de bienestar. El propósito del programa de cuatro pasos es ayudar al lector a estar sano; a sentirse sano, y a vivir todos los años que le corresponden.

ES SENCILLO

Este programa no es rígido. No exige que el lector se aparte de muchas de las cosas que le gustan ni que coma alimentos que no le gustan, y seguirlo es más fácil que seguir cualquier otro programa no medicamentoso.

Sin embargo, si uno no entiende el programa, puede cometer algunos errores, con el resultado de que la hipertensión no se trata con éxito.

Una vez que se comprenden los sencillos principios que aquí se explican, el programa se sigue con relativamente poco esfuerzo y no tarda en volverse una especie de segunda naturaleza para uno. En particular, no nos sorprendería que, en unos cuantos años, la mayoría de los estadounidenses elijan sus alimentos y los preparen con base en estos principios, y que hagan más ejercicio.

USTED ES QUIEN DECIDE

Si bien es esencial que el lector consulte a su médico, debe darse cuenta de que, en todo caso, *cada quien es responsable de su salud personal*. Nada puede mantenerlo a uno en forma: ni el gobierno, ni las aseguradoras, ni los médicos, ni la tecnología moderna, ni los programas para los trabajadores. Sólo *uno* puede hacerlo. De manera que hágase cargo de su salud. Usted es el único que vivirá (o dejará de vivir) con los resultados.

LOS CUATRO PASOS

Lo que sigue es un breve esbozo de los cuatro pasos de nuestro programa. Cada paso se describe con más detalles en esta parte del libro. Es decir que el Paso 1 se describe en el capítulo 9, el Paso 2 en el capítulo 10, y así sucesivamente.

Todos estos pasos están relacionados y funcionan juntos. Para dar sólo un ejemplo: su peso llegará a su nivel adecuado (Paso 4) con más facilidad si usted consume alimentos del tipo adecuado (Paso 2) y hace ejercicio con regularidad (Paso 3).

PASO 1: CONSULTE A SU MÉDICO

Primero, consulte a su médico para que le haga un examen completo. De hecho, es necesario que le tomen la presión por lo menos en tres ocasiones antes de determinar si la tiene alta. Aunque su presión sea normal, debe verificársela periódicamente, por lo menos una vez al año, sobre todo si sus padres u otros parientes cercanos son hipertensos.

Si usted tiene la presión alta, necesita que le hagan pruebas relacionadas con las alteraciones específicas de la enfermedad que provoca la hipertensión. También necesita una prueba del funcionamiento de su riñón. Antes de que emprenda nuestro programa, debe descartar la posibilidad de padecer algún otro malestar secundario. Este malestar, que aflige al 5% de los hipertensos, muchas veces requiere de un tratamiento muy especial y puede significar que este programa no sea para usted.

Sin embargo, una vez que usted confirme que pertenece al grupo del restante 95%, puede dar los otros pasos del programa. Necesitará la cooperación de su médico. Si está sometido a un tratamiento farmacológico, necesita asesoría profesional para saber si debe suspenderlo, y cuando y cómo hacerlo. Además, su médico puede ayudarle a decidir qué tipo de ejercicio le conviene, y cuánto (Paso 3). Por último, usted y su médico deben supervisar su progreso con nuestro programa.

PASO 2: COMA BIEN

Necesitamos alimentos ricos en potasio y pobres en sodio; en otras palabras, alimentos con un factor K alto.

Para esto, en realidad no tenemos que sacrificar muchas de las cosas que nos gusta comer ahora. La clave no es tanto lo que comemos, sino *cómo lo preparamos*. Debemos comprar los alimentos adecuados en el mercado, y evitar un par de errores frecuentes al prepararlos en casa. En realidad, usted puede encontrar una forma de comer adecuada y normalizar su presión. Ya veremos cómo, con el plan de comidas del capítulo 10.

El factor K de la dieta se puede aumentar naturalmente comiendo más cereales enteros, productos lácteos no grasos, y verduras y frutas frescas, y comiendo menos alimentos procesados, preparados, salados, y, en general, alimentos que llevan sal añadida para darle sabor. En el capítulo 13 se encuentra una tabla para saber elegir los alimentos que tienen factor K alto.

También hay que eliminar la sal en la cocina y en la mesa, y usar sustitutos de sal que contengan potasio. El lector descubrirá que no es difícil seguir comiendo casi todo lo que a uno le gusta y con todo tener en la dieta un factor K superior al nivel mínimo de 4.

Asimismo hay que incluir en la dieta las cantidades adecuadas de calcio y potasio, que se encuentran en los productos lácteos (de preferencia no grasos y sin sal), las nueces, los cereales enteros, los frijoles y las verduras de hoja verde.

Por último, hay que disminuir la cantidad de grasa contenida en la dieta, para que no represente más del 20% de las calorías totales. Y este 20% debe ser sobre todo de grasas poliinsaturadas, como son los aceites vegetales líquidos.

PASO 3: EL EJERCICIO

Para algunas personas, basta el ejercicio para que se normalice su presión. La combinación de comer bien y hacer el ejercicio adecuado no sólo puede normalizar la presión y ayudar a evitar los ataques cardiacos; también mejora la calidad de la vida.

El ejercicio, sobre todo del tipo aeróbico, produce cambios en las hormonas de la sangre, los que equilibran el potasio y el sodio de las células, y a su vez ayudan a bajar la presión.

Asimismo, para la mayoría de las personas, el ejercicio es importante o necesario para mantener el peso normal. Hacer ejercicio aunque sólo sea tres veces a la semana puede marcar una notable diferencia.

PASO 4: PERMITA QUE SU CUERPO ENCUENTRE SU PESO CORRECTO

Sencillamente, no se pase de peso. Muchas veces perder el exceso de peso basta para normalizar la presión.

La obesidad provoca cambios en el nivel de las hormonas de la sangre que regulan el intercambio de potasio y de sodio en el cuerpo. Este hecho se ha utilizado para explicar que con la obesidad aumentan las probabilidades de llegar a tener la presión alta.

Una de las ventajas secundarias del paso 2, que es una dieta de mucha fruta, verdura y cereales (rica en factor K), es que al mismo tiempo es baja en grasas. Dado que la grasa tiene más del doble de calorías que el mismo peso de carbohidratos o de proteínas, una dieta con abundantes frutas, verduras y cereales también nos ayuda a mantenernos en peso. Las frutas, las verduras y los cereales son además ricos en fibra, que es necesaria en una dieta sana, y que previene algunos tipos de cáncer.

La pérdida del peso excesivo y la conservación del peso normal son consecuencias de la buena nutrición (Paso 2) y del ejercicio (Paso 3). Sin embargo, para que el *equilibrio* entre la nutrición y el ejercicio sea eficaz, debe ajustarse adecuadamente. El concepto moderno del punto fijo, que se tomó prestado de la teoría del control de sistemas, permite comprender este equilibrio y se analiza en el Paso 4.

OTRAS COSAS QUE PUEDE HACER EL LECTOR

Si el lector cambia los hábitos que son perjudiciales para su salud general, esto también puede ayudarle a normalizar su presión.

Por ejemplo, evite el consumo excesivo de alcohol. Si bebe mucho aumentan sus probabilidades de que le suba la presión. También disminuya o, mejor todavía, elimine el tabaco. Si ya padece de hipertensión, al fumar hace que los ataques cardiacos y otras consecuencias de la presión alta sean mucho más probables.

Por último, disminuya los efectos de la tensión. Si bien la tensión no es una de las principales causas de la presión alta, sí puede empeorarla. Tal vez el aspecto más importante de la tensión es que puede conducirnos a comportamientos como comer demasiado, fumar o abusar del alcohol, todo lo cual contribuye a la presión alta.

RESUMEN

Nuevamente deseamos hacer hincapié en que la *meta* de este programa no es sólo bajar la presión, sino corregir el desequilibrio del cuerpo que ocasiona este problema en primer lugar. Esto *hará que el lector viva más también*, y, lo que es especialmente importante, *que se sienta más sano a través de los años*.

No se desaliente si la presión no le baja de inmediato con este programa. Persevere. Probablemente para que su presión reaccione con este programa habrán de pasar algunas semanas, o tal vez algunos meses, sobre todo si ha padecido la hipertensión por varios años. Recuerde que aunque los medicamentos bajen la presión no siempre significa que la vida mejore o se prolongue. Por otra parte, las evidencias de los experimentos efectuados tanto en animales como en personas indican que incluso si sus vasos sanguíneos han resultado tan dañados que la presión no le baja, este programa de todas maneras puede prolongarle la vida. De manera que siga con el programa aunque no le baje la presión. Después de todo, lo que realmente le interesa a uno es sentir bienestar y vivir mucho tiempo sano.

Podemos volver a cargar el dado: podemos cambiar las probabilidades del sufrimiento o morir de presión alta.

A fin de cuentas, uno es el verdadero responsable de su salud. Para mantenerse en este programa, supervise su propio progreso, utilizando la tabla de la Cuarta Parte.

CAPITULO 9

PASO 1: CONSULTE A SU MÉDICO

El primer paso que el lector debe dar es el de consultar a su médico.

De ninguna manera dé ninguno de los pasos de este programa antes de ello. Los resultados pueden ser desastrosos. Su médico necesita examinarlo para verificar que en realidad tiene alta la presión, y, si así es, para determinar de qué tipo de presión alta se trata.

Luego, si su médico descarta algunos tipos de hipertensión, debe hacer lo siguiente:

- Aconsejarlo sobre los cambios que debe hacer respecto de los fármacos que pueda usted estar tomando ahora.

- Evaluar el riesgo de cardiopatías de las coronarias para determinar el tipo y cantidad de ejercicio que puede hacer con seguridad.

- Supervisar el progreso que logra con nuestro programa completo.

HÁGASE UN EXAMEN FÍSICO COMPLETO

Hágase un examen físico completo. Su médico habrá de evaluar cuidadosamente su presión y le hará exámenes para detectar las consecuencias de determinadas enfermedades relacionadas con la presión alta. Para ver el cuadro completo, tendrá que hacerle pruebas específicas y deberá verlo con regularidad.

¿TIENE USTED ALTA LA PRESIÓN?

Su médico habrá de medirle la presión en tres ocasiones, mientras usted está relajado, sin hablar, por lo menos dos veces en cada consulta, y por lo menos una vez en los dos brazos. La razón de estas tres visitas es que con frecuencia tanto la presión diastólica como la sistólica bajan espontáneamente, a lo largo de las visitas, a medida que el paciente se acostumbra a este procedimiento. Por esto, un editorial aparecido en 1986 en el diario *Hypertension*, recomendaba que cuando la presión diastólica inicial está arriba de 90 mm Hg, la presión sanguínea debe medirse por lo menos en dos ocasiones más durante las siguientes cuatro semanas. Si durante este tiempo la presión diastólica cae por debajo de 90 mm Hg, se recomienda que posteriormente se tomen medidas cada tres meses durante un año. En el Informe de 1993 del Comité Colectivo Nacional se hacen recomendaciones parecidas.

Según los informes de 1984, 1988 y 1993 del Comité Colectivo Nacional, uno tiene presión alta, o hipertensión, cuando su presión sistólica es superior a 140 mm Hg o su presión diastólica es superior a 90 mm Hg. Pero recordemos que las estadísticas de las aseguradoras muestran que una presión diastólica superior a 80 en realidad es perjudicial.

¿QUÉ TIPO DE PRESIÓN ALTA ES LA SUYA?

Una vez que su médico haya verificado que usted es hipertenso, habrá de tomar en cuenta otras enfermedades que pueden haberle causado la hipertensión, registrando ampliamente su historial médico y efectuándose algunos exámenes, incluyendo los de riñón y de corazón.

Si bien la presión alta es mala, también es un síntoma o señal del funcionamiento anormal del cuerpo. Aunque el funcionamiento anormal del cuerpo casi siempre es causado por un desequilibrio de la nutrición, como el factor K bajo, o por una deficiencia de calcio en los alimentos que comemos, a veces (en menos del 5% de los casos) indica otras enfermedades, por ejemplo renales, o algún tumor en las glándulas suprarrenales. Cuando la presión alta se debe a otra enfermedad, se llama *hipertensión secundaria*. Antes de que usted inicie nuestro programa, su médico necesitará descartar la posibilidad de que padezca hipertensión secundaria.

Hipertensión secundaria

La hipertensión secundaria es causada por estas enfermedades:

- Enfermedad renal
- Estrechamiento de la arteria que va al riñón
- Aldosteronismo primario
- Tumor secretor de renina
- Síndrome de Cushing
- Hiperplasia adrenal congénita
- Estrechamiento de la aorta

- Feocromocitoma

- Terapia con anticonceptivos o con estrógenos

- Reacción a los supresores del apetito

- Reacción a los descongestionantes

- Rigidez de las arterias debido a la aterosclerosis

- Filtración de la válvula cardiaca aorta

- Bloqueo de las señales eléctricas entre las cámaras superiores (atrios) e inferiores (ventrículos) del corazón

- Alteraciones que implican mayor salida de sangre del corazón, incluyendo tirotoxicosis

- Anemia severa

Las últimas cinco enfermedades se caracterizan por el aumento de la presión sistólica y por ello a veces se llaman hipertensión sistólica.

Debemos subrayar que el programa de este libro no ayuda a las personas cuya presión alta se debe a la hipertensión secundaria. Cada una de las causas posibles de este tipo de hipertensión requiere de un diagnóstico y un tratamiento específicos, que puede incluir la cirugía.

La hipertensión primaria

Sin embargo, la gran mayoría de las personas hipertensas, que son más del 95% de los casos, tiene hipertensión primaria (o esencial, como puede que la llame su médico).

Si su médico determina que usted no tiene hipertensión secundaria, entonces pertenece al otro 95%, que tiene hipertensión primaria. Y este libro ha sido escrito para usted, para sus hijos y para su médico. Este libro indica cómo con unas modificaciones sencillas y seguras en algunos de sus hábitos, sobre todo en lo que come y cómo lo prepara, puede bajar su presión y recuperar su salud, o, antes que nada, impedir que llegue a tener presión alta.

Si tiene alta la presión arterial debería hacer algo al respecto, porque sus probabilidades de morir han aumentado de manera significativa, o en el promedio, se han duplicado, comparadas con las de la gente de su misma edad con presión normal.

Por fortuna, la hipertensión primaria puede normalizarse prestando atención al factor K de su dieta.

COLABORE CON SU MÉDICO

Si bien es esencial que consulte a su médico, debe darse cuenta de que, en el análisis definitivo, usted es el responsable de su salud. Cuando se trata de medicina preventiva (e impedir que usted sufra una embolia o un ataque cardiaco es medicina preventiva), los miembros de la profesión médica sólo podemos proporcionar información. *Es usted quien debe ponerla en práctica.*

Muchos médicos, así como muchos que no lo son, se dan cuenta de que para tener salud y conservarla, la relación normal que hay entre el médico y su paciente debe transformarse en la colaboración del médico con su socio. Para que esto funcione, el paciente necesita hacerse más responsable, y el médico necesita tratar al paciente como a un colaborador.

Sugerimos que lleve este libro a su médico y le pida su cooperación. Si su médico no coopera, esto es, si no toma en cuenta el tratamiento con el factor K, busque a otro, o a un tercero.

A fin de facilitar la colaboración entre el médico y su colaborador, en el resto de este capítulo se le proporcionará esta información:

- Una idea de lo que debe esperar cuando visite a su médico

- Algunas advertencias oportunas acerca de la suspensión de la terapia medicamentosa que pueda usted seguir en este momento

- Información sobre la evaluación del riesgo de hacer ejercicio

- Sugerencias para que evalúe sus progresos con nuestro programa

QUÉ ESPERAR CUANDO VISITE A SU MÉDICO

En la sección titulada "¿Tiene alta la presión?" analizamos las mediciones de la presión que debe tomarle su médico. Pero su médico necesita hacerle algunas otras pruebas: en particular, ha de descartar que su hipertensión sea secundaria. Por ejemplo, debe efectuarle:

- Análisis rutinarios de orina

- Prueba de hemoglobina y de hematocritos

- Análisis de los niveles de potasio, glucosa y colesterol en el suero (total y HDI), niveles de triglicéridos, de creatinina, de ácido úrico y de insulina en el suero.

- Electrocardiograma

Es posible que deba ayunar antes de que le hagan las pruebas para el nivel de glucosa en el suero.

Además, puede que su médico desee tomarle rayos X del pecho y tal vez desee hacerle la prueba llamada pielograma intravenoso, para ver si tiene obstruido el tracto urinario, que provoca enfermedades de los riñones. Puede que le hagan otras pruebas diagnósticas, dependiendo de los resultados de estas pruebas, de su historia médica y de su examen físico.

CAMBIOS EN LA TERAPIA FARMACOLÓGICA

Los medicamentos sólo pueden suspenderse bajo la supervisión de su médico. NUNCA SUSPENDA NINGÚN FÁRMACO DE REPENTE.

Hay que hacer hincapié en esto. Cualquier cambio repentino puede ser peligroso. Por ejemplo, si se suspende de repente la clonidina, se precipita el rebote de la hipertensión. Si usted padece de angina, al suspender de repente los betabloqueadores puede precipitar los ataques de angina.

Una nota de precaución sobre los diuréticos retensores de potasio: si está tomando este tipo de diuréticos, consulte con su médico la posibilidad de practicar el programa del factor K al mismo tiempo que toma estos fármacos. En todo caso, en tanto se efectúan más investigaciones, no tome píldoras que contengan potasio ni sustitutos de sal con potasio, mientras toma diuréticos retensores de potasio.

HÁGASE UN CHEQUEO ANTES DE EMPEZAR SU PROGRAMA DE EJERCICIOS

Antes de empezar un nuevo programa de ejercicios (Paso 3) o de hacer cualquier cambio en los ejercicios que ya está practicando, que su médico le mida el colesterol y, si es posible, los triglicéridos de la sangre.

En realidad debe hacerse una prueba de tensión o estrés si:

- Usted tiene más de 40 años

- Su nivel de colesterol en la sangre es superior a 200 mg/ml

- Tiene por lo menos otro factor importante de riesgo de cardiopatías de las coronarias: (a) está o ha estado seriamente pasado de peso, (b) fuma cigarrillos, (c) padece diabetes mellitus, o (d) en su familia hay antecedentes de cardiopatías de las coronarias a los 50 años de edad

- Su presión sanguínea está arriba de 145/95

- Ha padecido enfermedades cardiovasculares, de los pulmones o del metabolismo

Es conveniente que le hagan un chequeo aunque todavía no cumpla 40 años.

Al hablar de la "prueba de estrés" no me refiero al Test Maestro de Dos

Pasos, sino a una prueba de varias fases en el que se emplea una caminadora o una bicicleta estacionaria. En la prueba de varias fases se le puede tomar el electrocardiograma (ECG) y la presión continuamente mientras usted hace ejercicio, y conforme se aumenta el nivel del ejercicio.

Un ECG es un registro de la actividad eléctrica del corazón. Puede que ya le hayan tomado uno en reposo. Si su ECG en reposo muestra actividad eléctrica anormal, necesita consultar seriamente a su médico sobre la posibilidad de empezar un programa de ejercicios, y cómo empezarlo. El ECG puede indicar si la cardiopatía de las coronarias le ha provocado a su corazón algún problema.

Sin embargo, muchas veces los ECG no muestran señales de las enfermedades de las coronarias, y de este modo no garantizan que no esté usted a punto de sufrir un ataque cardiaco. Por otra parte, es mucho más probable que las anomalías del ECG aparezcan durante el ejercicio, de manera que un ECG bien efectuado (las prueba de estrés) ofrece mucho mejores evidencias. En el capítulo 11 analizamos con más atención el valor y las limitaciones de la prueba de estrés con una caminadora. Esta prueba de estrés da además una idea de cuánto ejercicio de alto impacto puede hacerse sin correr riesgos. Digamos que su ritmo cardiaco sube a 150 y que su registro eléctrico (ECG) es normal. Si bien esto no es ninguna garantía, es una indicación de que en tanto el ritmo de su corazón no pase de 150 mientras hace ejercicio, no es probable que sufra un ataque cardiaco.

Desgraciadamente, tampoco el ECG que se toma durante el ejercicio es infalible. Los depósitos de colesterol pueden obstruir dos terceras partes de sus arterias coronarias y no obstante pasar la prueba del estrés, sobre todo si no se efectúa según las pautas del Colegio Americano de Medicina del Deporte. Sin embargo, entre los métodos sencillos y seguros, es el mejor que tenemos para evaluar la salud de su corazón. Tal vez recuerde al gurú de las carreras, Jim Fixx, que murió cuando corría. Si hubiera seguido el consejo de que le hicieran una prueba de estrés, hay buenas probabilidades de que seguiría trotando despacio, o por lo menos caminando. Fixx había estado pasado de peso durante un tiempo, y en su familia había antecedentes de problemas cardiacos. Estos dos factores aumentan las probabilidades de sufrir un ataque cardiaco.

Se aconseja la prueba del estrés sobre todo a las personas que nunca han hecho ejercicio con regularidad, para descartar la deficiencia de las coronarias antes de hacer cualquier ejercicio que no sea caminar.

Incluso si usted ha estado haciendo ejercicio con regularidad, debe hacerse una revaloración física cada año, o cada dos años. Y no le hará daño que le hagan una prueba de estrés de tiempo en tiempo, sobre todo si va a aumentar la cantidad de ejercicio.

REGISTRE SU PROGRESO

Para aumentar sus oportunidades de éxito, no sólo necesitará trabajar con su médico, sino que deberá supervisar su propio progreso. Para esto debe aprender a tomarse la presión como se explicará en el capítulo 13. Utilice la carta de progreso que aparece en la Cuarta Parte, y lleve un registro semanal de su presión arterial, su pulso matutino, la cantidad de ejercicio que hace, y el factor K de su dieta.

RESUMEN

Para cuidar de verdad su presión sanguínea, debe tomar las riendas de sus hábitos y de su manera de vivir. Pero esto no puede hacerlo solo. Necesita información como la de este libro, y un consejero personal, un médico que lo conozca y conozca el estado de su salud, y que lo supervise. No puede hacerlo usted solo, pero tampoco puede hacerse sin usted.

Antes que nada hay que determinar si de verdad tiene la presión alta. Luego es vital que su médico descarte otras causas de la hipertensión, como pueden ser las que se enumeran como derivadas de la hipertensión.

Debe recibir asesoría médica antes de efectuar cualquier cambio importante en su dieta, en su ejercicio, o en su tratamiento con fármacos para la hipertensión o para cualquier otro padecimiento. Recuerde: *Nunca* suspenda ningún medicamento sin la supervisión de su médico, y nunca lo suspenda de golpe. Antes de empezar un programa de ejercicios, asegúrese de que lo evalúen adecuadamente; sobre todo, que le hagan correctamente una prueba de estrés durante el ejercicio.

Por último, siga las huellas de su progreso empleando las formas que proporcionamos en este libro.

CAPITULO 10

PASO 2: COMA BIEN

La dieta de nuestros remotos antepasados puede ser una referencia obligada para la nutrición humana moderna y un modelo de defensa contra algunos "malestares de la civilización".

Eaton y Konner

Disminuir el uso de sal de mesa, eliminar el exceso de peso, disminuir el consumo de alcohol y hacer ejercicio con regularidad, son los pasos recomendados por el Comité Nacional Colectivo en sus informes especiales de 1984, 1988 y 1993, y son esenciales para tratar la hipertensión primaria.

Pero ¿son suficientes?

La respuesta es no, porque no se dirigen a la necesidad del equilibrio dietético que heredamos de nuestros remotos antepasados: el equilibrio entre el sodio y otros elementos, como el cloruro, el magnesio, el calcio y sobre todo el potasio. La presión alta es en realidad un síntoma externo de un desequilibrio de las células del cuerpo. Al restablecer el equilibrio adecuado entre estos elementos (especialmente la proporción entre el potasio y el sodio, o factor K) normalmente baja la presión sanguínea, mejora la salud y aumentan las expectativas de vida **aunque la presión sanguínea no se normalice**.

Para restablecer este equilibrio, hay que comer alimentos más ricos en potasio que en sodio, y el factor K debe ser por lo menos de 4 (cuatro veces más potasio que sodio). Esto no tiene que ser muy difícil. Cuando el alimento viene directamente "del huerto" o "del anzuelo" tiene un factor K de 5 por lo menos. La dieta de nuestros remotos antepasados tenía un factor K de 16 aproximadamente. Las frutas y verduras sin sal generalmente tienen un factor de 20 por lo menos, y muchas veces de más de 100. Pero debido a los errores que todos cometemos al preparar nuestros alimentos, el factor K de la dieta normal de los estadounidenses es de 0.4: inferior a 1.

En este capítulo, que contiene la esencia del programa que recomendamos, vamos a ver que comiendo de una forma diferente sí se logra normalizar la presión alta, o por lo menos mejorar la salud y prolongar la vida. Como mostraremos, no hay que prescindir de muchos de nuestros platillos preferidos; siguiendo nuestras sencillas sugerencias para preparar los alimentos, el lector podrá cosechar los beneficios de nuestro programa con muy poco esfuerzo.

Empezaremos en el supermercado, donde hay que tomar decisiones importantes. Luego, cuando los alimentos adecuados ya estén en casa, mostraremos las mejores maneras de prepararlos para que tengan un factor K alto y el cuerpo pueda recuperar su equilibrio. Al final de este capítulo daremos algunas sugerencias sobre qué evitar y qué elegir cuando se come fuera.

CÓMO ELEGIR LOS ALIMENTOS EN EL SUPERMERCADO

¿Impone este programa una dieta rígida, como todas las demás dietas? ¿No tenemos ya suficientes limitaciones en nuestra vida? ¿Se espera que el lector se muera de hambre o que sólo coma alimentos insípidos?

De ninguna manera. Las sugerencias que hacemos aquí no sólo son buenas para el lector, sino que además son muy sabrosas. La Madre Naturaleza nos da en abundancia los alimentos que son mejores para nosotros, que tienen un factor K alto y que, además, en general son ricos en magnesio, bajos en grasas, sabrosos y sanos. De hecho, no hay que comer *nada que no nos* guste.

¿Es difícil creerlo? Al final de esta sección se incluye una lista de alimentos sabrosos y sanos que comprar. Pero primero deseamos presentar algunos sencillos principios de nutrición que le sirvan de pauta al lector.

En la mayoría de los casos, lo que hace daño no son los alimentos, sino cómo los preparamos. Esto quiere decir que podemos comer casi cualquier tipo de alimento que nos guste, con tal que en la planta procesadora (o en nuestra cocina) no se empobrezca su factor K.

El éxito o fracaso de nuestro programa empieza en el supermercado. Los siguientes puntos son la clave para elegir los alimentos que pueden bajarnos la presión sanguínea hasta normalizarla, para hacernos sentir mejor y vivir más tiempo. Hay que elegir

- Alimentos con factor K alto

- Alimentos con suficiente calcio y magnesio

- Alimentos con poca grasa

- Y evitar todos los alimentos preparados comercialmente a los que se les añade sodio

Al comprar alimentos, la clave está en elegir cereales enteros, verduras y frutas frescas, y productos lácteos *no grasos**. En cambio, hay que suprimir la mayoría de los alimentos procesados, enlatados, y productos como papas fritas o la "comida chatarra" (botanas comerciales, golosinas, etc.). Todo esto contiene demasiado sodio.

ELIJA ALIMENTOS CON FACTOR K ALTO

El primero de los cuatro puntos mágicos es comprar alimentos naturales cuyo factor K sea alto: verduras frescas (incluyendo papas), frutas frescas (no sólo plátanos), leche y yogur descremados o bajos en grasas, cereales (incluyendo arroz), pollo, pescado y carne magra: de hecho, casi cualquier alimento que no haya perdido su factor K alto al ser procesado comercialmente.

Las papas: el alimento perfecto

La humilde papa, que sale de la tierra, es excelente. ¿Por qué? La papa no sólo tiene una proporción de potasio a sodio de aproximadamente 130 a 1, o sea un factor K de 130; además, sólo el 1% de sus calorías es de grasa. La mala reputación de la papa es inmerecida. En general se cree que hace subir de peso, pero no es la papa en sí, sino la grasa en que se fríe, la salsa y la mantequilla en que se baña, y el copete de crema agria con que se adorna la papa al horno.

Se dice que la leche es el alimento perfecto, pero en realidad la papa es superior en varios aspectos. Por ejemplo, el factor K de la leche sólo es del 2.8%, y el 50% de las calorías de la leche entera son de grasa, a diferencia de las papas, que tienen un factor K de 130 y 1% de grasa.

La Tabla 3 muestra el porcentaje de vitaminas y minerales que recibiría una mujer adulta, comparado con la Ración Diaria Recomendada para la Dieta (RDRD) por la Academia Nacional de Ciencias, en el caso de que ingiriera sus 2000 calorías diarias sólo de leche (3/4 de leche entera o 6/4 de leche descremada) o sólo de 2 kilos de papas (11 papas medianas).

Una dieta sólo de leche entera sería deficiente en vitamina B_1, pero no una dieta de leche descremada con el mismo número de calorías, porque la leche descremada está enriquecida con vitamina B_1. Una dieta sólo de leche, ya sea

---

* Los llamados productos lácteos bajos en grasas pueden ser engañosos. La leche al 2 % tiene 98% sin grasa sólo porque la leche es en su mayor parte agua. En realidad, un vaso de leche al 2% contiene tanta grasa como dos pastelillos de mantequilla. Una comida o cena congelada que apareció hace poco se anunciaba como 98% sin grasa. Sin embargo, al estudiar su contenido, nos dimos cuenta de que también en este caso se debía a que la comida es en su mayor parte agua, y al contar el porcentaje de grasas a partir del total de calorías de este alimento en especial, "98% sin grasa", el contenido de grasa es del 28%.

TABLA 3

PORCENTAJE DE LA RDRD DE VITAMINAS Y MINERALES
QUE UNA MUJER ADULTA DEBE OBTENER DE LA LECHE O LAS PAPAS

VITAMINA O MINERAL	PORCENTAJE DE RDRD OBTENIDAS DE 3/4 DE L DE LECHE ENTERA	PORCENTAJE DE RDRD OBTENIDA DE 6/4 DE LECHE DESCREMADA	PORCENTAJDE DE RDRD OBTENIDA DE 4.6 LIBRAS DE PAPAS
Vitamina A	114	294	Vestigios
Vitamina B1	91	212	220
Vitamina B2	443	667	75
Niacina	23	36	282
Vitamina C	51	78	717
Calcio	443	876	24
Fósforo	384	725	175
Hierro	Vestigios	13	84*

* Para los varones sería del 151%

entera o descremada, sería deficiente en niacina, vitamina C y hierro. Una dieta exclusivamente de papas sería deficiente en vitaminas A y B2, en algunos aminoácidos esenciales, y en hierro (esto sólo es verdad en el caso de las mujeres).

La leche y la papa son realmente complementarias: cada una tiene en abundancia aquello de lo que carece la otra. Una combinación estupenda es una papa horneada acompañada de yogur bajo en grasas.

Otros alimentos con factor K alto

Las pastas (espaguetis, macarrones, fideos, lasaña) son excelentes, porque tienen poco sodio y poca grasa, y además son ricas en potasio, carbohidratos complejos y fibra. Puesto que debemos obtener la mayoría de nuestras calorías de los carbohidratos complejos, podemos comer pastas con la frecuencia que queramos, sólo cuidando los ingredientes de la salsa y sin añadir sal al agua en que se cuecen.

Todas las verduras tienen un factor K muy alto, igual que las legumbres: los frijoles pintos, bayos y negros, las alubias, el garbanzo, las lentejas y los chícharos secos. Una ventaja más de las legumbres es que son baratas y se guardan y conservan fácilmente.

De hecho, todas las frutas frescas son excelentes fuentes de potasio, no sólo el famoso plátano, sino las naranjas, toronjas, uvas, peras, piñas y ciruelas, y los duraznos, albaricoques y mangos. Recordemos que el estudio japonés citado en el capítulo 5 señalaba que seis manzanas diarias mantienen la presión normal y vuelven innecesario al médico. Las frutas secas, como los plátanos, las pasitas, las ciruelas, los dátiles, y los orejones de pera, de manzana, de chabacano y de durazno, son bocadillos prácticos que también se pueden cocinar.

Por fortuna, a algunos alimentos congelados no les agregan sodio y tienen la ventaja de que se podemos disponer de ellos de inmediato. De éstos, son magníficos los concentrados de jugos de frutas (el jugo de naranja tiene un factor K muy alto), y también las frutas y las verduras.

Cuando uno lee sobre nutrición, puede preocuparle que un plan que excluye casi todas las carnes rojas pueda ser deficiente en hierro, pero hay muchos otros alimentos ricos en este nutriente: los alimentos secos que acabamos de enumerar, y las semillas de girasol, las ostras y las almejas, los chícharos y los frijoles, la mayoría de los cuales tiene un factor K alto. También pueden tomarse suplementos multivitamínicos que contengan hierro. Puesto que las mujeres necesitan más hierro que los hombres, se recomienda que las premenopáusicas tomen suplementos de hierro a diario.

Es especialmente bueno el arroz, y más que nada el arroz integral y el silvestre, igual que la cebada, el trigo, el alforjón y el salvado. La harina, sobre todo la integral y la de papa, también es buena y puede cocinarse de muchas maneras.

Las palomitas son un tentempié insuperable si se prepara como describiremos más adelante. Hay que tener a la mano pechugas de pollo o de pavo y pescado magro (como filete de robalo, mero, salmón, cubera roja, halibut y lenguado); todo esto es muy bueno con tal que no se le añada sal, grasa, o salsas que contengan sodio. Los productos del mar son muy importantes. Dado que eliminaremos toda la sal de mesa, incluyendo la yodada, podríamos llegar a padecer una deficiencia de yodo. Los alimentos provenientes del océano son buenas fuentes de sodio. Por si fuera poco, también son ricos en ácidos grasos poliinsaturados "omega 3", que disminuyen los riesgos de padecer ataques cardiacos.

ELIJA ALIMENTOS CON SUFICIENTE CALCIO Y MAGNESIO

Los adultos necesitan por lo menos 400 mg de magnesio y 1000 mg de calcio diariamente, según la actual RDRD en Estados Unidos (Raciones Diarias Recomendadas para la Dieta por la Administración de Alimentos y Medicamentos de Estados Unidos, con base en el Informe de 1990 de la Academia Nacional de Ciencias). La RDRD para las embarazadas es de 1300 mg de calcio y 450 mg de magnesio. Algunos nutriólogos recomiendan hasta 1500 mg de calcio diario (sobre todo para las postmenopáusicas), 500 mg de magnesio para los adultos, y más todavía para las embarazadas y las ancianas. Hay testimonios de que la deficiencia de calcio o de magnesio puede contribuir al desarrollo de la hipertensión, sobre todo la relacionada con el embarazo.

El calcio se encuentra más que nada en los productos lácteos. La leche descremada o desgrasada y el yogur descremado, son excelentes fuentes de calcio con pocas calorías. También tienen un factor K relativamente alto (de cerca de 3). Sin embargo, hay que tener cuidado con el queso, al que generalmente se le agrega mucho sodio y contiene mucha grasa; el beneficio del calcio no vale la pena en este caso. Como dijimos antes, son aceptables el queso suizo sin sal (que se consigue en las tiendas naturistas y en algunos supermercados), el ricotta y el cottage seco. A muchas personas que no digieren la lactosa de la leche les sienta bien el yogur. Ahora puede uno encontrar leche sin lactosa en algunas tiendas.

Conseguir el magnesio necesario también es importante para prevenir y curar la presión alta. Por fortuna, los alimentos con factor K alto suelen tener buenas cantidades de magnesio también. Las nueces, los cereales enteros, los frijoles, los camarones, los plátanos y las verduras de hoja verde son fuentes de magnesio. Hay que moderarse con las nueces, porque contienen mucha grasa, pero está bien comerse unas cuantas, ya que algunas de sus grasas son insaturadas. Las castañas tienen poca grasa total.

ELIJA ALIMENTOS BAJOS EN GRASA

Puede que la grasa de la dieta no tenga un papel importante en la hipertensión, pero desde luego que lo tiene en el origen de la obesidad. En el capítulo 7 se revisa la relación de la obesidad (que con frecuencia es resultado del exceso de alimentos grasos) con la hipertensión.

Creemos que es importante disminuir el consumo diario de grasas en la dieta a no más del 20% de las calorías que se ingieren diariamente. Si bien esto no es ciento por ciento seguro, hay pruebas (que se analizan en el capítulo 8) de que con una dieta baja en grasas, y la mayoría de éstas poliinsaturadas (o sea, aceites vegetales líquidos) se puede bajar la presión arterial. Pero la principal razón para no consumir muchas grasas es prevenir los ataques cardiacos, la arterioesclerosis y el cáncer.

Un estudio de diez años que se efectuó bajo la dirección del Instituto Nacional Estadounidense del Corazón, los Pulmones y la Sangre, mostró claramente que al bajar el colesterol en la sangre (evitando el colesterol y las grasas saturadas de origen animal) disminuyeron en buena medida las probabilidades de sufrir ataques cardiacos u otras complicaciones causadas por la arterioesclerosis (depósitos de grasa en las arterias). Los estudios que efectuaron el doctor Denis Ornish y sus colegas demuestran claramente que con algunos nuevos hábitos, incluyendo bajar las grasas en la dieta, de hecho se puede revertir el daño de las coronarias. La Asociación Estadounidense para el Corazón (AHA: American Heart Association) recomienda que además de disminuir el colesterol en la dieta, disminuyamos nuestro consumo de grasas a no más del 30% de nuestras calorías totales. Sin embargo, a pesar de todos estos testimonios, los estadounidenses siguen obteniendo, en promedio, el 37% de sus calorías de la grasa de sus dietas.

Uno de cada dos varones estadounidenses tiene colesterol alto en la sangre (arriba de 200 mg de colesterol por 100 ml de sangre). La AHA recomienda a esta mitad de la población masculina que rebaje la ingestión de grasas al 25%, o incluso al 20%, y que más de la mitad de las grasas que ingiera sean poliinsaturadas, como las de los aceites líquidos de origen vegetal. Debido a todos los efectos nocivos de la grasa y a que no necesitamos mucha, nosotros pensamos que todos deberíamos fijarnos como límite máximo ese 20% de grasa.

La mantequilla, la crema ácida y la crema son casi exclusivamente grasa. Además, la mantequilla salada también tiene un alto contenido de sodio. De manera que estos tres productos deben evitarse en la medida de lo posible. Si a primera vista parece difícil, no hay que preocuparse, hay sustitutos de sal sanos y sabrosos.

No se necesita aceite para los aderezos de las ensaladas, como explicaremos más adelante en este capítulo. Pero quienes insistan en ponerle algo de grasa a sus aderezos deben utilizar aceites poliinsaturados. De los aceites de mesa, el de cártamo, que es ligero y agradable para los aderezos, es el más alto en grasas poliinsaturadas. Cómprelo en pequeñas cantidades y refrigérelo para que se conserve fresco. Para dar sabor de mantequilla, cocine con el aceite de soya con sabor a mantequilla. Búsquelo junto a las palomitas de maíz, en su abarrotería.

Los trastes antiadherentes pueden reducir o incluso eliminar la necesidad de cocinar con grasa. Sin embargo, una pequeña cantidad de aceite puede mejorar mucho algunas recetas. Para freír a altas temperaturas, use el aceite de maíz. No es tan rico en grasas poliinsaturadas como el aceite de cártamo, pero tiene un punto de ahumado más alto. Sin embargo, limite la cantidad de alimentos fritos y deje que escurran bien antes de comerlos.

En general, mientras más larga es la vida de estante de una grasa a la temperatura ambiente, más alta es en grasas saturadas y por ello es peor para el corazón y para el sistema circulatorio. La manteca y los aceites hidrogenados (que son sólidos a la temperatura ambiente, como el aceite de palma y el de coco) se conservan sin refrigeración durante muchos meses, pero por desgracia son los peores para nuestra salud. Los aceites líquidos que recomendamos en su lugar deben ser frescos; no hay que comprar el tamaño más grande, que es más económico, y hay que desechar todos los aceites rancios.

Recordemos que las mezclas para panes y pasteles también contienen grasa. Se conservan durante mucho tiempo, lo que indica que sus grasas son saturadas. Además, contienen mucho sodio.

Varios estudios han mostrado que los ácidos grasos poliinsaturados "omega 3", que se encuentran en los aceites de los pescados, son especialmente útiles para ayudar a bajar la presión sanguínea, el nivel del colesterol en la sangre y disminuir el riesgo de un ataque cardiaco.

EVITE LOS ALIMENTOS COMERCIALES QUE CONTENGAN SODIO

Elimine los alimentos enlatados y la mayor parte de la "comida chatarra", a menos que la etiqueta indique claramente que no contienen sal o que no se les ha añadido (y no que son "bajos en sal"). No consuma alimentos comerciales congelados ni comidas "instantáneas" y preempacadas. Aunque ahora hay algunos que contienen poca grasa, son pocos los que contienen poco sodio. No consuma alimentos "para llevar"; la mayoría tiene demasiado sodio y demasiada grasa.

Procesamiento comercial de los alimentos

Durante las últimas décadas, los estadounidenses han estado consumiendo cada vez más alimentos enlatados y procesados. Las procesadoras, antes de enlatar las verduras, las ponen en una solución salina para separar las maduras, que flotan, de las que están pasadas, que se hunden. Algunos tomates enteros enlatados y algunas frutas enlatadas o congeladas se bañan en una solución de hidróxido de sodio para quitarles la piel. Por lo general, como parte del proceso de enlatado se hierven los alimentos, con lo que pierden el potasio y el sabor. Para quitarles lo insípido se les agrega cloruro de sodio. Es decir, el potasio se reemplaza con sodio. Así pues, la mayor parte de los alimentos procesados tienen poco potasio, se les agrega sodio, y quedan con un factor K muy bajo.

Las verduras y frutas procesadas

Los chícharos frescos casi no contienen sodio y tienen un factor K de 160. Ya enlatados tienen altas cantidades de sodio y un factor K de sólo 0.4, que es 300 veces más bajo que el de los chícharos frescos. También el maíz y el frijol enlatados pierden exageradamente su factor K. Eliminemos casi todos los alimentos enlatados. Veamos sólo un ejemplo: *media lata* de crema de champiñones Campbell's contiene 400 gramos de sodio. Sin embargo, Campbell's *también* prepara sopas con sólo 100 mg de sodio por lata.

Asimismo hay que descartar gran parte de los alimentos congelados. A algunos chícharos no les agregan sodio, pero sí a los que se preparan en alguna salsa. Nuestra misión consiste en aprender a elegir. Por ejemplo, la cantidad de sodio que contienen las manzanas congeladas varía entre 2 y 200 mg por cada 100 gramos. Cuidado con los ejotes congelados en salsa de mantequilla: no sólo contienen mucha grasa, una ración de media taza llega a tener hasta 255 mg de sodio. Algunas lasañas congeladas tienen hasta 855 mg de sodio por paquete. La mitad de media pizza congelada puede tener 100 mg de sodio. Esto es 11 veces el requisito diario y la mitad de la ración diaria *máxima* de una persona.

Las carnes procesadas

A las carnes procesadas se les agregan sales de sodio. Si bien la carne fresca tiene un factor K razonablemente alto, las carnes procesadas, entre las cuales las salchichas, los embutidos de puerco, el tocino, el jamón ahumado y las carnes frías, como el salami y la mortadela, no sólo tienen factores K inaceptablemente bajos, sino que contienen mucha grasa. Una porción de 3 onzas de Spam tiene 840 mg de sodio. La carne fresca de res puede tener hasta 30% de grasa, aunque se le elimine la grasa visible. Comparemos esto con los animales no domesticados que consumían nuestros antepasados, que contenían menos del 5% de grasa. Las carnes de pescado, de pollo sin piel y de pavo tienen menos grasa que la carne de res y la de puerco. De esta manera, el pavo o la pechuga de pollo sin salar, y el atún empacado en agua, también sin salar, son buenos para preparar sandwiches, aunque de vez en cuando podemos darnos el lujo de una rebanada delgada de rosbif.

Pan

Tengamos cuidado con la mayor parte de los panes comerciales, a menos que se indique que contienen poca sal. Como se verá en la tabla del capítulo 13, la mayoría de los panes comerciales tienen un factor K de 0.1 aproximadamente, lo que es inaceptablemente bajo. Algunos panes se hornean sin sal; así podemos hornear el nuestro en casa. La levadura no necesita que se añada sal. Si elegimos todos nuestros demás alimentos con cuidado, podemos consumir dos rebanadas de pan comercial de grano entero.

Postres

Para desgracia de los aficionados a los dulces, el factor K de la mayoría de los postres comerciales es bajo. Además, el azúcar es malo para los dientes y puede estimular la secreción excesiva de insulina, hormona que estimula el apetito y la transformación de las calorías en grasa. De manera que hay que evitar casi todos los postres comerciales.

Por fortuna hay algunas excepciones. Los polvos preparados para gelatina tienen cantidades moderadas de sodio. En casa se pueden elaborar sin sodio, con grenetina sin sabor y algún rico jugo de frutas. Para que la gelatina sea más sabrosa, bátala cuando apenas empiece a cuajar y agregue alguna fruta. Puede decorarlas con un copete de "crema batida", batiendo partes iguales de leche en polvo y agua, y añadiendo unas gotas de jugo de limón, vainilla, y tal vez algún endulzante artificial.

El budín de tapioca y las natillas con base de almidón de maíz pueden prepararse sin sal. También son buenos el pastel angel-food y los merengues, puesto que se preparan con claras de huevo, sin yemas y sin grasa, y pueden hacerse sin sal. Si le encanta el pastel de queso, trate de evitar la grasa de esta manera: disuelva un paquete de gelatina de limón en 1 taza de agua caliente, enfríe hasta que esté ligeramente firme, y bata. Ponga una pinta de queso cottage en un cedazo o hágalo puré en la batidora, añádalo a la gelatina batida, endulce al gusto, sazone con unas gotas de vainilla, vierta en un molde para pastel y refrigere hasta que cuaje.

Salvo por el azúcar, las nieves de frutas son postres sanos que contienen poca sal y poca grasa. Si le gustan las frutas frescas, que tienen un factor K alto, estos postres son excelentes.

¡Sorpresa! Nos guardamos lo mejor para el final: puede prepararse un *banana split con hot fudge, con todo y nueces,* que sólo tiene 29% de calorías de grasa y un factor K de 8 aproximadamente. Rebane un plátano y báñelo con una taza de leche condensada congelada. Disuelva 1 cucharada de cocoa en polvo en 2 onzas de agua hirviendo, y póngala sobre la leche. Adorne con de onza de nueces. Prepárelo ocasionalmente, porque contiene 365 calorías y la leche condensada tiene mucho azúcar.

"Comida chatarra"

El término "comida chatarra" es un acierto. Estos alimentos no sólo contienen demasiado sodio, sino demasiada grasa. Evite todas las semillas saladas, las hojuelas de papa fritas, y la mayor parte de las galletas (por ejemplo, cada ración de galletas Ritz tienen 250 mg de sodio).

Precaución: "Bajo en sodio" no quiere decir "sin sodio". Si algún día lo desea, coma alimentos "bajos en sodio", pero cuide que los demás alimentos tengan de verdad poco sodio. Recientemente han aparecido algunos alimentos enlatados que sí contienen poco sodio.

Otros alimentos que evitar

La mayoría reconoce que los siguientes alimentos son salados: las aceitunas, las anchoas, las sardinas enlatadas, los pepinillos encurtidos comercialmente, la salsa de soya y el tocino. Otros alimentos muy salados son los panes, los quesos, la mantequilla de cacahuate, el jugo de tomate enlatado y el jugo V-8 (a menos que se indique que son "bajos en sal"), el queso cottage en crema, los budines instantáneos, y casi todos los hot cakes instantáneos. La mayoría de los cereales que se comen calientes no contienen sal de mesa. En cambio, la mayoría de los que se comen fríos deben evitarse; por ejemplo, una onza de Wheaties tiene 200 mg de sodio. Pero hay varias marcas con poca sal, como Nabisco Shredded Wheat, que son muy buenas. Una porción de 12 onzas de galletas club soda tiene 93 mg de sodio, y el agua gaseosa baja en sodio casi no tiene nada.

Evite el agua suavizada

La mayor parte de los suavizadores de agua reemplazan con sodio el calcio, el magnesio y otros minerales que hacen "dura" el agua; de modo que el agua suavizada tiene mucho sodio. No sólo eso, el magnesio y el calcio que se eliminan hubieran sido buenos para nosotros. Si el lector posee un suavizador de agua, asegúrese de que sólo esté conectado a la plomería del agua caliente, y no use agua suavizada para cocinar o para beber. También conviene que usted confirme dónde abastecen de agua a su localidad si el agua tiene una cantidad significativa de sodio natural. Consúltelo con las empresas que tratan el agua de su localidad; algunas tienen sistemas que reemplazan el sodio con potasio.

Fármacos que se consiguen sin receta

Por último, tenga cuidado con los fármacos de venta libre. Según el *Consumer Report*, una dosis de la Fórmula 44 de Vicks (dos cucharaditas) tiene 105 mg de sodio. Dos tabletas del antiácido Rolaids contienen 70 mg. El Alkaseltzer tiene 935 mg, lo que es la mitad de la ración diaria máxima de sodio que recomendamos. De manera que cuando compre medicamentos que se venden sin prescripción médica, lea atentamente la etiqueta o consulte al farmacéutico.

LA PARTE BUENA

Por fortuna, no todo el procesamiento de los alimentos disminuye el factor K. La avena empacada al menudeo, el cereal de trigo en pure, y otros cereales que se comen calientes y a los que no se les agrega cloruro de sodio, tienen un factor K alto. No obstante, hay que tener cuidado. Los paquetes con porciones individuales de cereales instantáneos son convenientes, pero lo más probable es que contengan sal. Por otra parte, varios cereales secos para el desayuno, incluyendo el trigo y el arroz inflado, el trigo en hebras y algunas granolas, no tienen sal y su factor K es alto. Por desgracia, muchas de las granolas contienen grasas saturadas, como aceite de palma o de coco.

Poco a poco, las empresas han ido reaccionando a la demanda de alimentos sanos bajos en sodio. Campbell's, Hunt, Del Monte, y varias de las marcas libres de los supermercados ofrecen alimentos enlatados sin sal. Her-Ox tiene caldos instantaneos sin sal de pollo y de res que pueden usarse para sopas y también para sazonar una amplia variedad de platillos. Todos los días aparecen nuevos alimentos sin sal en el mercado.

A casi todos los quesos se les agrega sal de sodio, pero en las tiendas de salud y en algunos supermercados pueden conseguirse sin sal. El queso suizo sin sal es tan sabroso como el queso suizo normal. Una rebanada delgada es deliciosa y no añade mucha grasa a la dieta. El queso ricotta y el requesón sin acremar tienen menos sal que el queso cottage cremoso y contienen poca grasa.

La leche en polvo desgrasada, el almidón, el polvo para hornear bajo en sodio, la grenetina, y la tapioca precocida son buenos y conviene tenerlos a la mano. Hay varios productos tradicionales a los que nunca se les ha agregado sodio. El puré de tomate es bueno y, cuando se diluye, sirve para lo mismo que la salsa de tomate con sal. En las recetas, puede agregar a la salsa de tomate hierbas, vino, champiñones, pimiento verde, cebolla, ajo, y cuanto desee, salvo cloruro de sodio (sal de mesa).

Recordemos nuestro propósito: la buena salud. Vale la pena el esfuerzo de buscar alimentos preparados sin sal. Si no los encuentra, pídale al gerente de la tienda que los encargue.

Estudie la tabla de la Cuarta Parte y evite los alimentos que aparecen en cursivas. Consúmalos muy de vez en cuando, prefiera los alimentos en negritas, y use su criterio para los demás (puede consumirlos con moderación). Si hace sus compras en diferentes lugares, tal vez encuentre mostaza, catsup, papas fritas, galletas, quesos y otros alimentos con poca grasa y sin sal.

¿CÓMO SABERLO?

¿Cómo podemos saber cuál es el factor K de los alimentos procesados? Sólo cuando en la etiqueta se indica su contenido de potasio y de sodio. Si así sucede, hay que dividir los miligramos de potasio entre los miligramos de sodio para conocer el factor K. Así es de sencillo. Una mirada le dirá si el factor K es superior a 1 (más potasio que sodio). En tanto la cantidad de potasio se incluya en todas las etiquetas, lo mejor que podemos hacer es *evitar los alimentos que contengan más de 100 mg de sodio por ración*.

La Administración de Alimentos y Medicamentos (FDA) de Estados Unidos exige ahora que se indique el contenido de sal. Por desgracia, queda a juicio del fabricante informar sobre el contenido de potasio.

USE SUSTITUTOS DE SAL DE MESA

Como debiera reconocer el lector ahora (y vea el capítulo 16), no necesitamos sal (cloruro de sodio). No tiene cabida en la cocina o en la mesa. Los alimentos naturales tienen todo el sodio que necesitamos. De manera que no hay que comprar sal de mesa, y hay que deshacerse de la que ya tenemos en casa.

Sustitutos de sal con potasio

En la mesa y en la cocina, en lugar de sal pueden usarse sustitutos que contengan potasio.

Lo mejor es que el aumento de ingestión de potasio se lleve a cabo mediante una dieta natural. El potasio natural que contienen los alimentos por lo general es seguro, porque se absorbe lentamente y porque se encuentra en las sales orgánicas, y no en forma de cloruro de potasio. Pero el uso moderado de los sustitutos de sal que contengan potasio, el cual se consigue comercialmente, ayuda a aumentar el factor K de la dieta, tanto remplazando la sal (cloruro de sodio) como aumentando el potasio.

En general, estos sustitutos de sal se encuentran en las tiendas de abarrotes. Hay que leer la etiqueta, pues algunos contienen sodio. También hay que leer las advertencias de la etiqueta, y además consultar al médico antes de usar sustitutos de sal, ya que demasiado potasio puede causar problemas cuando se está tomando un diurético retensor de potasio o se padece del riñón o del corazón.

Otras maneras de sazonar sin sal

Hay otras maneras de sustituir la sal. Vegit es un condimento muy versátil, Lawry's Seasoned Salt-Free le da un rico sazón a muchos platillos que no tienen sal, y Mrs. Dash da un sabor picante. La salsa Mrs. Dash para la carne de res es una mezcla penetrante de hierbas y especias que puede usarse en muchos alimentos, además de la carne, como el espagueti, el arroz, la col china, y las verduras. Se puede agregar Bitters a muchos platillos sin sal. El sazonador de Bell para aves no sólo sirve para el relleno del pavo; la salvia que contiene resalta el sabor de muchas otras carnes. El jugo de limón no debe limitarse a los pescados; sirve para las ensaladas, con o sin aceite.

Por supuesto, el curry tiene un sabor fuerte y picante, como el chile y la salsa Tabasco. La mostaza seca conviene a muchos platillos, sobre todo a los aderezos para ensaladas y a las salsas para verduras. En algunos mercados venden rábano picante fresco. (Precaución: este rábano preparado y en frascos por lo general contiene sal.)

Es asombroso el sabor que le dan a los platillos el ajo y la cebolla salteados en aceite insaturado; en cualquier receta sin sal, resaltan más sus sabores.

Evite la soda y los polvos para hornear

De hecho, la sal (el cloruro de sodio) no es el único compuesto de sodio que debe evitarse. El polvo que se usa para hornear es bicarbonato de sodio. Recordemos que estamos eliminando el sodio, así que no hay que usar el polvo normal para hornear los alimentos. El bajo en sodio, como el de Gold Harvest, se consigue en las tiendas de salud y en los gimnasios. (Esta marca contiene bicarbonato de potasio y de hecho así aumenta el factor K).

LISTAS DE COMPRAS

En las siguientes listas de compras usted puede ver de una sola mirada rápida cuáles son los alimentos sanos y cuáles los que debe evitar si está tratando de bajar su consumo diario de sodio y de aumentar el factor K en su dieta. Con estas listas podrá elegir alimentos que le prolonguen la vida y le alegren el paladar.

LISTA DE COMPRAS SALUDABLE

CARNES FRESCAS

pechuga de pollo o de pavo

pescado fresco (o congelado sin sodio)

ostras o almejas

VERDURAS Y FRUTAS FRESCAS

papas

chícharos, ejotes, elotes

lechuga romana, orejona, y de otras
variedades

espinaca

pimiento verde o rojo

champiñones

cebolla y ajo

rábano picante

limón, naranja y manzana

plátano

jugo de naranja concentrado y congelado

dátiles, chabacanos y pasas secos

GRANOS Y CEREALES

pastas (espagueti, tallarines, fideos,
etc.)

maíz integral

frijoles, lentejas y chícharos secos

harina

trigo

hebras de trigo sin sal

arroz y trigo inflados sin sal

avena cocida (al hervir los cereales,
no les ponga la sal que se indica en
el paquete)

cereal de trigo, con crema

panes bajos en sodio

galletas matzo (sin sodio, huevo o
grasa)

galletas "sin sal"

LÁCTEOS

leche descremada

yogur bajo en grasa

queso ricotta

queso suizo sin sal

CONDIMENTOS, ALIMENTOS
EMPACADOS Y OTROS

nieve de naranja

polvo para hornear bajo en sodio

mostaza sin sal

semillas de girasol

curry en polvo, chile molido

crema de cacahuate sin sal

aceite de cártamo

catsup, puré de tomate, salsa para
espagueti

vinagre de vino (o de otro tipo)

aderezo cremoso para ensalada, de
ajo y bajo en sodio

salsa de arándanos o condimento de
naranja y arándanos

amargos de angostura

atún bajo en sodio, en agua

salmón rosado "sin sal"

sopas "sin sal"

castañas de agua (no enlatadas)

chile vegetariano (sin sal)

algunas marcas de papas en polvo
instantáneas (hay que consultar
la etiqueta y no agregar la sal que
se indica en las instrucciones)

todas las marcas de frutas y jugos
enlatados o embotellados (jugo o
jarabe de manzana, piña, etc.)

todas las marcas de verduras enlatadas *con la etiqueta "sin sal"*

Es *vital* que quienes ya padecen de hipertensión, eviten los alimentos de la lista siguiente. Una de cada tres o cuatro personas tiene la propensión genética a desarrollar la hipertensión. Si surten esta lista de compras se aseguran de adquirir hipertensión con todas sus consecuencias.

LISTA DE COMPRAS NO SALUDABLE

Carnes
- jamón ahumado
- salchichas
- embutidos de puerco
- tocino
- mortadela
- pollo congelado (empanizado y sazonado)
- carnes enlatadas

Jugos de frutas y verduras
- chícharos y elote enlatados (a menos que no tengan sal)
- tomates enlatados (a menos que no tengan sal)
- jugo de tomate (a menos que no tenga sal)
- papas a la francesa congeladas (saladas)

Lácteos
- mantequilla
- queso cottage cremoso
- crema
- crema agria
- helados
- la mayoría de los quesos

Otros alimentos
- salsa de soya
- sal de mesa (ClNa)
- papas fritas (a menos que no contengan sal)
- muffins
- pepinillos encurtidos
- aceitunas
- la gran mayoría de las comidas o cenas congeladas (lea la etiqueta)
- la mayoría de las pizzas congeladas

Cómo usar la lista de compras para bajar la presión sanguínea

Con confianza coma todo lo que aparece en la lista de compras sana. Si algún día come algún platillo que tenga un factor K bajo, durante el resto de ese día sólo coma alimentos de la lista sana, o alimentos en negritas de la tabla del capítulo 13.

Repetimos que la clave de nuestro tratamiento está en lo que uno come *y* en cómo lo prepara. Queremos subrayar que este programa no sólo es bueno para la presión, también debe disminuir las probabilidades de padecer un ataque cardiaco, ya que automáticamente lleva la grasa que uno come a los niveles recomendados recientemente por la Americen Heart Association para prevenir ataques cardiacos, o por debajo de ellos. No sólo eso, sino que un programa de alimentación con pocas grasas y mucha fibra, como éste, probablemente disminuya las probabilidades de contraer cualquier tipo de cáncer.

Este programa es bueno para la presión sanguínea y para el corazón, y previene algunos tipos de cáncer. De manera que usted elige. Vivirá con las consecuencias. Puede adoptar este programa de alimentación, o continuar comiendo a sus anchas hasta tener hipertensión e invitar a los ataques cardiacos, las embolias y quizá el cáncer. Puede comer para vivir y estar sano, o comer para echar a perder su salud, vivir mal y tal vez morir antes de tiempo. Si desea vivir más y no sólo gozar de salud, sino gozar de lo que coma, siga leyendo.

CÓMO PREPARAR LOS ALIMENTOS: EN LA COCINA

Ahora que ha elegido sus alimentos en la tienda, ha llegado el momento de que prepare con ellos platillos sanos y apetitosos. Una vez que comprenda los sencillos principios que aquí describimos, le será fácil, porque este programa de alimentación se basa en principios naturales, y permite que coma casi cualquier alimento que desee, con tal que lo prepare correctamente. Una vez que haya hecho el cambio, olvidará que alguna vez comió alimentos preparados erróneamente, de la manera en que se provoca la presión alta.

En esta sección se le mostrará cómo planear sus comidas para obtener el factor K más alto posible, reduciendo con ello (o evitando) la presión alta; también se ofrecen algunas sugerencias para preparar los alimentos, de manera que los que tienen el factor K naturalmente alto no pierdan potasio al cocinarlos.

Al final de este capítulo se proporcionan menús para dos semanas a fin de que se encamine en este programa. También se hacen sugerencias generales para planear los menús.

Antes de que vea las sugerencias de alimentos específicos, le ofrecemos pautas generales para los desayunos, almuerzos, comidas y tentempiés.

DESAYUNO

Los nutriólogos dicen que el desayuno es el alimento más importante del día, ya que uno ha pasado algún tiempo sin comer. Un estudio reciente efectuado en Minnesota indica que esto es especialmente cierto cuando uno está pasado de peso. Un gran número de mujeres con sobrepeso que se ofrecieron como voluntarias para este estudio se dividieron al azar en dos grupos. Ambos grupos comían exactamente lo mismo todos los días, que sumaba 2000 calorías. Un grupo comía todos sus alimentos por la mañana, y el otro comía todos sus alimentos por la tarde. Casi todas las mujeres del primer grupo perdieron peso, en tanto que las del segundo grupo ganaron peso o mantuvieron el peso con que empezaron. Esto se debe a que la actividad hace que el metabolismo queme calorías, en tanto que el reposo hace que las almacene en forma de grasa. Por lo tanto, no hay que saltarse el desayuno.

Desayune siempre frutas y jugos de frutas. Lo mejor son los jugos de frutas frescas enteras. Si bebe jugo de tomate en lata o jugo V-8, elija una marca sin sodio. En los menús siguientes incluimos con frecuencia el jugo de naranja, porque se encuentra todo el año; consúmalo fresco siempre que pueda. Agregar fruta o mermelada al yogur bajo en calorías constituye un desayuno perfecto.

Si desayuna pan tostado, que no contenga sal. (Si no lo encuentra en las tiendas naturistas o en el supermercado, puede hornearlo en casa.)

Si desayuna cereal caliente, no le añada sal de mesa. Use canela o un sustituto de sal si le parece demasiado insípido. Debido al problema de las grasas saturadas, recomendamos 1% de grasa, o, mejor todavía, leche descremada para su cereal. Casi todas las frutas son buenas con el cereal: plátanos, fresas, arándanos, duraznos, albaricoques, dátiles y pasas. Endulce con un sustituto de azúcar, o mejor con una pequeña cantidad de azúcar morena, melaza, o miel de arce que tienen más sabor que el azúcar, y proporcionan además algunos minerales. No obstante, son ante todo azúcar (sacarosa) y deben usarse con medida.

Una buena idea es desayunar papa. Este desayuno, rico en potasio y bajo en grasas, es una vieja costumbre de los campesinos y los vaqueros estadounidenses, y sigue siendo popular en el Sur y en algunas regiones del Oeste del país. Una interesante variación de este desayuno es nuestra versión moderna de la torta de papa. Sencillamente ralle una o dos papas sin pelar, añada un poco de cebolla picada, y fría en una sartén con un poco de aceite insaturado. Sirva con compota de manzana o con yogur. Las papas y la leche complementan mutuamente sus deficiencias nutritivas.

ALMUERZO

Almuerce siempre frutas frescas. Añada también frutas secas como pasitas, dátiles y duraznos. Las nueces sin sal tienen mucho potasio, pero cómalas con medida, porque contienen mucha grasa.

Siempre que sea posible, haga sus sandwiches con pan sin sal. Rellénelos de lechuga o germinados, mostaza sin sal, y atún sin sal (de la tienda de salud), pollo o pavo. Como ya dijimos, una rebanada delgada de queso suizo sin sal o una capa ligera de mantequilla de cacahuate están bien. Las ensaladas son excelentes para el almuerzo. Si usted se prepara el suyo, lleve palitos de zanahoria o de calabacitas, ramitos de brócoli o de coliflor, y rábanos, que son refrescantes y ricos en potasio. Si no se prepara el almuerzo usted mismo, diríjase a la barra de ensaladas, y coma abundantes frutas y verduras. Tenga cuidado con las verduras encurtidas, que tienen una cantidad alarmante de sodio, y con los aderezos, que tienen sal y mucha grasa. Sea ortodoxo y use vinagre o jugo de limón con una pequeña cantidad de aceite insaturado, como el de cártamo, el de semillas de girasol, o el de oliva. O, mejor todavía, omita el aceite.

Son excelentes las sopas que no contienen crema, leche entera o sal de mesa. Tienen pocas calorías y sin embargo son llenadoras, sabrosas y nutritivas.

Comida

Debido a su agitado horario usted llega tarde a casa demasiado cansado para cocinar. ¿Significa esto que debe pasar por alto los alimentos ricos en factor K? De ninguna manera. Sólo necesita un poquitín más de tiempo que para preparar una comida o cena congelada: carne magra asada a la parrilla, o pescado al vapor. Las papas se cuecen en el horno de microondas en 5 o 10 minutos. La pasta también se cuece rápido; en lugar de sal de mesa, ponga hierbas al agua en que las cueza. Puede cocinar al mismo tiempo alimentos que combinen, como sobrantes y arroz precocido. Tendrá una comida en un abrir y cerrar de ojos.

Tenga en su refrigerador frutas y verduras frescas, para preparar ensaladas en un dos por tres. Hay verduras enlatadas sin sal, como betabeles, granos de elote, frijoles y camote, que son sabrosas. Sin embargo, los frijoles no saben bien sin sal, así que sazone con especias y un poco de sustituto de sal. Las verduras congeladas (sin salsas preparadas, porque siempre tienen sal) pueden calentarse en poco tiempo, sobre todo en el horno de microondas.

Muchas de las recetas tradicionales salen bien sencillamente eliminando la sal de mesa. Vale la pena hacer este experimento con todas las recetas.

La cebolla puede ser nuestra mejor amiga en la cocina. En caso de duda sobre cómo preparar una buena comida sin sodio, fría algunas rebanadas de cebolla en una sartén con un poco de aceite insaturado; el aroma le dará la confianza de que el resto de la comida resultará bien. Esto también es una ayuda para el esposo que llega primero a casa, de manera que el que llegue después con mucha hambre encontrará una bienvenida olfativa que flota desde la cocina hasta la puerta. El ajo es tan útil como siempre, y las hierbas y especias frescas y congeladas son un buen reemplazo del sodio.

Recordemos que las papas no engordan si no se cubren de mantequilla o de crema agria. Con yogur bajo en grasa y unas gotas de limón puede hacerse un copete con un sabor muy parecido a la crema agria.

Consuma más pescado y aves, que también son magníficas fuentes de proteínas completas. Al mismo tiempo, reduzca el sodio y la grasa de las carnes, los huevos y el queso. También las verduras y los cereales enteros proporcionan proteínas. Por ejemplo, las legumbres (frijoles, ejotes, chícharos y lentejas) tienen casi tantas proteínas como un huevo.

Para que las células de nuestro cuerpo produzcan proteínas, deben coincidir en ellas todos los aceites esenciales al mismo tiempo. Dado que a veces las proteínas de origen vegetal contienen poco de uno o más de los aminoácidos esenciales, que son las bases de las proteínas, es conveniente combinar en una misma comida dos o más tipos de verduras, cereales o granos, para que la mezcla de aminoácidos sea más completa. El arroz y los frijoles son el ejemplo clásico. Los aminoácidos esenciales escasos en el arroz abundan en los frijoles, y viceversa. Otros buenos pares de proteínas son las tortillas de maíz y los frijoles, o las tortillas con leche, o el budín de arroz con leche descremada.

No hay que preocuparse por esto con cada alimento, porque ninguna proteína vegetal es totalmente deficiente, y algunos aminoácidos se encuentran en el intestino y la sangre para sacarnos del apuro hasta la siguiente comida. Sin embargo, si por costumbre uno sólo come una cosa, por ejemplo arroz, debe comer grandes cantidades para obtener lo necesario de cada uno de los aminoácidos esenciales.

Una explicación completa se encuentra en *Diet for a small planet*, de Frances Moore Lappé (Tenth Anniversary Edition, Ballantine Books). En este libro, Lappe señala que a menos que uno coma sólo un alimento, o "comida chatarra", es casi imposible no recibir las suficientes proteínas completas si uno ingiere las calorías necesarias para mantener el peso ideal. Por ejemplo, por caloría, la espinaca es 49% proteína, más que una hamburguesa cocida que, respecto de las calorías, sólo es 39% proteína (y 58% grasa). La espinaca también es rica en magnesio; después de todo, puede que Popeye supiera lo que estaba haciendo.

Una palabra de advertencia: las espinacas contienen ácido oxálico, que ata el calcio de manera que uno no puede absorberlo. Si uno agrega calcio cuando cocina las espinacas (por ejemplo, leche), puede neutralizar este ácido. Por otra parte, como las espinacas tienen muy pocas calorías, no se obtienen muchas proteínas de una sola porción normal.

BOCADILLOS Y TENTEMPIÉS

Los bocadillos indeseables son los que contienen mucha grasa, sodio y azúcar, como las donas comerciales, los helados, los quesos grasos, los caramelos y las papas fritas. Los bocadillos buenos no deben tener sodio o azúcar extra, y deben tener poca grasa.

No se desanime: el maíz inflado puede ser fabuloso. Si es posible, reviéntelo en un utensilio de aire caliente ("*popper*") y sazónelo con un sustituto de sal que contenga potasio. El maíz preparado de esta manera no sólo es sabroso, sino bajo en grasas y rico en fibras y en carbohidratos complejos.

Debido a su alto factor K, las frutas y las verduras crudas son excelentes bocadillos. Las nueces tienen el factor K muy alto, pero hay que moderarse debido a su alto contenido de grasas. Los pretzels sin sal, las galletas bajas en grasa, y las tortillas de maíz y de harina son bocadillos sanos (por supuesto, sin sal, o con sustitutos de sal). Para hacer una salsa para sus galletas, hojuelas de papa, nachos o totopos, mezcle una salsa de chile sin sal y un poco de rábano picante fresco con yogur bajo en grasa.

Coma los bocadillos por la mañana, de manera que pueda quemar las calorías. *El peor momento para comer es antes de irse a la cama,* porque entonces la mayor parte de las calorías se transforman en grasa.

CÓMO ELEGIR LOS ALIMENTOS EN EL RESTAURANTE

Obviamente, hay que elegir alimentos con factor K alto cuando se come fuera, igual que cuando se hace la compra del supermercado. Ya que no podemos controlar cómo se eligieron y prepararon los alimentos en el restaurante, necesitamos ser especialmente cautelosos. Si por un lado estamos a merced de los viejos modos de preparar los alimentos, por el otro hay algunas cosas que podemos hacer.

Primero daremos algunos ejemplos precisos de buenos alimentos que ordenar. Para el desayuno: frutas frescas (naranja, toronja, melón, plátano, etc.) y hot cakes (sin mantequilla y con poca miel), avena, clara de huevo poché en una rebanada de pan de trigo entero, o hebras de trigo. Para el almuerzo, un sandwich de pechuga de pavo sin sal con pan de trigo entero, sin encurtidos, y con mucha lechuga y tomate, o una ensalada en pan de pita (preferiblemente entero). Para la comida o la cena: pescado y mariscos, carne de pollo o pavo, o platillos vegetarianos. Para beber, leche descremada, agua mineral baja en sal (por ejemplo, Perrier) con limón, o jugos de frutas. Como postre: fruta fresca (manzanas, fresas, moras, duraznos, piña, una taza de coctel de frutas, melón, etc.).

Si el médico aprueba un sustituto de sal, hay que llevarlo cuando se coma fuera, y usarlo en lugar de la sal de mesa.

Varios restaurantes se especializan ahora en la preparación de platillos buenos para el corazón, bajos en sodio y en grasas. La Americen Heart Association los anima a hacerlo a través de su programa de Cocina Creativa. Consulte en su localidad para que sepa qué hay en su área.

Además de la comida para llevar, todas las cocinas regionales permiten elegir algunos platillos con factor K alto. Hay que ser quisquillosos y tomar en cuenta tanto los alimentos como su preparación. No hay que desanimarse si no se puede ordenar nada bajo en sodio. Podemos pedirle al chef que no le ponga sal a los alimentos y que los cocine con poca grasa. Hay que usar la imaginación para equilibrar la comida: si el filete de lenguado nada en una salsa deliciosa que contiene sodio, equilíbrela con una ensalada rica en potasio y una papa horneada cubierta de yogur y pimienta molida, o con queso cottage (pregunte si el restaurante lo tiene). Al ordenar, tome en cuenta cómo se prepara la comida. Hervida pierde el potasio; en cambio, al vapor, horneada o frita pierde poco factor K.

Hay que tener cuidado con la comida rápida: casi toda es rica en cloruro de sodio y en grasa. Pero no hay que darse por vencido si uno se ve atrapado en un restaurante de comida instantánea: se le puede pedir al chef que suprima la sal. Incluso en McDonald's fríen las papas sin sal, si uno lo solicita. Ahora en muchas franquicias de comida rápida cuentan con barras de ensaladas. Si usted ordena pollo, no coma la piel: así eliminará la mayor parte del sodio y de la grasa. En algunos restaurantes preparan la costra de la pizza con harina de trigo entero y la rellenan de atún, mariscos, pollo o verduras.

Por otra parte, no se queme el seso y disfrute.

HAGA QUE SU FAMILIA LO ACOMPAÑE

Si usted empieza la dieta de factor K alto porque es hipertenso, una buena idea es que anime a sus hijos a adoptar la misma dieta. Ya que la tendencia a la hipertensión es hereditaria, es probable que sus hijos tengan la presión alta cuando alcancen su edad, si siguen comiendo la dieta normal de los estadounidenses. No sólo eso, hay testimonios de que incluso entre personas con tendencia heredada, comer exceso de sal en la niñez puede alterar su organismo de modo que los haga todavía más sensibles al sodio en su vida adulta. Usted puede impedirlo iniciándolos en la dieta adecuada desde ahora.

Si sus hijos viven con usted, lo más probable es que coman los mismos alimentos. El doctor George Webb, que escribió conmigo *The K Factor,* ha descubierto que sus hijos adolescentes se han acostumbrado a los alimentos con factor K alto y poca grasa, y que incluso les gustan. Siempre tiene bocadillos sanos a la mano, para que puedan satisfacer sus necesidades calóricas con pan de trigo entero sin sal, rebanadas de pavo, crema de cacahuate sin sal, yogur bajo en grasa, fruta, galletas de avena con pasas, leche con 0.5% de grasa, sidra, jugo de naranja o de manzana, y otros por el estilo. Si su cónyuge no padece hipertensión, es probable que desee comer lo mismo que usted, para compartir la experiencia. La dieta que recomendamos tiene un atractivo más, ya que no sólo es buena para mantener baja la presión, sino que también ayuda a prevenir las cardiopatías de las coronarias y algunos tipos de cáncer.

SUGERENCIAS PARA COCINAR

Recuerde estos tres principios:

- Suprima la sal
- Cocine las verduras al vapor, al horno (también en el de microondas), o salteadas, pero nunca las cueza
- Quítele a la carne toda la grasa que pueda

Como dijimos, muchas recetas pueden prepararse sin sal, por ejemplo el pan. Sencillamente omita la sal de la receta normal. Nosotros hemos horneado así panes deliciosos. Muchos panes rápidos (panes para café, bollos, panecillos de maíz) pueden prepararse con polvos para hornear bajos en sodio, como los de Golden Harvest. Siga las instrucciones de la etiqueta: puede necesitar 1 veces la cantidad normal de polvos para hornear. Si tiene que ponerle sal a la comida, use un buen sustituto, para eliminar el sodio.

Si su receta preferida *incluye* algún alimento enlatado, primero enjuáguelo y lávelo bien. En un estudio se descubrió que al drenar el agua de los ejotes enlatados y enjuagarlos bajo el agua corriente durante un minuto se redujo el 41 % del contenido de sodio; al hacer lo mismo con el atún enlatado se redujo el 79 % del sodio. Probablemente con esto se eliminó también algo de potasio, pero con frecuencia los alimentos enlatados son deficientes en este mineral desde el principio; hay que obtener el potasio faltante de los demás alimentos.

Las recetas pueden modificarse en los contados casos en que al suprimir la sal de mesa quedan incomibles. La lista de libros para cocinar sin sal aumenta casi todos los días. Es bueno *Craig Claiborne's Gourmet Diet*, cuyo coautor es Pierre Franey (Ballantine Books, 1985). Una guía excelente para cambiar el equilibrio entre el sodio y el potasio es *How to Up your Potassium*, de Corinne Azen Krause (William G. Johnston Company, 1979). Si no encuentra este libro en su localidad, escriba a Potassium Cook Book, 7 Darlington Ct., Pittsburgh, PA 15217. La Americen Heart Association ha publicado un buen libro de cocina titulado *Cooking Without Your Salt Shaker*.

Descartamos los alimentos hervidos; en lugar de ello los asamos, los cocemos al vapor, los salteamos y los horneamos. Los alimentos hervidos no sólo pierden vitaminas, sino que baja su factor K. Por ejemplo, las papas crudas tienen un factor K de 130 aproximadamente. Si se hierven en agua aunque sólo sea con una pizca de sal, el factor K de 130 baja, y queda entre 1 y 3. Lo mismo sucede con las zanahorias, los ejotes, los frijoles y los chícharos. Cuando las verduras se cuecen en el horno de microondas quedan al dente, conservando sus vitaminas y minerales. Ya que algunos nutrientes y sabores escapan cuando las verduras se cuecen al vapor, prepare un caldo con el agua que sueltan.

Muchas de las fuentes tradicionales de proteínas tienen abundantes grasas saturadas; por eso hacemos hincapié en las proteínas de origen vegetal. Cuando use carnes, elimine toda la grasa que pueda.

CÓMO HACER EL CAMBIO

Por deseable que sea un cambio, si se hace bruscamente puede ser peligroso. Todos los cambios repentinos pueden resultar contraproducentes: darle vuelta al volante del auto demasiado rápido, perder peso demasiado deprisa, aumentar el ejercicio demasiado pronto. Lo mismo sucede cuando se aumenta el factor K. **Es muy importante no cambiar la manera de comer súbitamente, porque podría ser *peligroso*.** Recuerde el lector: si es como el estadounidense típico, el factor K de su dieta es sólo el 10% de lo que debiera ser. Paradójicamente, cuando el cuerpo tiene una deficiencia de potasio, no tolera el potasio que normalmente debería tener. De manera que hay que aumentarlo gradualmente a lo largo de una semana.

Por ello, recomendamos que al principio se tome usted por lo menos una semana para eliminar la sal de mesa. Durante las siguientes dos semanas puede cambiar la dieta utilizando los menús para 14 días que proporcionamos en esta sección. Nuestra intención al señalar menús detallados es proporcionarle tranquilidad y seguridad, indicándole exactamente cómo cambiar sus hábitos alimenticios. Así pues, durante la primera semana de este plan, deje de ponerle sal a la comida.

Los menús de la segunda semana, del día 1 al día 7, están planeados científicamente para aumentar progresivamente el factor K de la dieta normal del estadounidense. Poco a poco aumentamos el factor K de menos de 1 a casi 4. **Es esencial que estos primeros siete días de menús se sigan *en orden y no se repitan*.** Si usted ya está a dieta baja en sodio, debe empezar en el Día 3 o después, para no retroceder un paso.

Los alimentos que se indican representan lo que come normalmente el estadounidense. Si usted ya tiene una dieta sana y rica, con abundantes frutas y verduras, carbohidratos complejos y ácidos grasos monoinsaturados, es probable que no tenga hipertensión. En todo caso, debe considerar estos menús como sugerencias y no comer lo que no le guste. En la tabla del capítulo 13 hay sustituciones con equivalentes de muchos alimentos. Cuando se tiene más conciencia de cuáles son los alimentos sanos que se pueden elegir, se vuelve más fácil seguir una dieta sana.

Este plan de menús proporciona cerca de 2000 calorías diarias, aproximadamente la cantidad requerida para que una mujer de edad madura se mantenga en peso. Las mujeres y los hombres altos y activos generalmente necesitan comer más. Las mujeres menos altas y menos activas, las personas mayores, quienes están bajando de peso y aquellos cuyo metabolismo tiende a almacenar la grasa, deben comer menos. Uno puede hacer ajustes según sus requisitos calóricos personales aumentando o disminuyendo el tamaño de las porciones. Obviamente, las porciones razonables para una bisabuela menuda y las de un atleta preparatoriano son muy diferentes.

Con los menús para la tercera semana, del 8º al 14º día, empieza el periodo de mantenimiento. Estos menús contienen las vitaminas, los minerales y los aminoácidos* adecuados, y el hierro suficiente para los varones. Sin embargo, varios días están por debajo de las RDRD para las mujeres (18 mg, contra 10 mg para los hombres). *Por ende, las mujeres deben tomar suplementos diarios de hierro.*

Al final del plan de cada día se resume el total de calorías, el porcentaje de calorías de fuentes grasas, el total de potasio y de sodio, y, por último, la proporción entre potasio y sodio (el factor K). Estos resúmenes dan margen para comer pan comercial, excepto cuando se indica lo contrario. Sin embargo, probablemente pueda encontrar pan bajo en sodio, o puede hornearse su propio pan, y de esta manera reducir el total de ingestión de sodio de ese día.

La mayor parte de la grasa que aparece en la lista proviene de vegetales y es alta en grasas poliinsaturadas.

Si desea recetas para reducir la grasa de su dieta y aumentar las grasas insaturadas, lea *The American Heart Association Cookbook*, de Ballantine Books. También recomendamos el nuevo folleto *Eating for a Healthy Heart*, que puede conseguir en la oficina local de la AHA.

Los tentempiés pueden consumirse en la parte del día en que más se necesiten; sólo hay que recordar que al final del día es probable que las calorías se acumulen. También pueden eliminarse si se necesita reducir la

---

* Esto se verificó con las tablas de alimentos del programa de computadora Nutrisionist III, de N-Squared Computing Co., de Silverton, Oregon. El total de las recetas de la última semana superó las RDRD para las principales vitaminas, los aminoácidos esenciales, el hierro, el magnesio y el calcio (véase el texto acerca del hierro para las mujeres). Hubo un día en que faltó cantidad para una vitamina, lo que se compensó con creces al día siguiente.

ingestión de calorías. A la inversa, si se necesitan más calorías, se aumentan las porciones.

PUNTOS QUE RECORDAR

Cabe recordar que los menús de los primeros siete días deben tomarse en orden, ya que su objetivo es aumentar el factor K en una proporción tal que las células del cuerpo tengan tiempo de adaptarse. Los días 8 a 14 puede cambiarse el orden, ya que todos los menús tienen un buen nivel de factor K. Cuando se indica otra elección posible, la información sobre nutrición se refiere a la primera elección. Si se elige la segunda posibilidad, el total de nutrición de ese día tendrá muy poca o ninguna diferencia.

Recordemos que una vez que uno aprende a emplear este método, puede crear comidas alternativas con la tabla maestra del capítulo 13.

Como un ejemplo de lo fácil que es acostumbrarse a este programa, una enfermera que leyó *The K Factor* escribió:

> Había estado bajo tratamiento medicamentoso para la presión durante diez años, cuando decidí que deseaba encontrar una manera de vivir sin tomar medicamentos. Fue precisamente entonces cuando di con su libro, que devoré, y de inmediato puse en práctica su fórmula... Apenas pasados tres meses pude suspender los medicamentos [tras consultar al médico]. Ahora ha pasado más de un año y sigo estando muy bien. Debo admitir que pasó mucho tiempo antes de que pudiera comer sin calcular con lápiz y papel los miligramos de sodio y de potasio. Yo diría que todo el ajuste, para que me sintiera cómoda, me tomó cerca de un año; pero eso no es nada comparado con los diez años de medicamentos... Mi médico está muy satisfecho con los resultados. Le di un ejemplar de su libro... [Antes de que empezara el programa del factor K] mi presión era de 145/95 aproximadamente, con síntomas de aturdimiento siempre que era de 140/90 o más. Ahora casi siempre es de 110/70.
>
> Por cierto: para mí ya no es un problema mantener bajo el sodio. Mi dieta consiste en fruta fresca, abundantes verduras crudas o cocidas al vapor, pan de la marca local Baker's Bread, que tiene poco sodio y es de sabor multigrano fuerte, otros cereales sencillos de grano entero (avena, salvado, arroz integral, alforjón), leche descremada, queso bajo en sodio, pequeñas cantidades de pollo y pescado sencillamente cocinados, y nueces de vez en cuando. Todo es tan sencillo que ya no necesito hacer ningún cálculo. Muy de vez en cuando como algún alimento chatarra, como algún pastel de fruta, pensando que por lo menos contiene fruta.

De manera que una vez que uno capta cómo es este método, todo es sencillo. Pero antes de empezar hay que recordar: a estos alimentos no debemos agregarles sal en ningún momento, durante el resto de nuestra vida.

EL PLAN

PERIODO DE TRANSICIÓN

La primera semana

Elimine la sal tanto en la cocina como en la mesa.

Segunda semana

Empiece con los menús del Día 1 de la semana de transición. **No repita estos menús.** Siga el orden de los días 1 a 7. Si ya está a dieta baja en sodio, empiece con el Día 3.

PERIODO DE MANTENIMIENTO

De la tercera semana en adelante

A partir del día 8, los alimentos tienen un factor K de 4 por lo menos. Al final de la tercera semana, usted debe poder planear sus propios menús de manera que su factor K diario esté por arriba de 4.

Nota: las calorías se redondean a 50; el sodio y el potasio se redondean a 100 mg, o a 50 cuando están por debajo de 1000.

DIA 1

DESAYUNO

8 onzas de jugo de naranja
   (concentrado, congelado)
1 1/2 onza de cereal frío
8 onzas de leche entera
1 pan de maíz o 1 muffin

LUNCH - ALMUERZO

Hamburguesa magra en un roll,
   con catsup y 2 rebanadas de
   pepinillo encurtido
1 1/4 onza de pretzels (y despídase de
   ellos para siempre)

TENTEMPIÉ

1 rebanada de pastel de natilla de coco

COMIDA O CENA

10 onzas de comida o cena preparada de
   pescado y papas fritas
taza de brócoli con salsa de queso
taza de budín instantáneo de
   mantequilla y caramelo (Cremel)

Total diario: calorías: 2000; **grasa:** 74 g; **calorías de grasa:** 37%; **potasio:** 2800 mg; **sodio:** 4200 mg*. **Factor K de este día:** 0.7 (proporción entre el potasio y el sodio: 0.7 a 1)
   El total de este día fue calculado usando los valores de una cena de papas y pescado congelados, lo cual es definitivamente demasiado sodio a estas alturas del plan. NO REPITA ESTE DÍA.

---

* Si usted le pone mucha sal a los alimentos, estamos reduciendo gradualmente el sodio. Si ya está a dieta baja en sal, debe iniciar el programa en el día 3.

DIA 2

DESAYUNO

8 onzas de jugo de naranja
1 1/2 onza de hebras de trigo con una cu-
    charadita de azúcar
1/2 taza de leche entera
muffin (los bisquets de leche cortada, de
    masa empacada y refrigerada, ten-
    drían más o menos el mismo factor K,
    pero el contenido de grasa sería más
    alto)
1 cucharada de mermelada

LUNCH - ALMUERZO

1 bagel o 1 roll
1 onza de salmón ahumado u otra
    carne magra
1 cucharada de queso crema
4 onzas de jugo de manzana

TENTEMPIÉ

1 galleta de avena y 1 manzana

COMIDA O CENA

11 onzas de lasaña con calabacitas
1/2 taza de ejotes "Boil in bag",
    bocadillos de cebolla y tocino,
    verduras congeladas
2 roles de panadería
4 onzas de leche entera
1 taza de fresas congeladas y
    endulzadas

Calorías: 2000; **grasa:** 34 g; **calorías de grasa:** 15%; **potasio:** 3100 mg; **sodio:** 3500 mg; **factor K:** 0.9.

Este día hay un poco menos de potasio que de sodio; si las cantidades fueran iguales, el factor K sería de 1. La proporción o factor K de 0.9 es un poco más alta que la de ayer. A lo largo de esta primera semana se hará un aumento gradual para darle al organismo la oportunidad de ajustarse. Recordemos que este aumento lento es muy importante.

DIA 3

DESAYUNO

8 onzas de jugo de naranja
1 huevo revuelto sin sal ni mantequilla
    en un sartén ligeramente engrasado
1 empanada de desayuno (sustituto de
    embutido)
2 rebanadas de pan tostado de trigo
    entero, sin mantequilla
1 cucharada de gelatina

ALMUERZO

sandwich de pavo o de pastrami
    (1 onza de pavo o de otra carne para
    sandwich, todo lo magra que se pueda),
    mostaza sin sal, abundante lechuga
1 pepino encurtido de tamaño mediano,
    kosher (este será su último encurtido)
8 onzas de leche descremada

TENTEMPIÉ

Malteada de fresa

COMIDA O CENA

3 1/2 onzas de pollo frito sin piel
2/3 de taza de espinacas congeladas,
    arroz y champiñones sin salsa
1 papa horneada de tamaño mediano
1 roll
Nieve de limón con un plátano rebanado

Calorías: 1950; **grasa:** 39 g; **calorías de grasa:** 16%; **potasio:** 3300 mg; **sodio:** 2700 mg; **factor K:** 1.2

Hoy los alimentos tienen un poco más de potasio que de sodio, resultando un factor K superior a 1. Al final de esta semana, su sistema habrá tenido la oportunidad de ajustarse al factor K superior, y usted estará comiendo menús con un factor sano, de 4 o más.

NO REPITA ESTE DÍA.

DIA 4

DESAYUNO

8 onzas de jugo de naranja
3/4 de taza de avena cocida sin sal
10 dátiles cocidos con la avena
8 onzas de leche descremada

LUNCH

Ensalada de frutas muy grande y muy
  fresca, aliñada con jugo de limón o de
  naranja
Té helado

COMIDA O CENA

16 onzas de un platillo mexicano
  (comida o cena congelada, o en el
  restaurante)
2 vasos de cerveza (o refresco)
1 taza de nieve de limón

Calorías: 1950; **grasa:** 39 g; **calorías de grasa:** 18%; **potasio:** 3200 mg; **sodio:** 2100 mg; **factor K:** 1.5

Este es el ejemplo de un día en que se come un platillo mexicano (o de otro tipo) rico en sodio. El desayuno y el almuerzo tienen poco sodio, así que puede comer este platillo mexicano sin echar marcha atrás. NO REPITA ESTE DÍA.

DIA 5

DESAYUNO

8 onzas de jugo de naranja
1/2 taza de ciruelas cocidas sin azúcar y
  mezcladas con 3/4 de taza de cereal de
  trigo en pure, cocido sin sal
8 onzas de leche descremada

Almuerzo

Ensalada de atún, hecha con 31/4 de
  onzas de atún enlatado en agua y sin
  sal, abundante lechuga, una pizca de
  mayonesa, de preferencia sin sal
1 manzana
2 rebanadas de pan de trigo entero bajo
  en sodio
8 onzas de leche descremada

Tentempié

Nieve de cítricos

Comida o cena

11 1/4 de onzas de comida o cena congelada de lomo de puerco o un bistec suizo
ensalada grande de hojas verdes y tomate, aderezada con vinagre de vino y
una pizca de azúcar, si se desea
8 onzas de leche descremada
1 taza de rebanadas de durazno

Calorías: 2100; **grasa:** 38 g; **calorías de grasas:** 16%; **potasio:** 4100 mg; **sodio:** 1900 mg; **factor K:** 2.2. NO REPITA ESTE DÍA.

D I A 6

DESAYUNO

9 onzas de jugo de toronja
3/4 de taza de avena cocida sin sal,
   sazonada con 10 dátiles
8 onzas de leche descremada

ALMUERZO

Ensalada grande de frutas con 1 taza de
   queso cottage y aderezo de limón y
   miel

TENTEMPIÉ

1 rebanada de pastel de camote

COMIDA O CENA

31/2 onzas de pescado al curry y 4/3 de
   taza de arroz, cocido sin sal y con 2/3
   de taza de pasitas
2/3 de taza de ejotes al vapor sin mantequilla
8 onzas de leche descremada

Calorías: 2000; **grasa:** 27 g; **calorías de grasa:** 12%; **potasio:** 4300 mg; **sodio:** 1600 mg;
factor K: 2.7

Este día es un caso en que se avanza a pesar del pastel de camote (o de otro postre
equivalente). NO REPITA ESTE DÍA.

D I A 7

DESAYUNO

8 onzas de jugo de naranja
3/4 de taza de avena cocida sin sal
plátano o melón de temporada
8 onzas de leche descremada

ALMUERZO

Ensalada del chef:
Verduras crudas, hojas verdes,
   germinados, 1 onza de palitos de
   queso suizo, y rebanadas de huevo
   duro, aceite y vinagre
8 onzas de leche descremada
1 taza de uvas o de otra fruta

TENTEMPIÉ

Fruta seca variada

COMIDA O CENA

Fideos Romanoff (1/4 de paquete) o
   espagueti con salsa de tomate sin
   carne
Calabaza horneada con azúcar morena
   y sin mantequilla
2/3 de taza de espárragos con limón
8 onzas de leche descremada

Calorías: 1900; **grasa:** 45 g; **calorías de grasa:** 21%; **potasio:** 5000 mg; **sodio:** 1300 mg;
factor K: 3.8

Ahora ha completado la semana de menús iniciales para encaminar su cuerpo
hacia alimentos con un factor K natural de 4 o más. NO REPITA ESTOS DÍAS.

De aquí en adelante (días 8 a 14) puede cambiar el orden de los días o repetir los que desee.

DIA 8

DESAYUNO

8 onzas de jugo de naranja
3 hot cakes sin sal, con polvos de hornear bajos en sodio (mezcle 1 huevo, 1 taza de agua y 2 cucharadas de aceite; añada 1/4 de leche descremada en polvo, 1 cucharada copeteada de polvos de hornear bajos en sodio, y 1 1/2 taza de harina)
2 cucharadas de miel de arce o de cualquier otro jarabe
8 onzas de leche descremada

LUNCH

2 tazas de sopa de frijol (pueden ser de lata) sin sal, con caldo bajo en sodio
2 piezas de pan de maíz
8 onzas de leche descremada

TENTEMPIÉ

10 mitades de chabacanos secos

COMIDA O CENA

31/2 onzas de ternera cocinada sin mantequilla
2/3 de chícharos y zanahorias al vapor, sin sal ni mantequilla
ensalada verde con un poco de aderezo italiano
8 onzas de leche descremada
2/3 de taza de nieve de fresa

Calorías: 2000; **grasa:** 52 g; **calorías de grasa:** 23%; **potasio:** 4800 mg; **sodio:** 1200 mg; **factor K:** 4.0

DIA 9

DESAYUNO

1/2 toronja
2 onzas de hebras de trigo
1 plátano
8 onzas de leche descremada

LUNCH

1 hamburguesa grande (por ejemplo, Big Mac de McDonald's)
Papas a la francesa sin sal (puede que tenga que esperar algunos minutos más por esta orden especial, pero vale la pena)
8 onzas de jugo de naranja

COMIDA O CENA

11/2 tazas de frijoles cocidos sin sal; sazone con melaza, tomate y hierbas
2 panecillos de maíz o elote horneados con polvos bajos en sodio (bata 1 huevo con 1 taza de agua y 3 cucharadas de aceite; agregue 1/4 de taza de azúcar y 1/4 taza de leche en polvo desgrasada, 1 taza de harina de trigo y 1 taza de harina de maíz, más 2 cucharadas de polvos para hornear bajos en sodio; revuelva y hornee en horno precalentado a 425° F durante 15 min.)
2/3 de taza de brócoli congelados, coliflor al vapor y pimiento rojo

Calorías: 2050, **grasa:** 60 g; **calorías de grasa:** 26%; **potasio:** 6600 mg; **sodio:** 1400 mg; **factor K:** 4.7

Hoy podrá comer una superhamburguesa completa con todos sus aderezos y al mismo tiempo tener un factor K superior a 4. Este es un menú para cuando salga con los niños, por ejemplo.

D I A 1 0

DESAYUNO

8 onzas de jugo de naranja
1 taza de cereal de trigo entero sin sal
1 plátano con el cereal
8 onzas de leche descremada

LUNCH

Sandwich con 2 onzas de pavo rebanado, lechuga y arándanos, y una pizca
de mayonesa
8 onzas de leche descremada

COMIDA O CENA

4 onzas de pescado al vapor
1 taza de arroz integral
1/2 taza de espinacas picadas
ensalada de 1/2 aguacate y gajos
de toronja
2 muffins de trigo entero
1 taza de frutas congeladas y endulzadas

Calorías: 1900; **grasa:** 36 g; **calorías de grasa:** 17%; **potasio:** 4900 mg; **sodio:** 1200 mg; **factor K:** 4.1

D I A 1 1

DESAYUNO

1/2 toronja
3/4 de taza de cereal de trigo en pure y
sin sal, con 2/3 de taza de pasitas
8 onzas de leche descremada

LUNCH

Sandwich de ensalada de atún enlatado
en agua y bajo en sodio
8 onzas de leche descremada
1 manzana

TENTEMPIÉ

31/2 onzas de fruta seca variada

COMIDA O CENA

6 onzas de bistec magro
camote de tamaño mediano, horneada
1/2 taza de elotes con habas sin sal ni
mantequilla
8 onzas de leche descremada
1 taza de fresas endulzadas

Calorías: 1950; **grasa:** 21 g; **calorías de grasa:** 9%; **potasio:** 5100 mg; **sodio:** 800 mg; **factor K:** 6.4

D I A 1 2

DESAYUNO

Desayuno
8 onzas de jugo de naranja
1/2 onza de arroz inflado
1 plátano
8 onzas de leche descremada

LUNCH

11/3 de sopa de lentejas con zanahorias
    picadas y caldo bajo en sodio*
1 rebanada de pan moreno
1 onza de queso suizo
1 taza de ensalada de col roja y manzana
8 onzas de leche descremada

TENTEMPIÉ

1 barquillo de helado

COMIDA O CENA

16 onzas de berenjena y arroz a la
    cacerola** con tomates enlatados sin
    sal
2 roles de trigo entero sin sal
3/5 de taza de coles de Bruselas
8 onzas de leche descremada
1 taza de fresas congeladas y
    endulzadas

Calorías: 2050; **grasa:** 26 g; **calorías de grasa:** 11%; **potasio:** 4600 mg; **sodio:** 1000 mg;
factor K: 4.6

---

* A diferencia de las demás leguminosas, las lentejas no tienen que remojarse. Cocínelas el día que
vaya a comerlas o guárdelas para comerla otro día.
** Pique la berenjena y saltéela en aceite ligero con cebolla y ajo; añada tomate enlatado sin sal;
mezcle con arroz cocido. Cubra y hornee durante 45 minutos a 350° o hasta que la berenjena esté
suave.

D I A 1 3

DESAYUNO

8 onzas de jugo de toronja
1 taza de hebras de trigo
1 taza de fresas
8 onzas de leche descremada
1 rebanada de pan de trigo entero,
    tostada, baja en sodio
1 cucharada de gelatina

LUNCH

Sopa enlatada baja en sodio
1 onza de queso suizo
2 galletas Zwieback
8 onzas de leche descremada

TENTEMPIÉ

1 taza de yogur con sabor a fruta bajo
    en grasa
5 mitades de orejones de durazno

COMIDA O CENA

1/2 pechuga de pollo sin piel, rellena con
    2 cucharadas de nueces y horneada
1 papa mediana horneada sin sal ni
    mantequilla
2/3 de taza de nabo
espinacas frescas con champiñones ade-
    rezadas con aceite y vinagre
8 onzas de leche descremada

Calorías: 2050; **grasa:** 37g; **calorías de grasa:** 16%; **potasio:** 4900 mg; **sodio:** 950 mg;
factor K: 5.2.

DIA 14

DESAYUNO

1/2 toronja
1 taza de cereal de trigo en pure, sin sal,
con 2/3 de pasitas
8 onzas de leche descremada

LUNCH

2 muffins de blueberry con polvos de
hornear bajos en sodio (o 4 galletas
graham)
1 taza de yogur bajo en grasa
3 duraznos frescos medianos o 1 meloco-
tón grande

COMIDA O CENA

2 onzas de fideos secos y gulash hecho
con 31/2 onzas de pollo poché sin piel,
condimentado con paprika y con una
guarnición de zanahorias y col. Antes
de servirlo agréguele un poco de yogur
Ensalada de betabel, con 3/5 de betabel
de lata sin sal, lechuga y cebolla
8 onzas de leche descremada

TENTEMPIÉ

1 rebanada de pastel de ruibarbo*

Calorías: 2000; **grasa:** 38 g; **calorías de grasa:** 17%; **potasio:** 4300 mg; **sodio:** 850 mg;
factor K: 5.0

---

* A veces, las circunstancias sociales nos obligan a comer un postre como éste. Sin embargo, si los demás alimentos se eligen juiciosamente, puede conservar un factor K de 5.

La información para calcular los resúmenes nutricionales de cada día se obtuvieron de J. A. T. Pennington y H. Nichols Church, *Food Values*, Harper & Row, Nueva York, 1905; o de *Agriculture Handbook N° 8 Series*, Departamento de Agricultura de Estados Unidos, Imprenta del Gobierno de Estados Unidos, Washington, D. C:, o de una versión editada personalmente del programa para computadora Nutritionist III de N-Squared Computing Co., Silverton, Oregon.

CAPITULO 11

PASO 3: HACER EJERCICIO

El descubrimiento de que con el ejercicio bajó significativamente la presión sanguínea de un grupo de pacientes hipertensos y sedentarios indica que la hipertensión esencial o primaria es ante todo resultado de una forma de vivir, y que puede prevenirse o tratarse eficazmente con una actividad física razonable.

Doctor Robert Cade et al

El tema de este libro es que la presión alta se debe a un desequilibrio en nuestra manera de vivir, sobre todo en la alimentación y el ejercicio. Por ello, la prevención y la reversión de la presión alta han de lograrse mediante cambios en nuestras costumbres, no sólo con el tratamiento alimenticio del factor K, sino también, como el doctor Robert Cade dice, "con una actividad física razonable".

Por desgracia, pocos hacemos "actividad física razonable". Según el Inspector General de Salud y el Colegio Americano de Medicina del Deporte, menos del 10% de los estadounidenses hacen el nivel de ejercicio que ellos recomiendan. Lo que es peor, entre el 20% y el 25% son totalmente sedentarios y han perdido la condición física. De manera que aquí tenemos que hacer muchos progresos.

En este capítulo se analizan los beneficios del ejercicio, desde cómo nos ayuda a mantenernos en peso y cómo mantiene el conveniente equilibrio hormonal del cuerpo, hasta cómo mejora nuestro estado de ánimo. Además se responden los argumentos que se oponen siempre al ejercicio y se dan algunos principios y pautas para un programa amplio de ejercicios aeróbicos que el lector y su médico pueden ajustar a la medida.

BENEFICIOS DEL EJERCICIO REGULAR

El ejercicio aeróbico regular es benéfico porque

- Normaliza la presión sanguínea
- Elimina la grasa del cuerpo

- Normaliza el equilibrio hormonal
- Disminuye los lípidos (grasas) de la sangre que provocan ataques cardiacos
- Aumenta los niveles de colesterol "bueno" en la sangre (colesterol de lipoproteína de alta densidad, o CLPAD)
- Aumenta la estabilidad de la actividad eléctrica del corazón
- Aumenta la resistencia a la fatiga
- Disminuye la necesidad del tabaquismo
- Le añade vida a los años
- Probablemente le añade años a la vida

"NORMALIZACIÓN" DE LA PRESIÓN SANGUÍNEA

Probablemente no nos sorprende enterarnos de que el ejercicio ayuda a perder peso (y con ello baja la presión). Sin embargo, varios estudios científicos (que se analizan en el capítulo 7) han mostrado que con un programa de ejercicio regular baja la presión aunque uno no esté pasado de peso, e incluso si no pierde el peso sobrante. De hecho, que la presión baje con el ejercicio no se correlaciona con la pérdida de peso, sino con la disminución de los niveles de insulina en el plasma. En el capítulo 7 se analizó el estudio del doctor Cade y de sus colaboradores, lo que demostró que el ejercicio aeróbico puede ser un medio eficacísimo para que el cuerpo regule su presión sanguínea y también permita que baje la presión sanguínea de los pacientes con hipertensión severa.

Varios estudios han mostrado que mantenerse en forma mediante la práctica del ejercicio ayuda a prevenir el desarrollo de la presión alta. Un estudio a 6,000 personas de ambos sexos mostró que aquellas cuya presión estaba dentro del rango "normal alta" (130-139/85-89) y que no estaban en buena forma física tenían diez veces más probabilidades de llegar a ser hipertensas que quienes tenían la presión en el rango normal (120-129/81-84) y que estaban en buena condición física. Incluso cuando la presión era inferior a 120/80, la falta de ejercicio físico provocó un aumento del 50% de probabilidades de llegar a tener hipertensión.

PÉRDIDA DE GRASA

Como se verá en el siguiente capítulo, perder el sobrepeso es esencial para reducir la presión sanguínea. Y el ejercicio (por lo menos tres veces a la semana) desempeña un papel muy importante (incluso necesario para muchos) para mantenerse en peso. De hecho, en cualquier programa eficaz para reducir el peso (que también reduzca la presión) se necesita por lo menos algo de ejercicio aeróbico, sobre todo a largo plazo.

NORMALIZACIÓN DEL EQUILIBRIO HORMONAL

El ejercicio hace que los músculos respondan mejor a la insulina y se disminuya el nivel de esta hormona en la sangre. Como vimos en los capítulos 4 y 7, cuando baja el nivel alto de insulina en la sangre se facilita la corrección del desequilibrio de las células del cuerpo; así mejoran los niveles de colesterol y baja la presión sanguínea. Con los niveles bajos de insulina disminuye también la tendencia del cuerpo a convertir las calorías en grasa. Algunos estudios indican que los niveles bajos de insulina suprimen la sensación de hambre. La pérdida de peso resultante también ayuda al cuerpo a recuperar su equilibrio y baja la presión.

DISMINUCIÓN DE LOS LÍPIDOS EN LA SANGRE

El colesterol se presenta en la sangre sobre todo de dos formas: como colesterol lipoproteínico de baja densidad (CLPBD) y como colesterol lipoproteínico de alta densidad (CLPAD).

El CLPBD, que contiene gran cantidad de colesterol y de otras grasas, es el colesterol "malo", porque permite la formación de depósitos de grasa en las arterias. También es malo el colesterol lipoproteínico de muy baja densidad (CLPMBD), que contiene más grasa (sobre todo triglicéridos) que proteína. Por esta razón deben evitarse los niveles altos de triglicéridos en la sangre.

Como vimos en el capítulo 7, el ejercicio ayuda a reducir los niveles altos de insulina. Dado que la insulina estimula la producción de triglicéridos, no sorprende que el ejercicio pueda bajar el nivel de triglicéridos en la sangre, el colesterol de muy baja densidad, y el de baja densidad.

AUMENTO DE LOS NIVELES DE COLESTEROL "BUENO" EN LA SANGRE

Por otra parte, el colesterol lipoproteínico de alta densidad (específicamente el CLPAD-2) lleva el colesterol malo al hígado, donde se convierte en bilis y se excreta.

Habida cuenta de que con los niveles altos de insulina baja el CLPAD, no sorprende que varios estudios hayan mostrado que el ejercicio puede elevar la cantidad de CLPAD en la sangre al mismo tiempo que baja el nivel de CLPBD. La proporción de colesterol total respecto del CLPAD debe ser de menos de 5.0

para los hombres y de menos de 4.5 para las mujeres. No existe un consenso sobre cuál debe ser el colesterol total. Si bien generalmente se considera normal por debajo de 220 o 240 mg por 100 ml de sangre (220 o 240 mg/dl), hay buenas razones para ser más conservador y decir que el total de colesterol en la sangre no debe ser de más de 200 mg por 100 ml de sangre. De hecho, las estadísticas de las aseguradoras muestran que las expectativas de vida disminuyen cuando los niveles de colesterol total suben arriba de 170 mg por 100 ml. Por otra parte, durante los 40 años de estudios científicos entre los habitantes de Framingham, Massachusetts, no se ha registrado una sola muerte debido a ataques cardiacos en las personas cuyo colesterol en la sangre está por debajo de los 100 ml.

MAYOR ESTABILIDAD DE LA ACTIVIDAD ELÉCTRICA DEL CORAZÓN

Por supuesto, al importantísimo músculo del corazón puede beneficiarle el ejercicio. Los testimonios indican que el ejercicio regular aumenta las oportunidades de sobrevivir a un ataque cardiaco. Esto puede deberse a que la actividad eléctrica de este músculo es más estable cuando se hace ejercicio con regularidad.

En un estudio hecho a animales, las probabilidades de fibrilación del corazón (arritmia, o actividad eléctrica anormal que hace que el corazón deje de bombear sangre) disminuyeron en los animales que hacían ejercicio.

MAYOR RESISTENCIA A LA FATIGA

La práctica regular de ejercicios aeróbicos aumenta el número de mitocondrios o "centros eléctricos de la célula". Los mitocondrios son pequeños "sacos" de membrana que hay dentro de la célula, y que contienen proteínas especiales, las cuales combinan el oxígeno con productos nutritivos para dar energía a la célula. Los mitocondrios permiten que el cuerpo aumente el porcentaje de energía que puede conseguir aeróbicamente (esto quiere decir "usando oxígeno"). Como consecuencia, el cuerpo se apoya menos en el metabolismo anaeróbico (sin oxígeno) y resiste más la fatiga.

En un principio, en tanto uno va adquiriendo forma, puede tener que dormir más que antes. Pero quienes normalmente trotan más de 32 kilómetros (o gastan unas 2,000 calorías) por semana, informan que necesitan dormir menos que antes de que hicieran ejercicio con regularidad. De hecho, puede que el lector descubra que una vez que se ha acostumbrado a hacer ejercicio normalmente, no disminuye el tiempo que dedica a sus otras actividades. El ejercicio aeróbico practicado con regularidad aumenta la energía con que se ejecutan las tareas cotidianas.

DISMINUCIÓN DEL TABAQUISMO

Una observación frecuente es que muchas personas que hacen ejercicio aeróbico con regularidad fuman menos o dejan por completo el tabaquismo. Recordemos que en el estudio británico sobre la eficacia de los fármacos contra la hipertensión se encontraron evidencias de que el no fumar se relaciona con una disminución mucho mayor de la incidencia de embolias y ataques cardiacos en las personas hipertensas, que la que se logra con el tratamiento farmacológico.

MÁS VIDA A LOS AÑOS

Quienes hacen ejercicio con regularidad saben también que esto los hace sentirse mejor e incluso les mejora el ánimo. El ejercicio estimula la producción de betaendorfinas en el cerebro, que son sustancias parecidas al opio. Esto explica que el ejercicio resulte benéfico en las depresiones ligeras. El término "euforia del deportista" describe una experiencia común en la cual se siente euforia o júbilo cuando se hace un buen ejercicio aeróbico, o inmediatamente después de él.

EL BENEFICIO: VIVIR MÁS

Si bien la profesión médica sigue discutiendo este punto, las aseguradoras ya apuestan su dinero a que el ejercicio hace que vivamos más. La Allstate Life Insurance Company hace hasta el 35% de descuento a quienes practican ejercicio con regularidad. La mayoría de las empresas que otorgan descuentos o dan premios por seguros de vida exigen un mínimo de 30 minutos de ejercicio aeróbico (como correr) por lo menos tres veces a la semana.

Hace poco surgió una controversia sobre los riegos de hacer ejercicio, y sobre si éste prolonga o no la vida. El análisis que sigue debe mostrar que, con las debidas precauciones, el ejercicio puede ser seguro y muy probablemente aumenta las expectativas de vida.

LA CONTROVERSIA SOBRE EL EJERCICIO

Durante la década de 1970, el ejercicio, en especial el trote, casi llegó a ser una obsesión nacional. La opinión popular es que el ejercicio nos hace más sanos, y muchos de los que trotan creen que los hará vivir más.

¿Son seguros o peligrosos los ejercicios aeróbicos?

Durante varios años circuló la opinión de que si se uno hacía suficiente ejercicio podía "inmunizarse" contra los ataques cardiacos. Durante un tiempo se afirmó que nadie que hubiera terminado un maratón había muerto de un ataque cardiaco. Pero entonces se descubrió que algunos maratonistas habían muerto porque tenían las arterias llenas de colesterol, por ejemplo el congresista Doodloe Byron, de 49 años, que había corrido seis maratones, el neozelandés Dennis Stephenson, que tenía los récords de varias carreras de 100 millas, y el francés Jacques Bussereau, de 48 años, quien murió de un ataque al corazón durante el maratón de 1984 en la ciudad de Nueva York. Luego, en 1984, Jim Fixx, el conocido autor de *The Complete Book of Running*, que había sido finalista en 20 maratones, cayó en una carretera de Vermont, donde trotaba, y murió ahí mismo de un ataque al corazón.

¿Qué pasó con Jim Fixx?

Cuando uno de los principales personajes de las carreras, que corría 100 kilómetros por semana, cayó muerto al final de una carrera de 7 kilómetros, el grupo que se oponía al ejercicio arremetió afirmando que éste no sólo no prolonga la vida, sino que puede matarnos. La muerte de Jim Fixx despertó tantas incertidumbres que algunos pensaron que la era del ejercicio llegaba a su fin. Por supuesto, Fixx murió mientras hacía ejercicio, o inmediatamente después. Pero ¿lo mató el ejercicio, o lo mató alguna otra cosa?

La autopsia de Jim Fixx mostró que sus tres coronarias cardiacas estaban obstruidas por depósitos de grasa: una estaba obstruida completamente, otra estaba obstruida el 80%, y la tercera el 70%. No sólo eso, su corazón tenía tejido cicatricial en tres partes, indicando tres previos infartos al miocardio, o ataques cardiacos. Fixx había tenido uno de estos ataques dos semanas antes de morir, y el otro cuatro semanas antes.

Estos ataques no lo habían derrumbado, aunque probablemente presentaron los síntomas comunes que por desgracia no se identificaron. Por ejemplo, un mes antes, Jim Fixx comentó con sus amigos que a veces sentía opresión en la garganta cuando estaba en reposo. En la circular de Kenneth Cooper, *Aerobics,* se mencionaba que John, el hijo de Jim, había dicho: "A lo largo de ese verano, cuando corría tenía que detenerse, porque cinco minutos después de empezar sentía una opresión en el pecho. Caminaba un poco, luego se sentía bien y continuaba su carrera".

No es raro que las personas con cardiopatías de las coronarias sientan opresión o dolor en el pecho seis minutos después de empezar a correr, y que mejoren si continúan a un ritmo más lento. Esto sucede porque el cuerpo tarda entre seis y diez minutos en calentarse para que los vasos sanguíneos de los músculos se abran; entonces disminuye la presión sanguínea y por ende disminuye la carga del corazón.

Probablemente en los dos ataques que Fixx sufrió antes del ataque fatal se presentaron algunos síntomas. En una ocasión se quejó de que le dolía la quijada. Tal vez sufrió otro ataque que no fue fatal cuando corría con su hijo John dos semanas antes de morir. Al principio de la carrera Jim dijo que tenía que ir al baño. Padre e hijo caminaron hasta un hangar cercano y se detuvieron a charlar unos diez minutos antes de proseguir la carrera. Cuando John le preguntó a su padre por qué no había ido al baño, Jim le dijo que ya sentía bien y que no tenía que ir. Es posible que estuviera padeciendo un ligero ataque al corazón y la breve pausa, más el efecto del calentamiento, disminuyeran la carga de su corazón lo suficiente para disminuir los síntomas.

No sólo había padecido tres ataques con anterioridad, y no sólo sus coronarias estaban casi completamente obstruidas, sino que la autopsia mostró que Jim Fixx tenía el corazón crecido, probablemente desde que nació. Este tipo de corazón grande, que se conoce como hipertrofia biventricular, es bastante raro y se relaciona con la muerte repentina de algunos atletas, por lo general jóvenes. Lo que mató a Jim no fue el ejercicio, sino probablemente su enfermedad cardiaca y su afección cardiaca congónita.

Pero ¿pudo haberse prevenido esta muerte repentina, o esto significa que uno no debe hacer ejercicio por si acaso padece alguna enfermedad cardiaca? Examinemos las cardiopatías coronarias de Jim Fixx y los tres ataques cardiacos que padeció como resultado de ellas. Jim tenía varios factores de riesgo de sufrir ataques al corazón. En su familia había antecedentes de padecimientos cardiacos: su padre murió a los 43 años, de su segundo ataque cardiaco. Jim empezó a correr a los 36 años; antes de eso fumaba, era obeso, llevaba una vida sedentaria, trabajaba en un ambiente muy tenso y su dieta era abundante en grasas. Además de estos factores de riesgo, o señales de advertencia, Jim tenía alto el colesterol en la sangre: en 1980, el nivel del colesterol fue de 253 mg por 100 ml, y en la autopsia fue de 254. A pesar de que esta proporción de colesterol total respecto del CAD estaba en el rango normal (2.91 en 1980 y 3.48 en la autopsia) el nivel total de colesterol era anormalmente alto.

De manera que antes de que Jim Fixx muriera, empezaron a presentarse indicaciones de que algo serio le pasaba a su corazón:

- Se fatigaba sin explicación
- Sentía dolor de pecho mientras corría

- Tenía antecedentes familiares de cardiopatía
- Su dieta anterior había sido alta en grasas
- Había estado pasado de peso
- Anteriormente había vivido con gran tensión
- Había sido fumador
- Tenía alto el colesterol en la sangre

LA MUERTE Y EL EJERCICIO DESDE UNA BUENA PERSPECTIVA

Los casos de Jim Fixx, Goodloe Byron, Dennis Stephenson, Jacques Busse-reau y otros deportistas hacen patente que el ejercicio no nos inmuniza contra los ataques cardiacos. El doctor L. E. Lamb, de la Escuela de Medicina Aereoespacial de la Fuerza Area de Estados Unidos, ha hecho hincapié en que la mayoría de los estadounidenses mayores de 40 años padecen de una cardiopatía silenciosa de las coronarias que no presenta síntomas, que no siempre se refleja en los tests de tensión (electrocardiograma en una camina-dora o ECD), y que incluso puede permitir la participación en un maratón. No obstante, según el doctor Lamb, de los depósitos de colesterol y grasa en las arterias de estos señores con el tiempo se puede desprender un coágulo que taponc una arteria, provocando un ataque cardiaco, sobre todo durante el ejercicio o inmediatamente después de él. El doctor Lamb no afirma que el ejercicio de hecho provoque un ataque cardiaco, sino que puede desencadenarlo.

Frecuencia de las muertes repentinas durante el ejercicio

En un estudio efectuado a los deportistas que trotan en Rhode Island, el cual duró seis años, sólo ocurrió una muerte por año durante el ejercicio, entre 7,620 deportistas. De la misma manera, en el condado de King, en Washington, que tiene una población de 1.25 millones, sólo se presentaron nueve paros cardiacos durante las sesiones de ejercicio vigoroso en un lapso de 14 meses. Para poner las cosas en perspectiva, en otro estudio efectuado también en Rhode Island se encontró que de 81 personas que murieron mientras hacían ejercicios recreativos, el mayor número de muertes (23% del total) ocurrió *en el golf,* en segundo lugar, durante las carreras (20%), y en tercer lugar al nadar (11%). En casi el 90% de estas muertes, la causa de fondo fue el endurecimiento de las arterias, o aterosclerosis, y el 93% de los que murieron tenían antecedentes cardiacos o presentaban visibles factores de riesgo. Otra manera de mantener la perspectiva es dándose cuenta de que, de todas las muertes repentinas que ocurren, muy pocas suceden durante el ejercicio. En un estudio de 2,606 muertes repentinas, efectuado en Finlandia, sólo 22 estuvieron relacionadas con el ejercicio.

Las pruebas estadísticas indican que, entre las personas a la mayoría de las cuales no se les ha hecho un test de estrés, la posibilidad de una muerte repentina durante el ejercicio es de aproximadamente siete veces más que durante una actividad sedentaria.

Si usted hace ejercicio dos horas a la semana, tiene una probabilidad ligeramente mayor de muerte repentina durante esas dos horas. Pero, como veremos después, durante las 166 horas restantes puede que disminuyan sus probabilidades de muerte. En todo caso, si nos guiamos por los estudios de Rhode Island, las probabilidades, como ya observamos, son de sólo un deportista entre 7,620 durante todo un año.

No sólo eso, sino que con los actuales conocimientos médicos es posible mejorar las probabilidades. Como ejemplo del valor de la buena evaluación médica, en 1985, en el Centro Aeróbico del doctor Kenneth Cooper, en Dallas, se estudió a más de 5,000 participantes, que en conjunto recorrieron más de 6 millones de millas (un promedio de más de 1,609 kilómetros por persona): sólo hubo dos contratiempos cardiacos y ningún fallecimiento. A todas estas personas se les habían hecho pruebas de tolerancia al estrés y se había registrado su historia física completa.

¿Qué puede hacerse para identificar si es peligroso que uno haga ejercicio? Más que nada, el caso de Jim Fixx demuestra que la muerte repentina durante una sesión de ejercicio, si acaso llega a suceder, es rara, sólo ocurre si hay una enfermedad, normalmente del corazón, y por lo general se presentan síntomas, o hay factores de riesgo visibles, como señales de advertencia que delatan una enfermedad del corazón. Como dijo el cardiólogo y deportista George Sheehan: "Nadie que tenga un corazón sano cae muerto cuando hace ejercicio".

Lo más importante es que el examen adecuado efectuado por su médico puede detectar a tiempo muchos de estos problemas cardiacos, sobre todo si le hace un buen test de estrés. Ya en 1973, en un examen que se le hizo a Jim Fixx, se notaron algunos signos de problemas en su corazón. Ese examen reveló anomalías en su ECG en reposo (rastreo del corazón), los rayos X mostraron un corazón crecido, y se escuchó un soplo cardiaco. Ahora nuestras técnicas son mejores, como la ecocardiografía y la angiografía de litio, y hay varias pruebas de estrés con ECG avanzadas; además sabemos más y tenemos más percepción para detectar y evaluar la existencia de una cardiopatía. Si los médicos hubieran sabido entonces lo que sabemos ahora, o si a Jim Fixx le hubieran hecho un test con una caminadora moderna, hubiera habido grandes probabilidades de que esta cardiopatía se hubiera revelado antes de que fuera demasiado tarde.

En breve repasaremos los principales puntos que el lector y su médico deben verificar para disminuir las probabilidades de muerte repentina durante el ejercicio. Junto con Nathan Pritikin, el doctor L. E. Lamb ha señalado varios estudios que muestran que los principales cambios en la dieta pueden revertir los efectos de las cardioapatías de las coronarias.

Por otra parte, debido al alto contenido de grasa en la dieta occidental que la mayoría de nosotros ingiere, hay cierto riesgo de padecer un ataque al corazón mientras hacemos ejercicio, sobre todo si no nos han efectuado una revisión médica antes de empezar. Pero usted puede hacer ejercicio sin preocuparse si satisface las siguientes condiciones:

- Su sangre tiene un nivel "normal" de colesterol
- Su médico lo evalúa por algunos otros factores de riesgo (vea el capítulo 9 y la página 190)
- Usted aprueba un test de estrés en caminadora efectuado adecuadamente (vea el capítulo 9) aunque esté por debajo de los 40 años, tiene factores de riesgo, o su presión diastólica esté por encima de los 95 mm Hg.
- Su dieta es baja en grasas (vea los capítulos 10 y 12)
- Sigue las recomendaciones de la sección "Indicaciones para los ejercicios aeróbicos" de la página 196
- Le hacen una evaluación médica completa, y empieza el programa de ejercicios *poco a poco*, como se describe.

Recuerde que debido a que la presión alta constituye un importante factor de riesgo para los ataques cardiacos, y dado que algunos fármacos interfieren con el ejercicio, el último punto de la lista anterior es especialmente importante.

¿PROLONGA LA VIDA EL EJERCICIO?

¿Qué pasa con las 166 horas de la semana en que no hacemos ejercicio? ¿Influye el ejercicio en nuestras probabilidades de morir durante las horas en que no hacemos ejercicio?

Si bien esta interpretación se ha sometido a discusión, el estudio Paffenbarger de 1978, que fue el primero efectuado a 16,936 egresados de la Universidad Harvard, se publicó, indicando que el ejercicio aeróbico practicado con regularidad semana tras semana puede disminuir significativamente el riesgo de un ataque cardiaco.

En 1984, el doctor Paffenbarger publicó un informe actualizado de su estudio de los 16,936 alumnos de Harvard. Este informe más reciente señala que los hombres que gastaron más de 2,000 kilocalorías (kcal) cada semana en actividades físicas tenían aproximadamente la mitad de probabilidades de padecer enfermedades cardiacas que los hombres sedentarios (que gastaban menos de 500 kcl por semana), aunque unos y otros llevaban vidas parecidas en los demás aspectos. Gastar 2,000 kcal por semana en ejercicio equivale, grosso modo, a correr 20 millas semanales.

Por cierto, el mismo informe muestra que un hombre (y los alumnos eran hombres) que tiene hipertensión corre mayor riesgo de sufrir un ataque cardiaco que si lleva una vida sedentaria, fuma, es obeso, o tiene una historia familiar de cardiopatía de las coronarias.

El informe Paffenbarger contenía otro descubrimiento inesperado, aunque placentero. La incidencia de muerte *por cáncer* entre los varones que gastan más de 500 kcal por semana en actividades físicas fue 25% más baja que la de los varones que gastan menos de 500 kcal por semana. Esto significa que los varones que corren aunque sólo sea 8 kilómetros por semana tienen menos probabilidades de morir de cáncer. Si bien esto no constituye una "prueba", ciertamente es un dato importante.

Otras pruebas apoyan el punto de vista de que el ejercicio aeróbico practicado con regularidad ayuda a prolongar la vida. En un estudio publicado a fines de 1984, el doctor David Siscovick y sus colaboradores compararon el historial de ejercicio de 133 varones que habían tenido un infarto sin presentar padecimientos cardiacos previos, con el de una muestra al azar de hombres sanos de la misma edad, casados y con estilos de vida parecidos. El riesgo general de sufrir un ataque cardiaco mientras hacían ejercicio violento y durante el resto del tiempo, fue 60% más bajo entre los hombres que hacían ejercicio regularmente, que entre los que no lo hacían.

Uno de los estudios más completos, publicado en 1989, hizo el seguimiento de 10,244 hombres y 3,120 mujeres durante un promedio de casi ocho años. Gracias a este estudio, ahora sabemos que la salud puede beneficiarse con niveles moderados de ejercicio que no produzcan ninguna mejoría cardiorrespiratoria. Los resultados mostraron que la incidencia de mortandad en general disminuye progresivamente a medida que aumenta el grado de actividad física. Más todavía: a pesar de que el efecto protector del ejercicio aumenta con cada aumento del nivel de actividad, la reducción mayor de mortandad ocurre cuando la actividad sube del nivel más bajo al nivel moderado de ejercicio. De manera que las actividades de bajo impacto que no necesariamente lo hacen a uno estar en mejor forma, de todos modos son beneficiosas para la salud.

Como era de esperar, la disminución de la tasa de mortandad general de este estudio se debió en gran medida a la reducción del índice de cardiopatías vasculares de los sujetos de ambos sexos que estaban en mejor condición física. Pero, sorprendentemente, por lo menos para algunos de nosotros, parte de la disminución de la mortandad se debió a la disminución de muertes por cáncer. Por lo menos en otro estudio se ha informado que la reducción del índice de cáncer puede tener que ver con el aumento de ejercicio. Es posible que el ejercicio tenga un efecto benéfico en el sistema inmunológico. Todo esto abre la posibilidad de que se puedan disminuir los índices de algunos tipos de cáncer si las personas se vuelven más activas físicamente.

En resumen, está claro que el ejercicio tiene varios efectos deseables, cada uno de los cuales aumenta las expectativas de vida:

- Ayuda a disminuir la grasa corporal
- Ayuda a bajar la presión sanguínea
- Ayuda a reducir los lípidos "malos" de la sangre (LBD)
- Ayuda a aumentar los lípidos "buenos" de la sangre (LAD)
- Ayuda a estabilizar la actividad eléctrica del corazón
- Ayuda a normalizar las hormonas que alteran la capacidad del cuerpo para equilibrar el sodio y el potasio

De manera que si observamos el cuadro completo, es razonable decir que, con las debidas precauciones, el ejercicio está de nuestra parte. Como afirman el doctor David Siscovick y sus colaboradores, "aunque la actividad física intensa puede ser uno de los factores que precipiten un paro cardiaco primario, la práctica constante de esta actividad reduce en general el riesgo de un paro cardiaco primario".

LOS PELIGROS DEL EJERCICIO

LA MUERTE REPENTINA

Las probabilidades de muerte repentina durante el ejercicio son muy pocas: sólo 1 entre 7,600. Pero existen. El problema para las personas mayores a las que no se les ha detectado una cardiopatía de las coronarias es que el ejercicio agotador puede precipitarles un ataque cardiaco. Por esto, es prudente que todas las personas mayores de 30 años midan su nivel de colesterol en el suero antes de emprender un programa de ejercicios. Si está por arriba de 200, también tendrán que hacerse un ECG de tensión durante el ejercicio. Con esta información, el médico puede aconsejar sobre el riesgo de sufrir un ataque cardiaco y sobre las precauciones especiales que se deban tomar.

LESIONES

Por supuesto, el ejercicio puede causar pequeños problemas como el "talón del corredor" (tendinitis de Aquiles), los músculos distendidos y los pies hinchados. Pero, como se mencionará en la siguiente sección, hay maneras de evitarlos.

¿Qué pasa con las coyunturas? ¿No se desgastan las rodillas tras correr durante años? Hay personas que creen y sostienen que los huesos y las coyunturas son una máquina más, pero las evidencias no lo confirman, a no ser que uno padezca artritis o cualquier otra enfermedad de las coyunturas, o tenga demasiado sobrepeso, y no tome las precauciones del caso.

En realidad, no existen pruebas de que el ejercicio regular aumente el riesgo de deteriorar las articulaciones, propiciando la osteoartritis. Cuando uno corre, las articulaciones producen más líquido sinovial, se fortalecen los ligamentos y se engrosan los cartílagos. Un estudio efectuado a varios miles de personas de uno y otro sexo refuerza el argumento de que el ejercicio practicado correctamente no es malo para las articulaciones normales. Por cierto, las mujeres que corrían tenían ligeramente menos probabilidades de padecer osteoartritis que las mujeres sedentarias.

El argumento de que el ejercicio es malo para las coyunturas es intuitivo, y se basa en el supuesto de que el cuerpo funciona como una máquina. Sin embargo, *el cuerpo no es una máquina*. Es verdad que en un periodo corto (de segundos o minutos) el cuerpo funciona como una máquina: después de todo, podemos rompernos un hueso o destrozarnos una rodilla. Este punto de vista mecanicista forma parte de un viejo paradigma científico pasado de moda. Sin embargo, con el paradigma nuevo nos damos cuenta de que, a lo largo del tiempo (en días o en semanas), el cuerpo es un organismo vivo y dinámico que se autorrenueva y que tiene una notable capacidad para repararse. Investigaciones básicas recientes han demostrado que, en una medida mucho mayor de lo que antes se pensaba, el cuerpo de hecho puede reconstruirse.

Para los tarahumaras del norte de México, correr es parte de la vida. Como diversión, patean la pelota mientras corren 320 kilómetros o más. Se sabe que han corrido hasta 800 kilómetros en cinco días, y siguen corriendo hasta pasados los 70 años. Ninguna articulación hecha de una sustancia que no se renueve podría soportar toda una a vida con este tipo de actividad. Y no se trata sólo de este grupo, o de algo especial que hayan heredado los tarahumaras. Los primeros indios norteamericanos corrían para comunicarse; correr era parte de su ritual para relacionarse con la naturaleza. En el siglo XIX, el agente indio de una localidad le pidió a un indio hopi que llevara un mensaje a 125 kilómetros de ahí. El hopi salió a las tres de la mañana, llegó a su destino cerca de mediodía, recibió masaje y descansó media hora, y reemprendió el camino de vuelta a casa, corriendo. Hizo el viaje de ida y vuelta de 250 kilómetros en menos de 24 horas. Cuando este hopi murió era casi centenario.

El ejercicio practicado con regularidad ayuda a fortalecer los huesos y los músculos. De esta forma, el ejercicio regular previene la osteoporosis (debilitación de los huesos), que es muy frecuente en las ancianas. Por lo contrario, quien ha llevado una vida sedentaria puede tener los huesos débiles; aquí hay que repetir la recomendación de que las personas sedentarias deben comenzar su programa de ejercicios poco a poco, de preferencia caminando. De otra manera, es más probable que se provoquen fracturas por "tensión" o que se lesionen las articulaciones. Pero, como el cuerpo es un organismo que se renueva a sí mismo, si uno no lo agobia con demasiada tensión y le da la oportunidad de reaccionar, el ejercicio moderado lo anima a renovarse, fortaleciendo sus huesos, sus músculos y, como indican algunas evidencias, fortaleciendo incluso los ligamentos que estabilizan las articulaciones.

A mí me molestaba una rodilla y de vez en cuando se "trababa". Cuando empecé a trotar, tuve que hacerlo muy poco a poco, reduciendo el paso cada vez que la rodilla me avisaba. Ahora, tras varios mouvu de trotar entre cuatro y seis veces por semana, incluso se me olvida que antes me dolía la rodilla.

En 1985, quien entonces estaba al frente del equipo de esquí en Sugarbush, en Vermont, se había dislocado varias veces las rodillas mientras practicaba ciclismo, básquetbol y tenis, y las tenía gravemente lesionadas. Su deterioro era tal que sentía dolor al caminar, y cuando jugaba tenis las rodillas se le dislocaban y se le doblaban. Entonces empezó a trotar poco a poco, aumentando gradualmente sus sesiones. Dos años más tarde, esquiaba y concursaba en carreras de más de ocho kilómetros sin que le dolieran las rodillas.

No concluya apresuradamente que el ejercicio es bueno para todos los padecimientos de los huesos, ligamentos y coyunturas. No es eso lo que estamos diciendo. Hay circunstancias ortopédicas que pueden empeorar con el ejercicio, sobre todo si es demasiado vigoroso o se hacen cambios súbitos. Recordemos que cuando la tensión es *súbita,* los huesos funcionan como una máquina y se quiebran. Todavía hay mucho que no comprendemos sobre la forma en que el cuerpo se mantiene a sí mismo, pero, con tal de que se tomen las debidas precauciones, los testimonios ponen de manifiesto que correr no sólo no perjudica a las articulaciones, sino que puede ser bueno para ellas.

Recordemos también que la edad no limita el efecto del ejercicio en la presión arterial alta. Incluso entre las personas septuagenarias que padecen hipertensión moderada, los ejercicios de resistencia producen ligeras reducciones de la presión sanguínea (entre 4 y 8 mm Hg).

INDICACIONES PARA LOS EJERCICIOS AERÓBICOS

La clave para aumentar la resistencia física (y para perder peso y normalizar la presión) es el ejercicio aeróbico. Los ejercicios aeróbicos consisten en hacer movimientos repetitivos con los músculos largos de las piernas y los brazos. Para estos movimientos se necesita más oxígeno (por eso se llaman aeróbicos) y por ende nos hacen respirar más profundamente.

Como sólo una quinta parte de la energía que se libera mueve realmente los músculos, las otras cuatro quintas partes se transforman en calor, haciendo que uno se caliente y sude mucho. En el ejercicio aeróbico hay que moverse, pero no con tanta intensidad que uno no pueda hacer ejercicio continuamente durante varios minutos.

A diferencia del ejercicio aeróbico, para el levantamiento de pesas eléctricas o ejercicios de resistencia progresiva se necesita un movimiento continuo y comparativamente pequeño de los músculos largos y así se consumen relativamente pocas calorías. Por ello es probable que no aumente mucho el ritmo de la respiración o del corazón. Además, cuando se levantan pesas, la presión arterial puede subir exageradamente. En cinco jóvenes fisioculturistas, con sólo una torcedura de un brazo la presión subía a 255/190 mm Hg aproximadamente, y durante los ejercicios máximos, como la doble presión de piernas, la presión sanguínea subía a un promedio de 320/250 mm Hg. Incluso entre quienes no levantan pesas, levantar apenas el 50% de su peso máximo puede llevar la presión de los valores de reposo normal a cerca de 170/108 mm Hg. Si recordamos los capítulos 4 y 6, hay bastantes buenas razones para creer que los vasos sanguíneos de las personas hipertensas están musculosos y son débiles. Por ello, dado que el levantamiento de pesas no es aeróbico, y como por ahora carecemos de información suficiente sobre sus peligros para los hipertensos, tal parece que lo más sano para ellos es abstenerse de esta actividad hasta que se disponga de más información.

Sin embargo, si se practican ejercicios de resistencia que impliquen muchas repeticiones con pesas pequeñas, haciendo unas cuantas pausas intermedias, se puede elevar el ritmo cardiaco lo suficiente, y por el tiempo suficiente, como para obtener los beneficios del ejercicio aeróbico. De la misma manera, y como se mencionará en "Prevención de lesiones", en algunos deportes, como trotar o correr, se puede tener que hacer algo de trabajo con pesas muy pequeñas para conservar el equilibrio entre los grupos opuestos de músculos.

Entre los ejercicios que se practican al aire libre están el ciclismo, el trote, la carrera, el esquí, la natación, el remo, el patinaje, el tenis, y la caminata rápida. De estos, con el que se queman más calorías por hora es con el esquí, y, en orden decreciente, remar y correr. Entre los ejercicios aeróbicos bajo techo están el baile aeróbico, montar en bicicleta estacionaria, remar en máquina, esquiar en simulador (Nordic Track®) y caminar en caminadora. El tenis y el ráquetbol sirven si se practican con energía durante el tiempo suficiente. Otra posibilidad es saltar la cuerda.

Ahora hay pruebas de que el baile aeróbico aumenta la capacidad del ejercicio aeróbico y de resistencia tanto como trotar. Advertencia: hay que asegurarse de usar los zapatos adecuados y de ejercitar en una superficie flexible, no en algo duro como el concreto. También hay que recordar que, con cualquier ejercicio, uno debe progresar poco a poco, bajo la supervisión de un instructor competente, que no lo cuele a uno en una clase de jóvenes enérgicos que estén en mucho mejor condición física. El baile aeróbico se puede practicar en casa, con la música que uno tenga o con videocintas. Las videocintas pueden ser buenas motivadoras; señalan una disciplina y hacen algunas recomendaciones. Por otra parte, como no están hechas a la medida de nuestras necesidades y de nuestra condición física, hay que tener cuidado de no trabajar de más, sobre todo cuando apenas se está empezando. Deben evitarse las videocintas que incluyan sacudidas numerosas y prolongadas. Los estiramientos lentos y constantes facilitan más la flexibilidad y son mucho más seguros.

Conviene que las personas muy pasadas de peso (10 kilos) y las que tienen problemas ortopédicos empiecen montando una bicicleta, nadando, o caminando a placer, y que luego vayan más deprisa. Estas son buenas maneras de hacer ejercicio aeróbico sin distender demasiado las articulaciones y los ligamentos.

Cabe recordar que ahora sabemos que con niveles modestos de ejercicio, que no mejoran la condición cardiorrespiratoria, de todos modos se obtienen otros beneficios para la salud.

Si al lector le interesa empezar a trotar, eche una mirada a alguno de los libros introductorios que aconsejan cómo prevenir las lesiones. Hay dos libros insuperables: *The Complete Book of Running*, de James Fixx (Random House, Nueva York, 1977). No hay que hacer lo que él hizo: omitir el ECG mientras hacía ejercicio; hay que hacer lo que recomienda. El otro es *Dr. Sheehan on Running* (World Publications, Mountain View, California, 1975).

Estos son siete puntos básicos que el lector debe recordar cuando inicie el programa de ejercicios:

- Empezar con un examen médico adecuado
- Empezar el programa poco a poco
- Prestar atención a la intensidad y duración de las sesiones. Nunca excederse
- Escuchar al cuerpo
- Hacer ejercicio con frecuencia
- Empezar con ejercicios de calentamiento y terminar con ejercicios de enfriamiento
- Tomar medidas para evitar lesiones

EMPIECE CON UN EXAMEN MÉDICO ADECUADO

Antes que nada, consulte a su médico, que deseará hacerle un examen físico y algunos análisis de sangre, entre ellos el del colesterol. Este es el Paso 1 del programa (consulte los detalles en el capítulo 9).

CONSULTE A SU MÉDICO *antes de empezar su programa de ejercicios. Este paso es sumamente* importante.

EMPIECE POCO A POCO

Como sucede con la mayoría de las actividades relacionadas con la salud y con el cuerpo, es importante evitar los cambios repentinos. Primero, que le hagan una evaluación médica; luego empiece su programa de ejercicios poco a poco.

Para destacar la importancia de aumentar gradualmente la intensidad de los ejercicios, considere lo siguiente: en un estudio de 2,606 muertes repentinas, Vuori y sus colaboradores encontraron que la probabilidad de que el ejercicio físico pesado desencadenara la muerte era mayor cuando se intensificaba el ejercicio sin aumentar gradualmente el entrenamiento. Si usted padece de hipertensión, la importancia de aumentar *gradualmente* el nivel de entrenamiento es todavía mayor. De manera que empiece poco a poco.

Quienes padecen de hipertensión severa (presión diastólica de 100 mm Hg o más) o estén tomando fármacos contra la hipertensión, deben empezar muy poco a poco, caminando a un ritmo que les permita conversar al mismo tiempo. Si usted puede conversar mientras camina, quiere decir que su metabolismo todavía es aeróbico, o sea, que su cuerpo hace suficiente ejercicio para usar más grasa y menos carbohidratos para la energía.

Conviene que antes de que empiece su programa de ejercicios, su médico tome en cuenta los fármacos que está tomando. Por ejemplo, si toma un betabloqueador, este fármaco impedirá que su ritmo cardiaco suba a lo normal y limitará su capacidad de hacer ejercicio. La conclusión de los estudios hechos hasta ahora es que si se toma un betabloqueador para la hipertensión este fármaco disminuirá la capacidad de hacer ejercicio fácilmente, sobre todo ejercicios de resistencia que duren más de 30 minutos. Es esencial analizar esto con el médico: puede que él desee reemplazar sus actuales medicamentos con otros que tengan menos efecto en su capacidad de hacer ejercicio. Recuerde que si hace ejercicio mientras toma un betabloqueador, es posible que se canse con más facilidad, de manera que tenga cuidado de no exagerar, y detenga sus sesiones a los 30 minutos. Por otra parte, ejercítese por lo menos 5 veces por semana. Finalmente, un breve calentamiento puede reducir el efecto del betabloqueador, y un enfriamiento largo y lento impedirá que se sienta mareado, como les suele ocurrir a quienes hacen ejercicio cuando toman betabloquadores.

En resumen, si toma algún betabloqueador, es recomendable que no se exceda en el ejercicio. Si uo upcga al piogiama del factor K, puede que a la larga su médico le retire los fármacos. Sin embargo, nunca suspenda ningún medicamento, y en especial ningún betabloqueador, sin la supervisión de su médico. Suspenderlos de golpe puede provocar un rebote en la hipertensión y ser **mortal.**

Si tiene un nivel alto de colesterol en la sangre, opino que debe participar en un programa supervisado y someterse a una prueba de tensión durante el ejercicio antes de empezar el programa. Sin embargo, algunos fisiólogos del ejercicio señalan que, para alcanzar el máximo ritmo cardiaco durante el test (el cual algunos consideran importante para efectuarlo adecuadamente), puede ser necesario empezar con algunas semanas de ejercicio suave. Esto es importante para mejorar el tono muscular y para detectar los síntomas de la fatiga normal.

En mi opinión, se ha restado importancia al test de tensión en el ejercicio, y es conveniente que quien esté en mala forma se someta a uno antes de empezar un programa de ejercicios. Esto se recomienda especialmente a los hipertensos, desde luego si su presión diastólica es de 95 mm Hg o superior, y si hay factores de riesgo de las coronarias. Según el Colegio Americano de

Medicina del Deporte, si uno desea practicar ejercicio de intensidad baja a moderada, no necesita el test de tensión durante el ejercicio a menos que presente síntomas de alguna enfermedad cardiopulmonar o metabólica, o sepa que padece cualquier otra enfermedad. Por otra parte, quien desee practicar ejercicios de alto impacto, debe efectuarse el test de tensión durante el ejercicio si es varón y tiene más de 40 años, si es mujer mayor de 50 años, o, independientemente de la edad, si presenta dos o más factores de riesgo de cardiopatía de las coronarias, si presenta síntomas de alguna enfermedad, o si sabe que padece alguna enfermedad cardiopulmonar o metabólica.

El doctor Lamb recomienda que mientras el colesterol permanezca en un nivel normal en la sangre durante tres meses por lo menos, los únicos ejercicios que uno puede practicar sin supervisión son caminar a un ritmo que permita conversar, y hacer calistenia ligera.

Si usted no ha practicado ejercicio regularmente o está pasado de peso, empiece con caminatas, incluso si su presión diastólica está por debajo de 100mm Hg. Esto le fortalecerá los huesos y los músculos antes de empezar a trotar o correr. Sus músculos, sus coyunturas, sus ligamentos y su sistema cardiovascular necesitan tiempo para fortalecerse un poco antes de que emprenda cualquier ejercicio violento. Esto es especialmente importante si está pasado de peso. Es sorprendente cómo unos kilos de más distienden las articulaciones y pueden aumentar las probabilidades de lesionarse las rodillas o los tobillos.

El Colegio Norteamericano de Medicina del Deporte señala que los trotadores novatos tienden a sufrir "más lesiones en los pies, las piernas y las rodillas cuando entrenan más de tres días por semana y durante sesiones de más de 30 minutos". También hay que recordar que aparentemente las personas mayores necesitan más tiempo para cosechar los beneficios del entrenamiento.

La doctora Rachel Yeater, de la Universidad de West Virginia, recomienda caminar a buen paso durante diez minutos todos los días si uno no está en forma, y aumentar 5 minutos cada semana hasta llegar a caminar entre 30 y 60 minutos diarios. No hay que precipitarse: esto requiere de por lo menos seis semanas.

No hay que empezar a trotar hasta que uno pueda caminar 3 kilómetros en media hora. Luego, si el nivel normal de colesterol en la sangre es normal y la presión diastólica durante el reposo no está por arriba de 90 mm Hg, uno puede empezar a trotar unos cuantos pasos cada dos minutos durante la caminata, aumentando lentamente la distancia que se cubre en los periodos en que uno trota. Hay que guiarse por el oído. Conforme uno progresa, automáticamente empieza a trotar más y caminar menos, hasta que puede recorrer los tres kilómetros completos en un trote lento, lo que a estas alturas debe tomar entre 20 y 25 minutos, no más que una caminata enérgica. Tal vez en estas primeras fases uno necesite dormir un poco más, y es probable que posteriormente deba dormir menos.

Para las personas mayores, caminar puede ser suficiente ejercicio. Si usted trota, mantenga un ritmo lento, y, conforme pase el tiempo y mejore su condición física, descubrirá que gradualmente aligera el paso, cubriendo más kilómetros en el mismo tiempo. Tómeselo con calma: no se precipite y sea paciente. No fuerce las cosas. Al principio puede parecer lento, pero con este tratamiento el progreso es inevitable. Le sorprenderá lo que puede lograr en tres o cuatro meses. Hay que recalcar que al principio no conviene excederse, o se corre el riesgo de desanimarse por lesiones o dolores innecesarios y por ello suspender el programa de ejercicio normal antes de ver resultados satisfactorios.

INTENSIDAD Y DURACIÓN

Intensidad

Nunca haga demasiado ejercicio. Excederse es peligroso y completamente innecesario. De hecho, cuando uno se excede en el ejercicio, la presión sistólica puede subir a niveles que constituyen un peligro para las personas hipertensas. El ejercicio demasiado intenso puede empeorar la hipertensión. Por fortuna, no hay que agotarse para ponerse en forma y normalizar la presión.

La paciencia es la clave. Si usted apenas empieza, no se extralimite nunca durante los primeros meses. Incluso cuando ya esté en mejor forma, no se extralimite si no lo han evaluado con una adecuada prueba de tensión en una caminadora. Si siente dolor muscular, si los músculos le duelen considerablemente después de hacer ejercicio, o si su pulso es alto al despertar, está pasándose de la raya. No se exponga a sufrir lesiones.

No pase por alto ninguna sensación rara que sienta durante el ejercicio o después de él. Durante un ataque cardiaco no se siente dolor en el corazón; el dolor es transportado por los nervios y "enviado" a otras partes del pecho, o a un brazo, a la garganta, el cuello, la quijada o el estómago. También puede que no se sienta ningún dolor, sino una sensación de opresión, incomodidad, náusea, fuerte mareo, exagerada falta de aliento, o fatiga. Por ello, no hay que pasar por alto esta advertencia: si siente dolor en el pecho o en la espalda, la sensación de sofocarse o de opresión en el pecho o la garganta (como sintió Jim Fixx una semana antes de morir) *deje de hacer ejercicio y acuda al médico.*

Si usted tiene problemas ortopédicos u otros padecimientos, quizá su médico le aconseje que se limite a caminar a buen paso, lo que sigue siendo benéfico y produce mucha menos tensión en las articulaciones.

¿Cómo decidir la intensidad del ejercicio? Hay tres indicadores:

1. Cómo se siente uno.
2. Si uno puede conversar.
3. El ritmo cardiaco.

Cómo se siente uno, ya sea en reposo o en tensión, o, en otras palabras, "escuchar al cuerpo", es un indicador constante del nivel de ejercicio que uno debe hacer.

Otro indicador excelente es que uno pueda conversar. Si es así, es que va a un ritmo que lo ayuda a quemar grasa, sin tensar indebidamente el corazón.

El ritmo cardiaco es una medida objetiva del ritmo personal, y lo analizaremos con más detenimiento.

Hay que interpretar estos tres signos: trabajar a un ritmo que le permita a uno sentirse cómodo, conversar, y mantener el pulso a aproximadamente el 50% o 60% de su valor máximo.

Si usted apenas empieza a ponerse en forma, la mayoría de los expertos en el ejercicio le dirán que su meta intermedia debe ser conservar un ritmo cardiaco de 60% a 70% de su máximo durante 20 minutos aproximadamente. Pero si conserva su ritmo cardiaco entre 50% y 60% de su ritmo máximo calculado, también perderá peso. Si realmente desea ponerse en forma, propóngase 70% del pulso máximo durante más de 20 minutos o, de preferencia, durante más de 30 minutos, una vez que tenga un buen peso (preferiblemente, que el porcentaje de grasa corporal esté por debajo del 15%).

Hay dos métodos para calcular el ritmo cardiaco máximo (RCMC). Según el doctor Kenneth Cooper, que inició el movimiento aeróbico en la década de 1960, si usted es varón y practica ejercicio regularmente, sencillamente reste la mitad de su vida a 205. En una persona de 52 años, esto da 179 latidos por minuto; el 60% de esto es aproximadamente 107. De manera que la meta para esa persona sería un pulso de 107 durante el ejercicio.

Si es usted mujer, para calcular su ritmo cardiaco máximo reste su edad a 205. Aplique esta misma fórmula si es varón y no está en forma. El pulso máximo calculado de una mujer de 52 años o de un hombre sin condición física sería de 153. De manera que si estas personas apenas empezaran a ponerse en forma, su pulso se elevaría a entre 76 y 92 durante el ejercicio (50% a 60% del máximo). Luego de algunas semanas, podrían subir a un rango superior.

Muchos fisiólogos del ejercicio utilizan otra fórmula para calcular el ritmo cardiaco máximo: 220 menos la edad de los varones, y 215 menos la de edad de las mujeres. Para un varón de 50 años, esto da un pulso calculado máximo de 170; con la fórmula de Cooper, este pulso es de 180. Esta diferencia nos recuerda que el pulso máximo calculado sólo es aproximado.

Si usted ha sido siempre un atleta activo, su pulso máximo real puede ser más alto. Por ejemplo, el doctor George Sheenan, que es cardiólogo y corredor, tiene 66 años y su pulso cardiaco máximo real (no calculado), determinado durante una prueba con una caminadora, es de 179. Al doctor Robert Kochan, uno de los fisiólogos del ejercicio que criticaron este capítulo, y que además fue miembro del Equipo Olímpico de Canadá, le determinaron un pulso máximo real de 209, en una caminadora, cuando tenía 36 años.

Por otra parte, hay que recordar que si uno está tomando un beta bloqueador, su pulso cardiaco real será muy inferior al máximo calculado.

Una manera rápida y fácil de medir el pulso cardiaco durante el ejercicio es contándolo por dentro de la muñeca durante 6 segundos; luego se multiplica por 10 (agregando un cero). Tomarse el pulso mientras se hace ejercicio evita que uno se exceda. Si uno se excede, retrocederá y correrá el riesgo de desanimarse y suspenderlo todo. Cuando uno trata de que el cuerpo recupere su verdadera condición, más vale avanzar a un paso que dure y no a un trote que canse.

Incluso si uno se siente cómodo con sesiones prolongadas, no hay que alcanzar 85% del pulso cardiaco máximo si tiene más de 40 años o ha sido obeso, *a no ser* que le hayan dicho que su ECG es normal (por lo menos durante ese ritmo cardiaco) mientras efectúa una prueba de tensión, si su presión diastólica en reposo está por debajo de 90 mm Hg, y si no corre ninguno de los siguientes riesgos de padecer una cardiopatía coronaria:

- Nivel del colesterol en la sangre superior a 200 mg/100 ml de sangre (200 mg/dl)

- Antecedentes de tabaquismo

- Antecedentes de ataques cardiacos en la familia

- Vida llena de tensión

- Diabetes

- Dieta rica en grasas

- Obesidad

Nunca rebase el 85% de su ritmo cardiaco máximo sin la asesoría de un entrenador y sin una evaluación médica especial. Los atletas mundiales pueden hacerlo, pero para la mayoría de nosotros sería como jugar a la ruleta rusa.

Insisto en esto: *No hay que extralimitarse.* Los cambios de intensidad repentinos pueden desatar la enfermedad silenciosa del corazón y transformarla en un ataque cardiaco. Así pues, **no haga cambios de intensidad repentinos, y nunca cambie al mismo tiempo la intensidad y la duración.**

Duración

El tiempo es importante. Por lo menos al principio, no se fije metas de distancia en el ejercicio, sobre todo si trota, nada o practica el ciclismo. Es más importante aumentar el tiempo que se dedica al ejercicio que fijarse una distancia como meta. Al fijarse más en el tiempo que en las metas de competencia, se reduce la oportunidad de excederse y lesionarse. No hay que ser competitivo para ponerse en buena forma.

Aparentemente hay dos umbrales importantes para el ejercicio aeróbico. La cantidad mínima de tiempo que debe dedicarse al ejercicio depende de la intensidad del mismo. Para tener un buen efecto si uno camina, 30 minutos son lo mínimo y de 45 a 60 minutos son mejores. Si uno trota o corre, 20 minutos son lo mínimo y 30 a 45 minutos son mejores.

Si usted cree que no dispone de 20 minutos diarios, una caminata de 5 a 10 minutos, sobre todo al iniciar el programa, es mejor que nada. Pero si trota, propóngase el mínimo de 20 minutos, o 30 minutos si camina. Si le da pereza y no quiere trotar 20 minutos, recuerde que la clave está en salir a la puerta y dar los primeros pasos. Una vez que uno ha hecho 10 minutos de ejercicio, es fácil decir "Bueno, haré otros 5" y luego "Bueno, me siento bien", de manera que 5 minutos más no son mucho tiempo. Y ahí lo tiene: hará sus 20 minutos aunque no haya tenido ganas.

Cualquiera que sea el ejercicio, las indicaciones son las mismas: empiece poco a poco, y lentamente suba a 30 o más minutos de caminata, o a 20 o más minutos de trote, carrera, o de cualquier otra forma más enérgica de ejercicio aeróbico.

El ejercicio mínimo para eliminar grasa del cuerpo es de 20 a 30 minutos, tres veces por semana cuando menos, según la meta del ritmo cardiaco (lo que es bastante para gastar 300 kcal de energía, en un total de 90 minutos semanales). Esto también basta para aumentar significativamente la capacidad del cuerpo para usar oxígeno (ingestión máxima de oxígeno, o Vo_2 max). Sin embargo, dependiendo del punto fijo de grasa del propio cuerpo (véase el capítulo 12), puede que se necesiten más de 90 minutos de ejercicio por semana para eliminar la grasa de manera notable. Hay quienes necesitan hacer ejercicios aeróbicos por lo menos 3 horas a la semana para mantenerse en peso; otras personas, que tienen muchas células grasas, necesitan hacer 3 o 4 horas de ejercicio por semana y además reducir la ingestión de calorías. Cada quién tiene que descubrirlo personalmente y en la práctica.

Para recibir el efecto óptimo en la presión arterial, también se pueden necesitar más de 90 minutos de ejercicio a la semana, aunque la cantidad total requerida esté dentro de lo razonable. Hay pruebas de que con tres sesiones de 55 minutos de ejercicio aeróbico (incluyendo trote, baile, y gimnasia ligera) por semana (165 minutos semanales en total) baja notablemente la presión. El estudio del doctor Cade y de sus colaboradores mostró que una vez que los sujetos habían trotado tres kilómetros diarios, durante los siete días de la semana (un total de 140 minutos semanales), a lo largo de tres meses, a la mitad de los sujetos tratados con fármacos debido a su *hipertensión primaria* se les normalizó la presión y pudieron dejar de tomar el medicamento sin cambiar su dieta o ningún otro factor. Por lo demás, la presión sanguínea del 96% de los 105 pacientes del programa de ejercicios bajó de manera notable. Más recientemente, el doctor John Hollozy y sus colaboradores de la Escuela de Medicina de la Universidad Washington de St. Louis informaron que bastó que los varones que antes tenían resistencia a la insulina corrieran entre 25 y 30 kilómetros por semana, para que se normalizara su reacción insulínica a la glucosa.

Así pues, hasta ahora los testimonios indican que para bajar la presión sanguínea hay que dedicar un total de 2 1/4 a 2 3/4 horas por semana a los ejercicios aeróbicos. Esto debe dividirse por lo menos entre tres sesiones por semana, o de preferencia entre cinco o seis. Probablemente esto basta tanto para mantenerse en peso como para normalizar la presión.

Coincido con el Colegio Norteamericano de Medicina del Deporte en que es más probable que uno se desaliente o se lesione en los ejercicios de mayor intensidad, por lo que "para los adultos no atléticos, y en especial para los ancianos, se recomienda la actividad de baja a moderada, *de mayor duración*".

Si usted desea superar estos niveles por otras razones, por ejemplo para perder peso, hágalo gradualmente. Después de unas cuantas semanas, empiece a aumentar cinco minutos el tiempo que trota todos los días, cada semana, hasta que pueda trotar cómodamente durante 45 minutos. Pasados algunos meses, cuando su condición física empiece a mejorar francamente, puede tener algunas sesiones de 45 minutos, y finalmente de 60 minutos.

Pero recuerde, como vimos en el capítulo 7, que el doctor Cade y sus colaboradores demostraron que más del 70% de sus pacientes más jóvenes alcanzaron el "rango normal" de presión sanguínea en un lapso de tres meses, después de que pudieron correr tres kilómetros diarios.

ESCUCHE A SU CUERPO

Para obtener el mayor provecho del ejercicio sin excederse, es necesario registrar los cambios del ritmo o pulso cardiaco. Ésta es una de las mejores maneras de saber si uno se está excediendo, si va demasiado lento, o si está haciendo lo adecuado.

También es importante conocer nuestro ritmo cardiaco en reposo al despertar, por la mañana, porque es uno de los mejores indicadores del progreso. Este pulso disminuye conforme se logra mejor condición cardio-vascular. Conforme uno verdaderamente se pone en forma, debe bajar a cerca de 60 y aproximarse a 50. Si una mañana uno se da cuenta de que su pulso en descanso es más alto que de costumbre, y sobre todo si además se siente cansado, es probable que se haya extralimitado y necesite tomárselo con calma durante un par de días, o incluso que deba dejar de hacer ejercicio un día para darle al cuerpo algo de descanso extra.

Otras señales de que uno se extralimita son la falta de energía para otras actividades, problemas para dormir o sentir dolores musculares que no desaparecen. Conforme pasa el tiempo, uno se sintoniza mejor con su cuerpo y le es más fácil observar pequeños dolores o señales de cansancio antes de que se vuelvan graves. Uno adquiere la capacidad de juzgar el nivel de ejercicio "escuchando a su cuerpo".

LA FRECUENCIA

Ya se ha hecho hincapié en la importancia de hacer ejercicio con regularidad. Ésto es lo principal: por lo menos tres o cuatro veces por semana hay que hacer algún ejercicio violento o aeróbico, como trotar o nadar. Si uno sólo camina, debe tratar de hacerlo con más frecuencia; caminar todos los días no hace daño.

Recordemos:

- El ejercicio más peligroso es el que se practica esporádicamente.
- Nunca hay que aumentar al mismo tiempo o demasiado pronto la intensidad, la frecuencia o la duración.

El calentamiento y el enfriamiento

Vaya calentándose poco a poco durante los primeros diez minutos de la sesión de ejercicios. Incluso los atletas olímpicos de nivel mundial empiezan sus calentamientos trotando a un paso ligeramente más rápido que el de la caminata. Sólo los novatos desean arrancar de golpe.

El calentamiento es especialmente importante para quienes tienen la presión alta o padecen alguna cardiopatía. Cuando uno empieza a hacer ejercicio, aumentan tanto la presión sistólica como la diastólica. No obstante, después, cuando el cuerpo empieza a calentarse, los diminutos vasos sanguíneos de los músculos, o arteriolas, se abren o dilatan, permitiendo que la sangre fluya más fácilmente. Como resultado de esta vasodilatación, la presión diastólica empieza a bajar, provocando menos tensión en el corazón. Es muy importante avanzar poco a poco hasta que ocurra esta disminución de la resistencia periférica. Con ello se ocasiona menor presión sobre el corazón mientras se hace ejercicio.

El periodo de enfriamiento también es importante. Permite que la sangre de los músculos que se han estado usando regrese al torrente sanguíneo principal. (A este punto le restó importancia un hombre que llevaba tiempo corriendo por el parque. Un día regresó a casa manejando, sin enfriarse, y se desmayó en el volante.) De manera que al final del ejercicio hay que bajar el ritmo por lo menos entre 3 y 5 minutos.

El doctor George Sheehan, cardiólogo y conocido deportista, no cree que el enfriamiento sea tan importante. Afirma que cuando termina de correr sencillamente se sienta y observa cómo se enfrían los demás. El doctor Kenneth Cooper, experto en ejercicios aeróbicos, no está de acuerdo y cree que el enfriamiento es *sumamente* importante; señala que al final de una carrera la sangre tiende a acumularse en las piernas y retrasa su regreso al corazón. Esto puede disminuir la cantidad de sangre que llega a las coronarias o, si éstas están tapadas con placas de colesterol, se puede desencadenar un ataque cardiaco. Cooper señala que el primer maratonista, que fue quien llevó a Atenas la noticia de la victoria de los griegos en los llanos de Marathón, murió después de detenerse. Murió durante el enfriamiento, no durante la carrera. Cooper señala que todavía no comprendemos bien la importancia del periodo de enfriamiento y supone que esto es lo que pudo pasarle a Jim Fixx cuando murió al terminar su carrera. Por lo tanto, Cooper recomienda que continúe uno en movimiento durante algunos minutos, y baje poco a poco al ritmo de una caminata antes de detenerse.

El doctor Sheehan señala que si uno se acuesta inmediatamente después de correr, la sangre de las piernas regresa más deprisa al corazón que normalmente, y así se imprime un peso extra en el corazón. Además, el aumento de sangre en el corazón, sumado al hecho de que éste no tiene que bombear la sangre hasta la cabeza en contra de la gravedad, aumenta la presión sanguínea dentro del cráneo. Si uno tiene la presión alta, esto puede ser muy peligroso. Así que no hay que recostarse después de correr, sino esperar entre cinco y diez minutos para que el cuerpo se reajuste.

Comentario

Véase· de esta manera la disminución del ritmo durante los últimos 3 a 5 minutos de ejercicio: a pesar de que se disminuye el ritmo de la caminata, los últimos minutos siguen siendo de ejercicio y cuentan. De manera que es prudente asegurarse de bajar progresivamente el ritmo durante los últimos minutos de ejercicio. Si el lector desea aumentar la intensidad durante su sesión, hágalo antes de los últimos cinco minutos.

PREVENCIÓN DE LESIONES

Tal vez una de las razones más frecuentes por las que la gente deja de hacer ejercicio es que sufre lesiones. De manera que hay que tomar medidas para evitar lesionarse. Si uno trota, es esencial que use los zapatos adecuados para correr. Ni los zapatos tenis ni los sneakers proporcionan el apoyo y amortiguamiento adecuado a los pies, y si uno trota o corre con estos zapatos, es probable que se provoque dolorosos problemas en los pies. Es mejor correr por caminos de tierra o sobre el césped (teniendo cuidado con las piedras y los hoyos ocultos) que en superficies duras, como el asfalto y el concreto. Esto es especialmente importante al principio. Si usted practica ejercicios aeróbicos, aléjese de los pisos duros, como el concreto.

El trote y la carrera tienden a provocar un desequilibrio entre grupos importantes de músculos. Por ejemplo, el gastrocelo, o músculo de la pantorrilla, se fortalece mucho más que los pequeños músculos que están delante de la espinilla. Este desequilibrio muscular puede provocar un tirón continuo en el tendón de Aquiles (el tendón fuerte que se siente por detrás del tobillo), lo que puede provocar tendinitis de Aquiles. Ya que este tendón se pega al hueso que está en el talón, abajo, la tendinitis provoca dolor en la parte baja de atrás del pie; este dolor puede confundirse con el de un moretón e impedir que se reconozca la causa.

Por supuesto, la mejor medicina es la preventiva. Afortunadamente, se pueden tomar medidas muy sencillas para prevenir los malos efectos del desequilibrio muscular. Es necesario levantar pequeñas pesas y hacer estiramientos para impedir este tipo de desequilibrio. Por ejemplo, los estiramientos aumentan el flujo sanguíneo a los músculos de la pantorrila y ayudan a prevenir fracturas. Tal vez el estiramiento más importante se hace preparando el músculo de la pantorrilla como se ilustra en la Figura 7, recargándose lentamente en una pared durante un minuto.

FIGURA 17

ESTIRAMIENTO DEL TENDÓN DE AQUILES

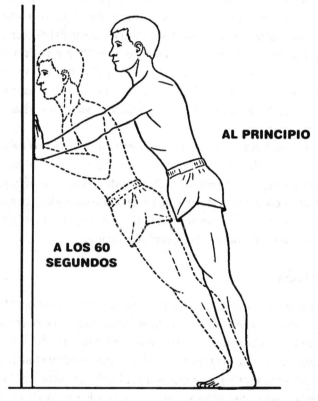

AL PRINCIPIO

A LOS 60 SEGUNDOS

Fig. 17. Este ejercicio ayuda a prevenir o revertir el "talón de Aquiles", que es doloroso y se presenta cuando el tendón de Aquiles se estira en la parte de atrás del talón. Sencillamente póngase de pie a una distancia de la pared igual a la mitad o a dos tercios de su propia altura. Hágase para adelante con los brazos estirados durante 60 segundos, y poco a poco doble los brazos, acercando la cabeza a la pared. Mantenga el cuerpo erguido, sin despegar los pies del piso. Esto estira poco a poco el tendón de Aquiles, alargando el músculo gastrocelo para contrarrestar el efecto de acortamiento de la carrera. Tenga cuidado: los ejercicios de estiramiento no deben causar dolor, sino producir una sensación de tensión en los músculos que se estiran.

Hay que hacer este ejercicio tanto antes de caminar, trotar o bailar, como después. Los estiramientos no sólo ayudan a conservar el equilibrio muscular y a impedir lesionarse; también ayudan en las sesiones. Son especialmente eficaces cuando se hacen al final del periodo de ejercicios; ayudan a prevenir los calambres musculares y, como entonces los músculos están calientes, se pueden estirar más e impedir que se acorten. De manera que después del enfriamiento hay que hacer de 2 a 5 minutos de estiramientos.

El levantamiento de pesas pequeñas para fortalecer los brazos, los hombros, los músculos de la espalda y los músculos delanteros de los muslos también ayuda a mantener el equilibrio muscular. Véanse los "seis ejercicios mágicos" de estiramiento y levantamiento de pesas del doctor George Sheehan, en *Running and being* (Simon & Schuster, Nueva York, 1978). El doctor Sheehan modificó los "seis ejercicios mágicos" cambiando la postura yoga del arado por el "abrazo de rodillas", y agregó dos ejercicios de extensión para la espalda baja. El doctor recomienda estirarse poco a poco hasta el punto de tensión, no del dolor.

Un libro excelente sobre ejercicios de estiramiento para cualquier deporte es *Stretching*, de Bob Anderson (Shelter Publications, Bolinas, California, 1980). Otra manera de aumentar la flexibilidad es practicando yoga.

Aprenda a escuchar a su cuerpo. Si se siente cansado y su ritmo cardiaco en reposo es más rápido de lo normal, tómeselo con calma uno o dos días, pero no deje de caminar o hacer algún otro ejercicio.

MOTIVACIÓN

Espero que este capítulo sea una motivación para el lector. Me parece que cada vez que yo lo repaso me reaviva el entusiasmo. Los libros y seminarios de George Sheehan son excelentes motivadores y me hacen preguntarme cómo pude vivir sin practicar ejercicios con regularidad (puede que en realidad no haya vivido). El deporte que Sheehan practica es la carrera.

Recordar que el ejercicio aeróbico practicado de manera regular no sólo beneficia la salud, sino que de hecho es necesario para tener el peso y la presión arterial adecuados, debe ayudarnos a tener la disciplina necesaria para empezar y continuar. Después de dos a cuatro meses, uno espera con gusto la mayoría de las sesiones.

El ejercicio aeróbico regular es tan importante para la salud como dormir o comer. No es algo que uno debe tratar de hacer cuando pueda. Hay que apartarle un tiempo todas las semanas, y no sentirse culpable si por esto otras personas deben modificar sus horarios (por ejemplo el del lunch) para que coincidan con el nuestro. Por el contrario, hay que enterar al jefe, al cónyuge, a los colaboradores cercanos y a los amigos, de que uno sigue un programa de ejercicios con regularidad y que *debe* hacerlo en un horario fijo. La mayoría lo comprenderá, sobre todo cuando se dé cuenta de lo importante que es para la presión sanguínea y para la salud en general.

Hay que tratar de hacerlo en un ambiente agradable. Si usted camina, trota o corre, cambie de ruta para variar, sin olvidar que debe evitar las superficies duras. Otra manera de variar es cambiando el tipo de ejercicio de vez en cuando. Por ejemplo, si trota, monte ocasionalmente en bicicleta, o tome una clase de baile aeróbico, o nade.

Para muchas personas, otra motivación es formar parte de un grupo: inscribirse en una clase de ejercicio, en un club de carreras, o hacer el ejercicio con un amigo. Un perro perdiguero llamado Charlie me hizo volver a correr. También pueden motivar las videocintas de ejercicios, sin olvidar la advertencia que hicimos antes.

Si al lector le gusta la música (¿conoce a alguien a quien no le guste?), puede descubrir que un tocacintas portátil es de gran utilidad para gozar del ejercicio. Sólo una advertencia: mientras corra, no escuche canciones como "Gloria", de Laura Branigan, a menos que se encuentra en perfecta forma, casi para participar en competencias. Si la música lo anima, canciones como ésta pueden entusiasmarlo demasiado y hacer que llegue a sobrepasarse sin darse cuenta, hasta después, cuando esté dolorido.

Si se apega a los ejercicios durante las primeras semanas lentas, a medida que su cuerpo empiece a recordar lo que es sentirse joven, se sentirá más animado.

Por último, le será útil seguir sus progresos, ya que comprobará cómo baja su ritmo cardiaco en reposo y cómo aumenta la distancia que cubre en determinado tiempo (vea el capítulo 13). Ver la gráfica de sus adelantos lo animará. Pero sea paciente: no se pueden revertir los efectos de toda una vida sedentaria en un par de meses.

RESUMEN

Hay varios puntos reconocidos sobre el ejercicio:

- Baja la presión sanguínea.
- Permite normalizar la función insulínica.
- Ayuda a bajar de peso.
- Es seguro cuando se toman las debidas precauciones.

- Aumenta la calidad de la vida y lo mantiene a uno lejos de los hospitales.

- La experiencia indica que el ejercicio también puede aumentar nuestras expectativas de vida. Además de que así lo indican algunos estudios estadísticos, es difícil pensar que algo que ayude a normalizar la presión y el peso, a equilibrar las hormonas y a aliviar la tensión psicológica, no pueda alargar la vida.

Desde luego, el ejercicio aeróbico practicado con regularidad y hasta el punto indicado en este libro, ayuda a normalizar la presión sanguínea, así como los niveles de insulina y colesterol en la sangre.

CAPITULO 12

PASO 4: AYUDE A SU CUERPO A ENCONTRAR SU PESO CORRECTO

Hay que tratar de controlar la presión sanguínea de los pacientes excedi-dos de peso que están en la Fase 1 de la hipertensión [presión diastólica entre 90 y 99, y presión sistólica entre 140 y 159 mm Hg] con la pérdida del sobrepeso y otros cambios de hábitos, por lo menos entre tres y seis meses antes de empezar la terapia farmacológica.

Informe del Quinto Comité Nacional Colectivo, 1993

El cuarto paso del programa para bajar la presión sanguínea e incrementar el bienestar es eliminar el exceso de grasa del cuerpo.

Por supuesto, los pasos Dos (comer bien) y Tres (hacer ejercicio) coinciden con este paso. No obstante, ya que la gente pasada de peso tiene problemas que no tiene la gente que está en su peso, este punto merece un tratamiento especial.

Apenas necesitamos decir que perder peso no es fácil, y que mantenerlo después es todavía más difícil. Sin embargo, la hipertensión se presenta el doble de veces entre las personas obesas que entre las personas que están en su peso. En su recomendación de 1993 para tratar la hipertensión, el Comité Nacional Colectivo de Estados Unidos advierte a los obesos hipertensos que eliminen estos kilos de más.

En las personas obesas, algunas hormonas de la sangre no mantienen el equilibrio adecuado entre el sodio y el potasio de las células, y así contribuyen a la hipertensión. Al deshacerse de la grasa sobrante permiten que se norma-licen los niveles de estas hormonas, y que su cuerpo conserve el equilibrio que debe haber entre el sodio y el potasio. Por ejemplo, al eliminar los kilos de más, baja el nivel de insulina, y esto ayuda a que los riñones excreten más sodio, con lo que baja la presión sanguínea.

A veces, con sólo perder el peso excesivo, sin hacer nada más, se normaliza la presión sanguínea. En los estudios clínicos, al perder entre un tercio y la mitad del peso corporal excesivo se produce una notable reducción de la presión sanguínea. Por otra parte, si *no* se elimina la grasa extra, los niveles anormales de hormonas de la sangre pueden impedir que el factor K o incluso los fármacos reduzcan la presión sanguínea. De manera que si el lector es hipertenso y además está pasado de peso, es *muy* importante que pierda los kilos sobrantes.

Al normalizar el peso se obtienen otros beneficios. Hay muchas pruebas de que al tener el peso justo disminuyen las probabilidades de padecer un ataque cardiaco, y es un factor importante en la prevención de la diabetes adulta (DMNDI). Cuando se está en peso y se tiene buena condición física aumenta la energía: uno sencillamente se siente mejor.

¿ESTÁ PASADO DE PESO?

¿Cómo saber si se es "obeso" o se "tiene el peso adecuado"? En realidad, lo importante no es el peso, sino la cantidad de grasa que hay en el cuerpo. Uno puede estar bien de peso y al mismo tiempo estar gordo. Si uno no sube de peso desde la secundaria, cuando era todo "músculo", no debe presumir demasiado. A menos que uno haga mucho ejercicio, hay buenas probabilidades de que gran parte de aquella masa muscular se haya perdido o atrofiado por falta de uso. Puede que uno haya ganado varios kilos de grasa aunque pese lo mismo.

La manera más acertada de saber si uno es obeso es determinando su porcentaje de grasa corporal mediante la prueba de inmersión acuática. Para esto se necesita un equipo especial que mide el peso cuando uno está desnudo y completamente sumergido en un tanque de agua. Este peso se compara con el peso desnudo fuera del agua. Puesto que la grasa del cuerpo es más ligera que el agua, y puesto que el resto del cuerpo es más pesado, el porcentaje de grasa que hay en el cuerpo puede calcularse por la diferencia entre el peso fuera del agua y dentro de ella.

Hay otro método muy adelantado para calcular esta grasa con base en una propiedad eléctrica del cuerpo llamada conductividad, pero su uso todavía no está muy extendido.

Una vez que uno sabe qué porcentaje de su peso es de grasa, puede compararlo con el "promedio" de grasa, para determinar si está pasado de peso. El promedio nacional para los hombres es del 15% al 20%; y para las mujeres se considera sano entre el 22% y el 23%. Quienes hacen mucho ejercicio sólo tienen 9% de grasa en el cuerpo. El porcentaje más bajo se encuentra entre algunos atletas de clase mundial: 5% de grasa. En las atletas, el porcentaje es algo mayor.

Las tablas con el peso ideal son de limitada utilidad para muchos, porque no toman en cuenta las amplias variaciones de las cantidades de hueso y de músculo. Por ejemplo: a mí me midieron la grasa científicamente en el tanque de agua. Después de restar la grasa del cuerpo del peso total, el resultado fue de 1.360 kilos por encima del peso "ideal" que aparecía en una tabla. Incluso si eliminara toda la grasa de mi cuerpo (lo cual es imposible) seguiría teniendo 1.360 kilos "de sobrepeso".

Por supuesto, hay una guía mucho más sencilla: medir el grueso del pliegue de grasa, lo que puede hacerse en casa. Pellízquese la piel del abdomen. Si, estando sentado, puede pellizcarse más de una pulgada, su cuerpo tiene demasiada grasa. Con un calibrador puede calcular con más exactitud el porcentaje de grasa. Para esto se necesita medir el grueso del pliegue de grasa en varias partes del cuerpo y luego usar una tabla para calcular el porcentaje de grasa. Algunos de los calibradores más modernos tienen integrado un microchip con la información de la tabla, y efectúan este cálculo. Hay que medir el grueso en diferentes lugares porque la grasa no se acumula igual en todas las personas. Los últimos estudios indican que cuando la grasa del cuerpo se acumula en el abdomen, aumentan las probabilidades de que uno padezca un ataque cardiaco.

Por último, mirarse al espejo desnudo es una de las maneras más sencillas de saber si se tiene grasa demás. Si uno ve pliegues de grasa, está pasado de peso. Si no los ve y parece delgado, es probable que no esté pasado de peso.

QUÉ DETERMINA LA GRASA QUE HAY EN EL CUERPO

Antes creíamos que si alguien estaba pasado de peso, era porque comía demasiado. Punto. Eso era todo. Recuerdo a un amigo mío que examinaba a una adolescente bastante obesa cuya madre insistía: "Doctor, mi hija come como un pajarito." Mi joven amigo le replicó secamente: "Sí, como un cóndor enorme". Ni él ni yo podíamos creer que alguien acumulara tanto sobrepeso sin comer demasiado. ¿Por qué? Porque la Primera Ley de la Termodinámica, o Ley de Conservación de la Energía, dice que la energía no se crea ni se destruye. Esta ley, que se descubrió en la década de 1840, es ampliamente reconocida e influye en la física, en las teorías médicas, y en el pensamiento de la sociedad en general. La solución obvia para perder peso era sencilla: no comer demasiado. Sin embargo, al disminuir la ingestión de calorías no se pierde peso. No es tan fácil: hay obesos que en realidad comen como pajaritos, y sin embargo siguen estando gordos. De hecho, muchas personas pasadas de peso comen menos calorías que las personas delgadas.

¿Cómo puede ser? Bien, la ley de la energía es verdadera. Ninguno de nosotros, incluidos los obesos, puede crear energía de la nada. Pero la situación es un poco más complicada. Necesitamos adoptar un enfoque científico más nuevo y observar el cuadro completo.

Tal vez podamos ver la situación más fácilmente mirando cómo entra y sale del cuerpo la energía.

La Figura 18 muestra lo que sucede con las calorías que comemos: El 80% se "quema": se transforma en calor (#1), conservando caliente al cuerpo.

- Algunas calorías se queman durante el trabajo (#2).

- Otras se transforman en proteínas y en otros elementos estructurales del cuerpo (esto es menos del 1% en un adulto).

- Algunas se pierden con las evacuaciones.

- El resto se almacena en forma de grasa. (#3).

Uno desea eliminar esto último. Desea evitar que "el resto" se acumule en forma de grasa. De hecho, si uno no toma las calorías suficientes para satisfacer adecuadamente las demás necesidades, la grasa que ya tiene se quemará y perderá peso.

FIGURA 18

QUÉ SUCEDE CON LAS CALORÍAS QUE COMEMOS

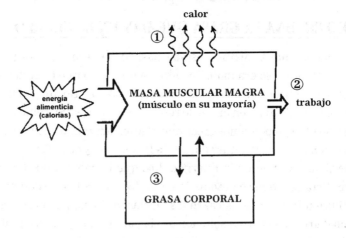

Fig. 18. Diagrama simplificado del ingreso y la producción de energía del cuerpo. (No se muestra la cantidad de calorías, normalmente pequeña, de energía que se pierde con las heces y la orina, si bien esta cantidad puede ser grande en las personas enfermas, como quienes tienen diarrea; o como las diabéticas, que pierden azúcar por la orina).

Veámoslo con más precisión.

Casi toda nuestra energía proviene de los alimentos. Nuestras dos principales formas de perder energía son cuando el cuerpo libera calor y cuando hace ejercicio. Según la ley de la energía, toda la energía sobrante debe usarse para aumentar las proteínas del cuerpo (por ejemplo, los músculos) o almacenarse en forma de grasa (③).

Hasta aquí todo está bien. Comer más hace que uno gane peso, y al contrario. ¿Verdad? Pues no: si prestamos atención vemos que hay otras posibilidades.

Dentro del cuerpo tenemos varios mecanismos que deciden el equilibrio entre la energía que se almacena como grasa (③) y la energía que se elimina como calor (①) o como trabajo (②) (véase la Figura 18). Para simplificarlo todavía más, este mecanismo puede dividirse en la regulación de la cantidad de energía que se transforma en grasa, y la regulación de la cantidad de energía que se libera como calor:

- **Factores que aumentan la transformación de la energía en grasa**: la insulina y las células grasas blancas.

- **Factores que aumentan la pérdida de energía en forma de calor:** la hormona tiroides, las células grasas pardas, y las bombas de sodio y potasio.

La insulina impide que la grasa se consuma; la tiroides aumenta la producción de calor; las bombas de sodio y potasio también producen calor, tanto directa como indirectamente. Las células grasas pardas tienden más bien a quemar grasa que a almacenarla. En cambio, las células grasas blancas tienden a almacenar la grasa.

Todos estos mecanismos regulan la cantidad de grasa que hay en el cuerpo. El equilibrio que hay entre estos mecanismos decide si uno será "gordo" o no. Nadie puede controlar su propia cantidad de grasa; es el propio cuerpo el que la controla. Pero veremos que dentro de límites bastante amplios, uno puede ayudar al cuerpo a fijar un nuevo nivel de grasa.

Para estudiar esto, los científicos tomaron un concepto de la moderna teoría del control de sistemas, la cual trata sobre la manera en que se regulan los sistemas complejos, como son los aviones, las computadoras y las personas. Este concepto es el del punto fijo. Así como el termostato de una casa fija un punto o temperatura, aquellos mecanismos de nuestro cuerpo que determinan el equilibrio entre la energía que se almacena como grasa y la que se libera como calor, tienden a conservar cierta cantidad de grasa constante, *aunque uno disminuya las calorías que come.* Por esto, a la larga, la dieta por sí sola no funciona ni puede funcionar.

La medida en que podemos cambiar el punto fijo depende de nuestra genética y del número y tipo de células del cuerpo, con lo que parte de esta regulación está fuera de nuestro alcance. Sin embargo, y por fortuna, *se puede influir* en gran parte de este punto fijo de grasa.

Esto significa que tenemos buenas y malas noticias. Las buenas noticias son que *podemos* cambiar la cantidad de grasa de cada una de nuestras células grasas blancas: podemos cambiar el punto fijo de grasa del cuerpo. Si tenemos muchas células grasas blancas sólo tenemos que adelantar el punto fijo. Y podemos hacerlo naturalmente. ¿Cómo?

Si examinamos la Figura 17 nos parece obvio que trabajar más (hacer más ejercicio) es una manera de deshacerse del exceso de calorías. Antes había quienes le restaban importancia a esto, diciendo que la cantidad de energía que se perdía con el ejercicio no era suficiente. Pero, por cada kilómetro que uno camina o trota, pierde por lo menos cien calorías, y cada medio kilo de grasa contiene 3500 calorías. De manera que caminar o trotar sólo 14 kilómetros a la semana basta para quemar medio kilo de grasa al mes. Si esto no parece mucho, en un año suma 6 kilos.

El ejercicio también cambia el punto fijo que decide el equilibrio entre la energía que se transforma en calor o en grasa. No sólo perdemos mas calor durante el ejercicio que durante el descanso (en realidad, la temperatura del cuerpo sube uno o dos grados, y sudamos), sino que el ejercicio practicado con regularidad produce cambios en las hormonas de la sangre, entre ellas la insulina, la adrenalina y la tiroides, que hacen que el cuerpo pierda más calor *incluso entre una y otra sesión de ejercicios.* Así, el efecto del ejercicio no se refleja sólo en la cantidad de energía que se consume con cada kilómetro u hora de ejercicio aeróbico.

Sólo con disminuir la ingestión de calorías cambian los niveles de algunas hormonas de la sangre, como la tiroides, que causa que el cuerpo pierda menos calorías en forma de calor y conserve la grasa. El propósito de esto es impedir que el cuerpo use su combustible de repuesto (grasa) para sobrevivir más tiempo si se enfrenta a la inanición. Por supuesto, ésta es una gran ventaja si es inminente la posibilidad de una inanición real, pero para la mayoría de nosotros, que estamos rodeados de comida, es una burla. Para empeorar las cosas, mientras más gordo es uno, menos calorías necesita comer para mantener el mismo peso. Y, conforme uno engorda, el problema se agudiza. Las células grasas de las personas obesas tienen un defecto por el cual liberan menos calor que las células grasas de las personas delgadas.

Una parte importante de las calorías que comemos, entre una cuarta parte y un tercio de éstas, pasa a las bombas que sacan el sodio de las células y meten el potasio. La mayor parte de la energía utilizada por estas bombas se transforma finalmente en calor. Aparentemente, las células de algunas personas pasadas de peso tienen menos bombas de sodio y potasio que las de la gente que está en peso. Esto significa que las personas obesas gastan menos calorías en forma de calor que las personas delgadas; por ello, necesitan algunos cientos menos de calorías diarias. El desequilibrio entre el sodio y el potasio también puede explicar que las personas obesas tengan el doble de probabilidades de ser hipertensas que la gente con peso normal.

Es interesante que la deficiencia de potasio haya demostrado que en la mayor parte de la masa muscular magra disminuya el número de bombas de sodio y potasio. De manera que es posible que al recuperar el factor K adecuado en la dieta se facilite el establecer un nuevo punto fijo de grasa.

Otro problema es que cuando se tiene sobrepeso tienden a aumentar los niveles de insulina en la sangre, la hormona cuya función es favorecer el almacenamiento de grasa (y que también nos hace sentir hambre).

Por desgracia, *no podemos disminuir el número de células grasas*. Lo que es peor, *podemos aumentar su número* al subir y bajar de peso, lo que es frecuente en las personas obesas que prueban dieta tras dieta. La mayoría de las dietas funcionan temporalmente; pocas son permanentes. Por ello, las células grasas sólo almacenan grasa, y las células grasas pardas, que ayudan a transformar la energía en calor, en realidad pueden ayudar a mantener bajo el peso. Últimamente se ha hablado mucho sobre las células grasas pardas. Pero sólo contadas personas afortunadas cuentan con las células grasas pardas suficientes para gastar la energía que les permita disminuir su tendencia a ganar peso. El resto de nosotros tiene sobre todo células grasas blancas, de manera que nos cuesta más trabajo perder peso que a quienes tienen más células pardas.

Por fortuna, al cambiar el punto fijo cambia la *cantidad* de grasa de cada célula grasa. La persona que tenga más células grasas tendrá más grasa corporal en determinado punto fijo que la persona con menos células grasas. Para perder peso, una persona que tenga más células grasas tendrá que cambiar más su punto fijo que una persona que tenga menos.

EL CÍRCULO VICIOSO

De manera que mientras más excedido de peso está uno, más difícil es perderlo. Las personas obesas están en un círculo vicioso: mientras más obesas son, más cambian sus hormonas y más cambia su metabolismo para hacerlas más obesas a partir de las calorías que comen. No sólo eso: dado que la grasa que rodea al cuerpo es un buen aislante, al tener más grasa disminuye la energía que pierden como calor. Y ser obeso dificulta perder calorías durante el ejercicio.

Además, hay gente con tantas células grasas y tantos factores genéticos que las predisponen a la gordura, que es dificilísimo que logren un peso sano aunque practiquen los principios aquí indicados. Estas personas necesitan la ayuda de un nutriólogo para resolver este problema.

Por fortuna, el nuevo paradigma, con su enfoque de los organismos y su concepto del punto fijo, muestra que si se trabaja a favor de *la naturaleza,* la mayoría de nosotros puede influir en la acumulación de grasa en el cuerpo, y romper el círculo vicioso.

CÓMO PERDER PESO

Para perder peso, hay que

- Prestar atención a lo que se come y limitar las calorías.
- Aumentar el número de calorías que se consumen al trabajar.
- Cambiar el punto fijo de la grasa para aumentar la cantidad de calorías que se queman.

PRESTE ATENCIÓN A SU DIETA

¿Y que tiene esto de nuevo? Sencillamente le estoy pidiendo que coma menos, ¡como si usted no lo supiera! No exactamente. Es importante no sólo comer menos, sino elegir el tipo de alimentos que uno come. Si el lector sigue nuestras recomendaciones del capítulo 10, probablemente hace lo correcto. Sin embargo, es importante establecer una distinción tan importante como sencilla entre los tipos de alimentos: hay alimentos de alta energía y densidad, que tienen una alta proporción de calorías que acumular, y alimentos de poca energía y densidad, que tienen una baja proporción de calorías que acumular. Conviene evitar los primeros alimentos (a pesar de su nombre tan agradable) y concentrarse en los del segundo tipo. Los alimentos de alta energía y densidad tienden a hacernos obesos.

Algunos nutriólogos dicen que los carbohidratos sencillos se absorben rápidamente y pasan al torrente sanguíneo, elevando los niveles de insulina en la sangre. Esta hormona, entre sus muchas funciones, provoca el almacenamiento de grasa. El alcohol también se absorbe deprisa; el cuerpo lo metaboliza rápidamente para usarlo de inmediato, o convierte en grasa su energía. La grasa se absorbe más lentamente que los carbohidratos sencillos o que el alcohol, pero tiene casi el doble de calorías que el mismo peso de carbohidratos y proteínas. Dicho sencillamente, la grasa engorda. En cambio, los alimentos de poca energía y densidad liberan su energía lentamente, gradualmente, durante un largo periodo, para que el cuerpo pueda usarla.

TABLA 4

CLASIFICACIÓN DE ALIMENTOS SEGÚN LA DENSIDAD DE LA ENERGÍA

ALIMENTOS CON MUCHA ENERGÍA Y DENSIDAD	ALIMENTOS CON POCA ENERGÍA Y DENSIDAD
ALIMENTOS GRASOS	ALIMENTOS CON POCO O NADA DE GRASA
Mantequilla, margarina, nueces, salsas grasas, res marmoleada, etc.	yogur descremado, leche descremada, leche en polvo descremada, etc.
CARBOHIDRATOS SENCILLOS*	CARBOHIDRATOS COMPLEJOS** Y ALIMENTOS QUE CONTIENEN FIBRA
Azúcar refinado, alimentos con azúcar, pan blanco, etc.	Verduras frescas (las papas son estupendas), frutas, cereales enteros (incluyendo el arroz), pastas
ALCOHOL	ALIMENTOS PROTEÍNICOS
	pollo sin piel, pescado

* Entre los carbohidratos sencillos están el azúcar de mesa (sacarosa), el azúcar de la leche (lactosa) y la dextrosa (glucosa). La miel contiene sacarosa predigerida por las abejas, de donde resulta una mezcla de glucosa y fructosa. La sacarosa se compone de una molécula de glucosa unida a una de fructuosa. La lactosa se compone de una molécula de glucosa unida a otro azúcar llamado galactosa. Hay personas que carecen de la enzima que degrada la lactosa de estos dos azúcares y por ello deben tomar leche deslactosada.

** Entre los carbohidratos complejos están el almidón y la celulosa, compuestos por cientos o miles de moléculas de glucosa unidas. Las moléculas de glucosa del almidón forman una cadena, que nuestro sistema digestivo separa en moléculas de glucosa; las moléculas de glucosa de la celulosa están unidas de tal manera que no podemos digerirlas. Así pues, la celulosa, que es un tipo de fibra, no nos proporciona calorías, pero nos ayuda a mitigar el hambre.

Hay evidencias de que los alimentos de mucha energía y densidad abren el apetito. En un estudio se vio que las personas que comían alimentos de mucha energía y densidad, que contenían mucha grasa y azúcar refinada, necesitaban casi el doble de calorías para saciar su hambre que un grupo que comía alimentos de poca energía y densidad. Los alimentos de mucha energía y densidad estimulan el apetito, en tanto que los alimentos con fibra, de baja energía y densidad, sacian el apetito.

Cuando uno come alimentos de mucha energía y densidad, el nivel de insulina en la sangre aumenta mucho más que cuando comemos alimentos de poca energía y densidad. La insulina estimula el hambre, según algunos investigadores. Y la insulina extra eleva la presión sanguínea, al hacer que los riñones retengan sodio y al estimular la actividad de los nervios simpáticos.

En cambio, los alimentos de poca energía y densidad son ricos en factor K y en fibra, y pobres en grasa. Al consumirlos no sólo se evita comer demasiado, sino que se obtienen los nutrientes necesarios para mantener la presión baja y disminuyen las probabilidades de padecer una cardiopatía de las coronarias, o cáncer.

COMA ALIMENTOS BAJOS EN GRASAS

Evite todo tipo de grasas: la mantequilla, la crema, la margarina, la crema agria, las nueces, las salsas grasosas y otras grasas.

Cada gramo de grasa contiene alrededor del doble de calorías que las proteínas o los carbohidratos de la dieta, así que suspender la ingestión de grasas es la manera más eficaz de disminuir las calorías. Además, comer grasa estimula el apetito y anima a comer en exceso.

La grasa puede "engordar" más de lo que uno piensa. Un estudio publicado en 1984 informó que los animales de laboratorio que comían una dieta con 42% a 60% de calorías en forma de grasa se volvieron obesos (51% de grasa en el cuerpo), en tanto que el grupo de control, que comía una dieta baja en grasas con *el mismo número de calorías*, terminó con un porcentaje de grasa "normal" (30%). Este estudio anima a la reflexión, e indica que lo que hace que la grasa nos "engorde" no son sólo sus calorías extra y su efecto de estimular el hambre, sino la manera en que el cuerpo procesa la grasa. Por lo que sabemos de bioquímica, esto no sorprende. Cuando la comida se transforma en grasa corporal, se gasta algo de energía en este proceso de conversión. Cuando las proteínas se transforman en grasa, el 25% de las calorías se pierde en forma de calor; con los carbohidratos se pierde el 20%, y cuando la grasa de la dieta se transforma en grasa, 4% de las calorías se pierden en forma de calor y el resto se acumula como grasa.

De manera que la próxima vez que usted se sienta tentado a servirse mantequilla, yogur o crema, o desee agregarle crema entera al café, visualice toda la grasa que va directamente a engrosar los indeseables pliegues del abdomen y de las piernas.

En 1984, las calorías que ingerían los estadounidenses, en promedio, se derivaban de la grasa en un 44%. Esto ayuda a explicar que sean más obesos hoy que en 1910, cuando sólo obtenían el 27% de sus calorías de la grasa. Y todo indica que necesitamos mucho menos.

Pero ¿podemos tener una dieta con excesivamente poca grasa? El cuerpo produce la mayoría de la grasa que necesita: varios ácidos grasos (tanto saturados como insaturados), colesterol, y otros esteroides. Sin embargo, hay una grasa que el cuerpo no produce, una grasa insaturada llamada ácido linoléico, la cual nos permite mantener la presión normal. El ácido linoléico se encuentra en la mayoría de los aceites vegetales, por ejemplo en el aceite de cártamo y en el aceite de maíz. Si usted es un adulto activo, necesita entre 30 y 60 calorías, 7 gramos, o media cucharada de ácido linoléico diariamente. Además, necesita algo de grasa para absorber las vitaminas A, D y K, que son solubles en grasa. Si tuviera que reducir la grasa de la dieta por debajo del 10%, no tendría lo suficiente de estas vitaminas esenciales.

En 1984, la Asociación Norteamericana del Corazón dio una recomendación en este sentido. Sugirió que se redujera el consumo de grasa al 30% de la ingestión de calorías, y, si se tiene un factor de riesgo cardiaco, al 20% del total de la ingestión calórica. Pero no hay razón para que *todos* bajemos al 20%.

Para tener una perspectiva de este asunto, recordemos que no podemos tener una dieta sin nada de grasa aunque lo deseemos. Todo lo que comemos, ya sea animal o vegetal, está compuesto de células, y las células tienen membranas, y las membranas contienen grasa. Por ello, incluso la lechuga romana tiene 7% de grasa (en calorías), y casi el 15% de las calorías de la lechuga orejona son de grasa. Difícilmente hay algo que tenga menos grasa que una lechuga, salvo los alimentos que contienen almidón, como las papas, el arroz y los frijoles.

El plan de menús del capítulo 10 ayuda a rebajar la ingestión de grasas al 20% o menos.

COMA ALIMENTOS QUE CONTENGAN CARBOHIDRATOS COMPLEJOS

Si evita los azúcares sencillos y los carbohidratos procesados (dulces, galletas, pan blanco, pasteles, etc.), puede comer una buena cantidad de carbohidratos complejos (zanahorias, pepinos, brócoli, ejotes, fruta fresca, maicena, arroz integral, papas, frijoles, pan de grano entero y cereales) y a pesar de todo perder peso.

Recordemos que los carbohidratos no se transforman en grasa corporal tanto como la grasa de los otros alimentos.

LÍMITE EL TOTAL DE CALORÍAS QUE COME

El ejercicio y el cambio de punto fijo pueden servir de mucho, pero para perder el exceso de grasa hay que limitar las calorías: no hay que comer demasiado.

Escuche a su cuerpo, no a la situación o al ambiente. Evite las tentaciones. No tenga en su casa alimentos que engorden. Si todos los demás van a comer postre, explique que debe irse de la mesa, y váyase. En vez de postres o bocadillos que engordan coma apio o zanahorias. Si lo cree útil, incorpórese a un grupo de personas que estén bajando de peso.

AUMENTE LA CANTIDAD DE CALORÍAS QUE ELIMINA TRABAJANDO

No basta con disminuir la cantidad de calorías que uno ingiere. Recuerde que cuando se hace dieta sin ejercicio, el cuerpo elimina menos calorías como calor. Esto frena la pérdida de grasa corporal. Peor todavía: algo del peso que uno pierde es músculo.

Para perder peso, también se necesita aumentar la cantidad de calorías que quema el cuerpo. Por desgracia, como ya lo indicamos, las personas con sobrepeso tienden a eliminar menos calorías que las personas que están en su peso, incluso en reposo. Por otra parte, los estudios muestran que las personas obesas automáticamente aprenden a hacer sus labores economizando movimientos. Por ejemplo, hacen la cama con menos esfuerzo que las personas delgadas. Así pues, hay que quemar calorías trabajando, o sea, haciendo ejercicio.

En el capítulo pasado analizamos el ejercicio con detenimiento. Aquí deseo presentar algunas ideas sobre todo para las personas pasadas de peso. La obesidad y la falta de ejercicio están estrechamente relacionadas. La obesidad hace difícil el ejercicio, y, sin ejercicio, a muchos nos cuesta trabajo mantener el peso adecuado. Esto puede transformarse en otro círculo vicioso, como se muestra en la Figura 19.

Por lo mismo, el ejercicio nos ayuda a perder peso, y perder peso facilita el ejercicio, sobre todo el trote y la carrera. Si una mujer que pesa 50 kilos trota lentamente durante 1 hora, quema 500 calorías. Un hombre de 70 kilos quema 650 calorías, y si pesa 90 kilos quema cerca de 800 calorías. Con ejercicios aeróbicos como esquiar o nadar se queman las mismas calorías por hora que trotando.

Si usted está pasado de peso, puede caminar, montar en bicicleta o nadar, en vez de trotar. Si una mujer de 50 kilos camina a buen paso durante una hora, quema 230 calorías; un señor de 70 kilos quema 300 calorías, y uno de

FIGURA 19

EL CÍRCULO VICIOSO

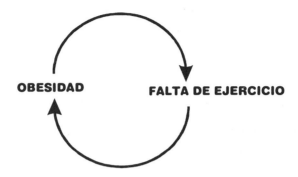

OBESIDAD   FALTA DE EJERCICIO

90 kilos quema 360 calorías. Caminando 1 hora descansadamente, las calorías que se queman son 150, 160 y 220, respectivamente.

Como ejemplo de la importancia de caminar, a un grupo de mujeres de vida sedentaria que no habían logrado bajar de peso se les indicó que caminaran media hora diariamente. Al año todas habían perdido por lo menos 4.5 kilos. Las que caminaron más perdieron más peso.

Acostúmbrese a aprovechar todas las oportunidades. Por ejemplo, use las escaleras en lugar del elevador. Si debe llevar cosas a un piso más abajo, hágalo en dos o tres viajes en lugar de uno; si camina, acelere el paso y no tome atajos. Use su imaginación.

Lo importante es que hay que tener paciencia. Con el ejercicio constante se puede eliminar la grasa poco a poco, y no se recupera mientras uno sigue haciendo ejercicio.

PARA QUEMAR MÁS CALORÍAS HAY QUE CAMBIAR EL PUNTO FIJO DE LA GRASA

El ejercicio no sólo utiliza más calorías mientras uno trabaja; también ayuda a cambiar el punto fijo para que el cuerpo "gaste" más energía en forma de calor durante el resto del día, incluso mientras uno duerme. El ejercicio forma músculos y al mismo tiempo aumenta la actividad de las enzimas que queman la grasa en el cuerpo.

Incluso la actividad física moderada normal ayuda a elevar el nivel de hormonas como la adrenalina, que favorecen la degradación de la grasa y disminuyen los niveles de insulina en la sangre. La insulina frena la degradación de la grasa. Así pues, el ejercicio impide que las calorías que uno ingiere se transformen en grasa (ya que, repetimos, un nivel alto de insulina tiende a cambiar las calorías para que formen más grasa) y permite que se libere la grasa de las células grasas, de manera que los músculos puedan quemarlas. Los niveles más bajos de insulina en la sangre también pueden ser la razón de que el ejercicio ayude a que el apetito se ajuste a las necesidades del cuerpo.

ELIMINE LOS ALIMENTOS QUE CONTENGAN CARBOHIDRATOS SENCILLOS (AZÚCAR)

Además del ejercicio, *cómo se come y qué se come* influye en el punto fijo del cuerpo. Por ejemplo, los carbohidratos en forma de azúcar provocan que el nivel de insulina en la sangre aumente rápidamente, en mayor medida que los carbohidratos complejos. Al subir el nivel de insulina, se favorece que los riñones produzcan grasa y retengan sodio, y la combinación de la elevación del nivel de azúcar y de insulina en la sangre estimula el sistema nervioso simpático, con lo que sube la presión arterial (como vimos en el capítulo 7). Un estudio demostró que la presión arterial de las personas sometidas a una dieta de pocas calorías (reductora) con mucho azúcar sencillo no bajaba, en tanto que las personas sometidas a dietas con las mismas calorías pero poco azúcar lograron bajar su presión arterial.

COORDINACIÓN

La coordinación es importante: hay que coordinar lo que se come con la actividad física. Recordemos que un nivel alto de insulina en la sangre tiende a transformar las calorías en grasa. De aquí podemos deducir correctamente que comer inmediatamente antes de irse a dormir aumenta la insulina en la sangre y aumenta al máximo la acumulación de calorías en forma de grasa en los momentos en que uno *no* va a hacer ejercicio para quemar calorías, o para bajar la insulina. De manera que los bocadillos nocturnos pueden ser uno de los peores errores que podemos cometer. Si comemos más en la primera parte del día podemos disminuir el número de calorías que empleamos para hacer grasa. Unos cuantos minutos de ejercicio *suave*, como una caminata descansada o un paseo en bicicleta después de la comida, ayudan a impedir que suba el nivel de insulina en la sangre y con ello disminuye el número de calorías del alimento que se convierte en grasa. Con una caminata de 15 minutos después de la cena, por ejemplo, se pueden quemar 50 calorías. Esto suma 2.300 kilos de grasa por año. Caminar después de las comidas es especialmente eficaz para quienes tienen dificultad para perder peso.

Por último, recuerde que si no sólo desea perder peso, sino además desea no volver a recuperarlo, necesita hacer ejercicios aeróbicos con regularidad.

LA TENSIÓN

La tensión puede propiciar la obesidad de dos maneras. Por su propia experiencia, ya debe saber que la tensión nos hace comer más. Pero la tensión también hace que se liberen algunas hormonas, como la adrenalina, que estimulan la liberación de insulina, con lo que disminuye la degradación de las grasas. De esta manera, la tensión tiende a aumentar el punto fijo de grasa.

Si se ha dado cuenta de que la tensión constituye un problema para usted, haga el esfuerzo de aprender qué hacer con ella; hay muchos libros sobre este tema. Puede tratar de escuchar música o dar una corta caminata en lugar de comer cuando sienta que la tensión lo lleva a la cocina; o puede elegir entre diferentes técnicas de relajación, como el yoga y la meditación, para contrarrestar el efecto que tiene la tensión crónica sobre su punto fijo de grasa. También las caminatas, o trotar al aire libre, ayudan a liberar la tensión.

PRECAUCIONES

No empiece un nuevo régimen de ejercicios ni modifique el que ya está siguiendo sin consultar a su médico. Si está a dieta (disminuyendo su ingestión de calorías), haga un ejercicio menos violento que si no estuviera a dieta. Debe haber un equilibrio entre las dos actividades. Nunca haga ejercicios violentos después de comer, cuando fluye más sangre al estómago y al intestino, y menos a los músculos.

APOYO DE GRUPO Y PROFESIONAL

Muchas personas pueden ajustar su vida por su propia cuenta, de manera que su cuerpo alcance su peso sano. Pero a muchas otras, en especial a las que tienen demasiadas células grasas, les es difícil alcanzar su peso ideal. La mayor parte de las personas con sobrepeso han tratado de deshacerse de los kilos sobrantes sin lograrlo.

Si este es su caso, realmente debe pensar en ingresar a un programa organizado. Es útil darse cuenta de que, para la mayoría de los obesos, hay una manera de perder peso. Muchos no podemos hacerlo solos, y debemos reunirnos con otros. Si usted insiste en hacerlo solo, probablemente se desanimará. Un programa puede darle el sistema, el apoyo y la guía necesaria, y decirle por ejemplo qué hacer esta semana y qué la siguiente. Si bien usted puede supervisar su propio progreso, un programa puede ayudarle a supervisarse usted mismo y le sirve de refuerzo.

Por último, hay personas a las que les será muy difícil alcanzar su peso sano. No deben sentirse culpables, sino darse cuenta de que *especialmente* ellas no pueden hacerlo solas y necesitan integrarse con otras personas, y recibir ayuda profesional.

RESUMEN

En realidad ésta es una sencilla ilustración de cómo ha cambiado la manera de pensar de los científicos; es la exposición del paradigma actual (el marco o punto de vista del pensamiento científico). La Ley de la Energía (del anterior paradigma) no sólo sigue siendo verdadera, sino que la necesitamos para comprender cómo se regula la grasa. Pero no basta por sí sola porque nos confunde. Al basarnos en el paradigma anterior, que sólo subrayaba la Ley de la Conservación de la Energía, pensamos que comer demasiado era la principal causa de la obesidad, lo cual provocó el desarrollo de cientos de dietas y de otras técnicas [incluyendo píldoras] para "controlar" la cantidad de alimentos que ingeríamos.

Ahora necesitamos algo más que la ley de la Energía. Necesitamos estudiar todo el organismo y fijarnos en sus *relaciones*, llamadas *circuitos de retroacción*.

Para lograr un peso más sano, el lector puede colaborar con su médico y con la naturaleza de las siguientes maneras:

1. Cambiando el punto fijo (a) haciendo más ejercicio, (b) vigilando *lo que* come, especialmente el azúcar, y (c) aliviando la tensión.

2. Limitando las calorías (a) disminuyendo el porcentaje de calorías de los alimentos que se obtienen de las grasas, (b) eliminando el alcohol, (c) comiendo alimentos que contengan fibra, como frutas y verduras (que nos llenan antes y además tienen un factor K alto) y (d) controlando la cantidad que comemos (algunos tenemos que limitar las calorías).

CUARTA PARTE

EL
CUADERNO DE TRABAJO

CAPITULO 13

EL CUADERNO DE TRABAJO

*El siguiente adelanto de la medicina será que el paciente tome la respon-
sabilidad de su propia salud.*

Doctor John Knoll, 1950

En los primeros meses después de adoptar nuestro programa, es importante
que lleve registros de su progreso. De otra manera sería demasiado fácil para
usted cometer algún error importante (como comer encurtidos comerciales
o aceitunas en el almuerzo) y así sabotear su posibilidad de éxito.

Al final de esta parte, le damos una muestra de una tabla para que registre
sus progresos en ella.

Ya antes hicimos hincapié en que bajar la presión arterial no es suficiente.
Hay que proporcionarle al cuerpo el cuidado que necesita para que sus células
recuperen el equilibrio que debe haber entre el potasio y el sodio. De manera que
a diferencia de lo que sucedía en el pasado, cuando sólo se trataba la presión
arterial, que es un síntoma (en realidad una señal), ahora queremos que usted
registre otras señales que reflejan la verdadera condición del cuerpo.

Lo más importante que tiene que hacer para su presión sanguínea es lo
siguiente:

- Estar al tanto de su factor K.

- Estar al tanto de su ejercicio.

- Estar al tanto de su peso.

- Estar al tanto de su presión arterial.

En esta parte hay una pequeña sección dedicada a estos puntos. Además,
para su buena salud, usted debe

- Estar al tanto de la grasa que ingiere con su dieta.

Repetimos que necesita registrar su progreso en la carta que se proporciona al final de esta parte.

ESTÉ AL TANTO DE SU FACTOR K

Es importante que vigile sus adelantos en nuestro programa, estando al tanto del factor K de su cuerpo. Puede hacerlo vigilando su dieta, su orina, y su sangre.

VIGILE SU DIETA

Mientras usted sigue nuestro plan de menús para dos semanas, puede vigilar el factor K diario, que se da al final de los menús de-ocho días. Luego, cuando elabore sus propios menús, puede saber cuál es el factor K utilizando la tabla que se proporciona en este capítulo.

Pasado un tiempo, se aprenderá de memoria el contenido de potasio y de sodio de los diferentes alimentos, y no tendrá que hacer cálculos. Pero al principio puede tranquilizarle verificar estos contenidos consultando la tabla.

CONTENIDO DE SODIO Y POTASIO DE LOS ALIMENTOS

Los alimentos que aparecen en negritas en la tabla tienen un buen equilibrio de sodio (Na) y potasio (K), y los elegimos porque su contenido de sodio es inferior a 65 mg y su proporción entre potasio y sodio es superior a 3. Los alimentos en cursivas deben evitarse porque su contenido de sodio es superior a 200 mg y su proporción entre potasio y sodio es inferior a 1.0, o su contenido de sodio es superior a 20 mg y su proporción entre potasio y sodio es menor de 0.5, o bien su contenido de sodio es superior a 400 mg. Tanto la cerveza como el vino aparecen en negritas; sin embargo, no se recomiendan (salvo con moderación) porque el consumo prolongado de alcohol produce hipertensión. Las nueces tienen un factor K alto, pero no se recomiendan en grandes cantidades debido a su alto contenido de grasa.

La porción normal de algunos alimentos es de 100 gramos aproximadamente. Muchas porciones se redondearon a 100 g para simplificar las comparaciones. Para los cálculos, es útil saber que 100 g pesan 3.5 onzas, 100 g de agua tienen un volumen de 3.4 onzas fluidas, y 1 onza pesa 28 g. Las onzas de bebidas se dan en onzas líquidas; todas las demás onzas son pesos *avoirdupois*. Recordemos que una proporción entre K y Na inferior a 1 significa que el alimento tiene más sodio que potasio; y cuando es superior a 1, es que tiene más potasio que sodio. El factor K de algunas marcas de comida de la siguiente lista puede haber cambiado después de la elaboración de estas tablas, de manera que hay que verificar los empaques. Constantemente aparecen productos nuevos y más sanos.

Consuma los alimentos que aparecen en negritas y *elimine los que aparecen en cursivas.* Puede consumir los alimentos que aparecen en letra normal.

Alimento	Tamaño de la porción	Calorías por porción	Contenido de K (mg)	Contenido de Na (mg)	Proporción K/Na (factor K)
BEBIDAS					
7 Up	12 onzas (370 g)	160	1.4	39	0.04
Agua de Perrier	6.5 onzas (192 g)	0	0	3	∞
(aunque tiene 26 mg de calcio)					
Agua mineral	12 onzas (360 g)	0	1	1	1.00
Agua potable	12 onzas (355 g)	0	0.7	2.8	0.25
(Burlington, Vermont)					
Café	3.4 onzas (100 g)	1	36	1	36.00
Cerveza (Natural Lite)	12 onzas (353 g)	96	105	7	15.00
Cerveza (Pabst)	12 onzas (351 g)	147	128	6	22.00
Club soda (Seagram)	12 onzas (358 g)	0	1.4	93	0.02
Coca Cola	12 onzas (373 g)	146	2.5	1	0.16
Dr. Pepper	12 onzas (370 g)	144	1.4	31	0.05
Ginger ale (Schweppe's)	12 onzas (370)	115	0.7	26	0.03
Jerez	2 onzas (59 g)	81	44	2	22.00
Jugo de arándano*	8 onzas (253 g)	147	61	6	10.00
Jugo de manzana	6 onzas (182 g)	86	184	1	180.00
Jugo de naranja	8 onzas (250 g)	112	500	2	250.00
Jugo de tomate:					
enlatado	6 onzas (182 g)	35	413	364	1.10
enlatado sin sal	6 onzas (182 g)	35	413	5	83.00
Jugo de toronja	6 onzas (184 g)	72	298	2	140.00
Jugo V-8*	8 onzas (242 g)	47	493	653	0.74
sin sal*	8 onzas (242 g)	53	527	47	11.00
Leche descremada	12 onzas (368 g)	132	532	190	2.80
Orange pop (Sunkist)	12 onzas (370 g)	170	1.8	38	0.05
Root beer (Hires)	12 onzas (370 g)	152	1.8	66	0.03
Vino blanco	12 onzas (345 g)	293	248	3.9	64.00
Vino tinto	3.5 onzas (102 g)	87	94	5	19.00
PANES Y CEREALES					
Arroz blanco (sin cocer)	1/4 taza (46 g)	168	42	2	19.00
Arroz integral (sin cocer)	1/4 taza (46 g)	166	99	4	23.00

Alimento	Tamaño de la porción	Calorías por porción	Contenido de K (mg)	Contenido de Na (mg)	Proporción K/Na (factor K)
Avena Quaker 100% natural	1/4 taza (28 g)	130	120	15	8.00
Avena	1 onza (28 g)	109	98	0.7	140.00
Bagel	1 (55 g)	163	41	198	0.21
Bisquet	1 (35 g)	92	29	156	0.19
Cebada molida	1/2 taza (100 g)	349	160	3	53.00
Espagueti crudo	2 onzas (57 g)	209	112	1	110.00
Fideos con huevo, cocidos sin sal	1 taza (160 g)	200	70	3	23.00
Germen de trigo	1/4 taza (28 g)	108	268	1	268
Grapenuts flakès*	1 onza (28 g)	102	99	218	0.45
Harina blanca enriquecida	1 taza	400	129	2	64.5
Harina de trigo entero	1 taza	400	444	4	111.0
Muffin de blueberry	1 (40 g)	112	46	253	0.18
Muffin inglés*	1 (57 g)	135	319.	364	0.88
Pan blanco	1 rebanada (27 g)	74	33	134	0.25
Pan con pasas	1 rebanada (30 g)	79	70	110	0.64
Pan de centeno	1 rebanada (25 g)	61	36	139	0.26
Pan de maíz	1 pieza (78 g)	161	122	490	0.25
Pan de trigo integral	1 rebanada (25 g)	61	68	132	0.52
Pan de trigo quebrado	1 rebanada (25 g)	66	34	132	0.26
Pan italiano	1 rebanada (30 g)	83	22	490	0.12
Roll blanco	1 (50 g)	156	49	313	0.16
Trigo inflado	1 taza (14 g)	50	35	1	35.00
Salvado con pasas (Raisin Bran–Post)*	2 onzas (57 g)	171	370	285	1.3
Sugar pops*	1 onza (28 g)	109	20	63	0.32
GALLETAS					
Cheese Nips	100 g	479	109	1039	0.10
Graham	100 g	384	384	670	0.57
Ritz	100 g	438	113	750	0.15
Ry-Krisp	100 g	344	600	882	0.68
Saltinas	100 g	433	120	1100	0.11
POSTRES					
Brownies	100 g	485	190	251	0.76
Budín de vainilla (intantáneo)*	1/2 taza (148 g)	147	207	422	0.49
Dona sencilla	3 (100 g)	391	90	501	0.18

Alimento	Tamaño de la porción	Calorías por porción	Contenido de K (mg)	Contenido de Na (mg)	Proporción K/Na (factor K)
Duraznos (enlatados)	100 g	66	239	1	240.00
Fruitcake blanco	100 g	389	233	193	1.20
Fruitcake con mascabado	100 g	379	496	158	3.10
Galletas de animalitos	100 g	429	95	303	0.31
Galletas de higo	5 1/2 (100 g)	358	198	252	0.79
Natilla de chocolate*	1/2 taza (112 g)	142	186	153	1.22
Nieve de naranja	100 g	134	22	10	2.20
Pastel angel food	100 g	269	88	283	0.31
Pastel de café	100 g	322	109	431	0.25
Pastel de calabaza	100 g	211	160	214	0.75
Pastel de cereza	100 g	261	105	304	0.34
Pastel de chocolate	100 g	369	154	235	0.66
Pastel de durazno	100 g	255	149	268	0.56
Pastel de limón c/merengue	100 g	255	50	282	0.18
Pastel de manzana	100 g	256	80	301	0.27
Pastel de natilla y plátano	100 g	221	203	194	1.00
Pastel de nueces	100 g	418	123	221	0.56
Pastel de pasas	100 g	270	192	285	0.67
Puré de manzana (sin azúcar)	100 g	41	78	2	39.00
Tapioca de vainilla	100 g	134	135	156	0.86
Wafers de vainilla	100 g	462	72	252	0.29
ACEITES Y GRASAS					
Aceite para cocinar (cualquiera)	1 cda. (13.6 g)	120	0	0	---
Aderezo francés	1 cda. (16 g)	66	13	219	0.06
Mantequilla salada	1 cda. (14.2 g)	102	3	140	0.02
Margarina	1 cda. (14.2 g)	102	8	140	0.06
Mayonesa	1 cda. (14 g)	101	5	84	0.06
PESCADOS Y MARISCOS					
Abadejo	100 g	165	348	177	2.00
Almejas del Pacífico	6-7 (100 g)	80	311	205	1.50
Almejas Suaves	100 g	82	235	36	6.50
Atún blanco	1/2 lata (100 g)	288	301	800	0.38
enlatado en aceite	3/4 lata (184 g)	381	506	1159	0.44
en agua	3/4 lata (184 g)	237	487	865	0.56
en agua con poca sal	3/4 lata (184 g)	230	487	72	6.8

ALIMENTO	TAMAÑO DE LA PORCIÓN	CALORÍAS POR PORCIÓN	CONTENIDO DE K (MG)	CONTENIDO DE Na (MG)	PROPORCIÓN K/Na (FACTOR K)
Bagre	100 g	103	330	60	5.50
Camarones	100 g	91	220	140	1.60
Filete de bacalao	100 g	170	407	110	3.70
Jaiba	100 g	81	396	255	1.60
Langosta cocida	100 g	95	180	210	0.86
Lenguado	100 g	202	587	237	2.50
Lucio crudo	100 g	93	319	51	6.30
Mero, filete	100 g	171	525	134	3.90
Ostras crudas	100 g	66	121	73	1.70
Ostras fritas	100 g	239	203	206	0.98
Pescado blanco	100 g	155	299	52	5.80
Salmón enlatado	100 g	141	361	387	0.93
Salmón, filete	100 g	182	443	116	3.80
Sardinas Atlantic, enlatadas en aceite	100 g	311	560	510	1.10
FRUTAS					
Aceitunas verdes	100 g	116	55	2400	0.02
Aguacate	100 g	167	604	4	150.00
Arándanos (vaccinio)	1 taza (145 g)	90	117	1	120.00
Arándanos	100 g	46	82	2	41.00
Cerezas	100 g	70	191	2	96.00
Ciruelas	10 med. (110 g)	66	299	2	150.00
Chabacano (albaricoque)	3 (114 g)	55	301	1	300.00
Coco	100 g	346	256	23	11.00
Dátiles	10 (80 g)	219	518	1	520.00
Durazno (melocotón)	1 (175 g)	58	308	2	150.00
Fresas	1 taza (149 g)	55	244	1	240.00
Manzana	1 mediana (150 g)	80	152	1	150.00
Melón	1/2 (477 g)	82	682	33	21.00
Naranja	1 mediana (180 g)	64	263	1	260.00
Pasitas	1 cda. (9 g)	26	69	2	34.00
Pera	1 (180 g)	100	213	3	71.00
Piña	1 rebanada (84 g)	44	123	1	120.00
Plátano	1 mediano (175 g)	101	440	1	440
Sandía	100 g	26	100	1	100.00
Toronja (pomelo)	1 mediana (400 g)	80	265	2	130.00
Uvas	10 (40 g)	18	42	1	42.00

Alimento	Tamaño de la porción	Calorías por porción	Contenido de K (mg)	Contenido de Na (mg)	Proporción K/Na (factor K)
CARNES Y AVES					
Bistec de lomo (sirloin)	8 onzas (226 g)	876	583	127	4.60
Costilla de carnero	3.4 onzas (95 g)	341	234	51	4.60
Costilla de ternera	3 onzas (85 g)	184	258	56	4.60
Chuleta de puerco	3 onzas (85 g)	308	233	51	4.60
Hígado de pollo cocido	100 g	165	151	61	2.50
Hígado de res cocido	100 g	229	380	184	2.10
Huevo	1 mediano (50 g)	72	57	54	1.10
Jamón	2 piezas (85 g)	318	220	48	4.60
Lomo de ternera	8 onzas (226 g)	684	471	103	4.60
Pollo al horno	2 piezas (50 g)	83	206	32	6.40
Res, costilla	1 pieza (85 g)	374	189	41	4.60
Res, molida	3.5 onzas (100 g)	287	270	60	4.50
Salchicha	1 (45 g)	139	99	495	0.20
Salchicha de puerco (empanada)	1 (27 g)	129	73	259	0.28
*Salchichón de res**	1 rebanada (23 g)	72	36	230	0.16
Tocino	1 rebanada (15 g)	86	35	153	0.23
PRODUCTOS LÁCTEOS					
Crema "light"	1 cda. (15 g)	32	18	6	3.00
Crema entera	1 cda. (15 g)	53	13	5	2.60
Helado	1 taza (133 g)	257	241	84	2.90
Leche congelada	1 taza (131 g)	184	265	105	2.50
Leche de cabra	1 taza (244 g)	163	439	83	5.30
Leche descremada	1 taza (245 g)	88	355	127	2.80
Leche descremada en polvo	1 taza (245 g)	88	355	127	2.80
Leche entera	1 taza (244 g)	161	342	122	2.80
Leche materna	1 taza (244 g)	188	124	39	3.20
Queso americano	1 rebanada (14 g)	52	11	159	0.07
Queso cottage	1 onza (28 g)	30	24	65	0.37
Queso crema	1 cda. (14 g)	52	10	35	0.29
Queso cheddar	1 rebanada (24 g)	96	20	168	0.12
Queso suizo	1 rebanada (14 g)	52	15	99	0.15
sin sal	1 rebanada (14 g)	52	15	6	2.50
Yogur de leche descremada	1 taza (245 g)	123	350	125	2.80

ALIMENTO	TAMAÑO DE LA PORCIÓN	CALORÍAS POR PORCIÓN	CONTENIDO DE K (MG)	CONTENIDO DE NA (MG)	PROPORCIÓN K/NA ° (FACTOR K)
NUECES, ENDULZANTES Y VARIOS					
Almendras	100 g	598	773	4	190.00
Azúcar blanco	1/2 taza (100 g)	385	1	----	----
Azúcar moreno	5 cdas. (70 g)	364	161	17	9.5
Cacahuates sin sal	100 g	582	701	5	140.00
Crema de cacahuate	100 g	589	627	605	1.00
Crema vegetal	1/2 onza (14 g)	22	5	7	0.71
Falafel	3 trozos (51 g)	170	298	150	1.99
Hummus (de garbanzo)	1 taza (246 g)	420	427	599	0.71
Jarabe de arce (maple)*	5 cdas. (100 g)	252	176	10	17.60
Leche de soya	1 taza (240 g)	140	450	120	3.75
Miel	100 g	304	51	5	10.00
Nueces	100 g	651	450	2	225.00
Nueces de la India (pecanas)	100 g	687	603	rastros	600.00
Papas fritas	1 onza (28 g)	150	380	170	2.2
Tahini (mantequilla de ajonjolí)	1/2 cdta. (15 g)	89	62	17	3.60
Tofu crudo	1/2 taza (124 g)	94	150	9	16.70
ALIMENTOS PREPARADOS					
Bistec Salisbury, cena congelada de tres platillos (Swanson)*	16 onzas (454 g)	490	545	1680	0.32
Burrito de res (Taco Bell)*	184 g	431	320	1311	0.25
Camarones fritos (Arthur Treacher)*	115 g	381	99	537	0.18
Chow mein de pollo, cena congelada (Banquet)*	12 onzas (340 g)	282	241	2268	0.11
*Chow mein de pollo, enlatado	100 g	38	167	290	0.58
Hamburguesa (McDonald)*	102 g	255	142	490	0.27
Hamburguesa (Burger King)*	110 g	272	240	505	0.46
Lasaña con queso, congelada (Stouffers)*	10+ onzas (298 g)	385	580	1200	0.48
Muslos de pollo (Kentucky Fried Chicken)*	57 g	152	122	269	0.59

Alimento	Tamaño de la porción	Calorías por porción	Contenido de K (mg)	Contenido de Na (mg)	Proporción K/Na (Factor K)
CARNES Y AVES					
Pastel de pavo	100 g	197	114	369	0.31
Picadillo de carne seca de res	100 g	181	200	540	0.37
Pizza de salchicha	100 g	245	114	647	0.18
VERDURAS (FRESCAS, CUANDO NO SE ESPECIFICA LO CONTRARIO)					
Alubias secas	100 g	343	984	10	98.00
cocidas	100 g	118	340	3	110.00
(enlatadas)*	2/5 de taza (100 g)	90	264	300	0.88
Apio	100 g	17	341	126	2.70
Berenjena	100 g	19	150	1	150.00
Betabel (remolacha)	100 g	32	208	43	4.80
(enlatada)	100 g	34	167	236	0.71
Brócoli	100 g	32	382	15	25.00
Calabacines	100 g	12	141	1	140.00
Calabaza	100 g	55	480	1	480.00
Camote dulce horneado	100 g	114	243	10	24.00
Cebollas cocidas	100 g	29	110	7	16.00
Col	100 g	24	233	20	12.00
(cocida)	100 g	20	163	14	12.00
Coles de Bruselas	100 g	45	390	14	28.00
Coliflor	100 g	27	295	13	23.00
(cocida)	100 g	22	206	9	23.00
Champiñones	100 g	28	414	15	28.00
(enlatados)	100 g	17	197	400	0.49
Chícharos cocidos	1 taza (160 g)	114	314	2	160.00
Chícharos enlatados	100 g	77	96	236	0.41
Ejotes	100 g	25	151	4	38.00
enlatados	100 g	18	95	236	0.40
Espárragos	4 piezas (100 g)	26	278	2	140.00
cocidos sin sal	100 g	20	183	1	180.00
Espinacas	100 g	26	470	71	6.60
Frijoles bayos	100 g	22	151	3	50.00
Frijoles de soya secos	100 g	403	1677	5	340.00
Frijol canario	100 g	111	422	1	420.00
Frijoles negros	1 taza (172 g)	227	611	1	611.00
Frijoles pintos secos	100 g	349	984	10	98.00
Frijoles secos	100 g	340	1196	19	63.00
Garbanzos (cocidos)	1 taza (164 g)	269	477	11	43.36

Alimento	Tamaño de la porción	Calorías por porción	Contenido de K (mg)	Contenido de Na (mg)	Proporción K/Na (factor K)
Germinado de alfalfa	1 taza (33 g)	10	26	2	13.00
Germinado de frijol	1/2 taza	16	77	3	25.67
Lechuga orejona	100 g	18	264	9	29.00
Lechuga romana	100 g	13	175	9	19.00
Lentejas secas	100 g	340	790	30	26.00
Maíz dulce	1 elote (140 g)	70	151	1	151.00
(enlatado)	100 g	83	97	230	0.42
Papa horneada	1 mediana (202 g)	145	782	6	130.00
Pepino	100 g	15	160	6	27.00
Pepinos encurtidos	100 g	11	200	1428	0.14
Pimiento morrón	100 g	22	213	13	16.00
Sauerkraut (enlatada)	100 g	18	140	747	0.19
Tomate	1 mediano (135 g)	27	300	4	75.00
(enlatado)	100 g	21	217	130	1.67
Zanahorias	100 g	31	222	33	6.70

Referencias: Los valores de los 100 gramos se tomaron de Watt, B. K., y de A. L. Merril, *Composition of Foods,* Agriculture handbook No. 8, Departamento de Agricultura de Estados Unidos, Imprenta del Gobierno de Estados Unidos, Washington, D. C., 1975. Los valores en unidades comunes se tomaron de Adams, C. F., *Nutritive Value of American Foods in Common Units*, Agriculture handbook N°. 456, Departamento de Agricultura de Estados Unidos, Imprenta del Gobierno de Estados Unidos, Washington, D. C., 1975. Los valores marcados con un asterisco (*) se tomaron de Pennington, J. A. T., y de H. Nichols Church, *Food Values of Portions Commonly Used* (14ª ed.), Harper & Row, Nueva York, 1985. Este libro se recomienda a quienes deseen más información sobre los valores de los alimentos. Agradecemos a Harper & Row y a los autores, J. A. T. Pennington y H. Nichoilas Church, el permitirnos utilizar su material.

Si usted come principalmente de los alimentos que aparecen en negritas en la tabla, es probable que no tenga que calcular su factor K. Pero si come de los alimentos que se encuentran en letra normal o en cursivas, puede que su factor K esté por debajo de 3.

Estas son dos maneras de calcular su factor K. Primero veamos un sándwich de queso para el almuerzo, que aparece en la Tabla 5. Podemos calcular el factor K de este almuerzo haciendo una tabla con sus ingredientes (recordemos que K es potasio, y Na es sodio).

TABLA 5

CÁLCULO DEL FACTOR K DE UN ALMUERZO

Alimento	K (mg)	Na (mg)	Factor K (K/Na)
2 rebanadas de pan comercial integral de trigo	136	264	0.52
1 rebanada de queso suizo sin sal	15	6	2.5
1 cucharada de mayonesa sin sal y sin queso (información de la etiqueta)	34	13	2.6
2 hojas de lechuga (10 g)	18	1	18
1 vaso de leche descremada (8 onzas)	355	127	2.8
1 manzana	152	1	150
Totales	710	412	
Factor K de los alimentos			1.7

Observemos que en este almuerzo el factor K es de 1.7, a pesar de que se usó pan comercial con sal. Si se hubiera usado pan integral sin sal, bajando el sodio de las dos rebanadas de 264 a cerca de 2 mg, el factor K del almuerzo hubiera sido de 4.6. Pero, aunque 1.7 definitivamente es menos que marginal, el factor K del día sería superior a 4 si el desayuno y la cena fueran sanos.

Pero supongamos que usted come un pepinillo encurtido comercial. Finalmente, todos los ingredientes, excepto el pan, tienen un factor K superior a 2. ¿Qué daño puede hacer un pepinillo encurtido comercial? Veamos la Tabla 6.

TABLA 6

FACTOR K DEL ALMUERZO AL AGREGARLE UN ENCURTIDO

Alimento	K (mg)	Na (mg)	Factor K (K/Na)
2 rebanadas de pan comercial integral de trigo	136	264	0.52
1 rebanada de queso suizo sin sal	15	6	2.5
1 cucharada de mayonesa sin sal y sin queso (información de la etiqueta)	34	13	2.6
2 hojas de lechuga (10 g)	18	1	18
1 vaso de leche descremada (8 onzas)	355	127	2.8
1 manzana	152	1	150
1 pepinillo encurtido comercial grande	200	1428	0.14
Totales	910	1840	
Factor K de los alimentos			0.49

El efecto de un solo pepinillo fue devastador. La gran cantidad de sodio que contiene sube tanto el total de sodio que el factor K de todo el almuerzo ahora apenas es de 0.49. Realmente uno echa a perder toda la comida sólo por comer un pepinillo. Así es exageradamente difícil subir el factor K del día por encima de 4, aunque el desayuno y la comida sean excelentes.

Aquí lo importante es que uno no puede calcular todo el factor K promediando los factores K de cada ingrediente. Hay que dividir el *total de potasio* entre el total de sodio para encontrar el factor K total.

Ahora veamos un día completo. Supongamos que es como en la Tabla 7.

TABLA 7

FACTOR K DE TODO UN DÍA

ALIMENTO	K (MG)	NA (MG)	FACTOR K (K/NA)
Desayuno	1572	204	7.7
Almuerzo	1065	1016	1.0
Bocadillo	159	1	159.0
Comida	3137	156	20.1
Totales	5933	1377	
Factor K de los alimentos			4.3

Obsérvese que el factor K de todo el día es de 4.3, lo que es muy sano.

Ahora supongamos que es viernes y que usted decide festejar comiendo una pizza comercial en lugar de las lentejas y la calabaza que había planeado originalmente. La Tabla 8 muestra qué le sucede al factor K del día.

TABLA 8

FACTOR K DE UN VIERNES CON CERVEZA Y PIZZA

ALIMENTO	K (MG)	NA (MG)	FACTOR K (K/NA)
Desayuno	1572	204	7.7
Almuerzo	1065	1016	1.0
Bocadillo	159	1	159.0
1/2 pizza de salchicha (200 g)	228	1294	0.18
2 cervezas de 12 onzas	256	12	21.3
Totales	3280	2527	
Factor K de los alimentos			1.3

En la Tabla 9, la comida de pizza y cerveza, considerada aparte, tiene un factor K de 0.37, que es muy poco sano.

TABLA 9

FACTOR K DE LA COMIDA DE PIZZA Y CERVEZA

ALIMENTO	K (MG)	NA (MG)	FACTOR K (K/NA)
1/2 pizza de salchicha (200 g)	228	1294	0.18
2 cervezas de 12 onzas	256	12	21.3
Totales	484	1306	
Factor K de los alimentos			0.37

El valor del menú original era de 4.3. La pizza y la cerveza bajaron el factor K de todo el día a 1.3. Al cambiar la sopa de pollo enlatada del almuerzo por una sopa con poca sal, se puede subir el factor K a 1.8. Ya que el factor de 1.8 es mucho mejor del que ingiere mucha gente, se puede comer una pizza muy de vez en cuando si las demás comidas del día son verdaderamente sanas. (Sin embargo, es mucho mejor que uno haga su propia pizza sin añadirle sal [o cloruro de sodio], poniéndole poco queso y agregándole pimientos verdes, cebolla y champiñones en lugar de salchicha, y puré de tomate sin sal, sazonado con hierbas.)

CÁLCULO DEL FACTOR K POR MEDIO DE MUESTRAS DE ORINA

En la hoja de avance hay espacio para anotar y calcular el factor K. Pero incluso si el factor K de los alimentos es suficientemente alto, se puede echar a perder al tomar sodio de otra fuente, por ejemplo, bebiendo agua de un suavizador, o tomando uno de los medicamentos que se venden sin prescripción médica. También se pueden comer muchos alimentos que no aparezcan en la tabla y de los que se desconozca el factor K.

En este caso, hay otra manera de estar al tanto del factor K, aunque es algo incómoda. Se puede reunir la orina de 24 horas y llevarla al médico o a un laboratorio para que le hagan un análisis de potasio y sodio.

Para reunir la orina de 24 horas, se necesita un recipiente de *plástico* limpio, de 1 galón. En él hay que poner hasta la última gota de orina que se produzca en un periodo de 24 horas. Se hace de esta manera.

Al levantarse por la mañana, hay que vaciar la vejiga totalmente en el excusado, como de costumbre. Así se deshace uno de la orina de la víspera y empieza el nuevo día. A partir de entonces, hay que reunir toda la orina en el recipiente. A veces es difícil recordarlo. Si uno está en casa, hay que colocar el recipiente sobre el excusado, para no olvidarlo. Si es día de trabajo, hay que conservarlo (en una bolsa, si se desea) en algún lugar donde uno lo recuerde, y atarse un cordel al dedo. Se continúa poniendo en él hasta la última gota de orina durante toda la tarde y la noche. Al levantarse al día siguiente, se vacía la vejiga completamente *en el recipiente*. Así se obtiene una muestra de orina de 24 horas.

Esta muestra se lleva al médico o al laboratorio para que la analicen y determinen cuánto sodio y cuánto potasio se excreta por la orina a lo largo de 24 horas. Esto es aproximadamente igual a la cantidad que se ingiere por día. (En realidad es un poco menos, ya que se pierden pequeñas cantidades en el excusado y en el sudor. Si uno suda mucho en el periodo de 24 horas, hay que anotarlo, ya que puede que el laboratorio desee rectificar la cantidad de sodio y potasio perdidos en el sudor; véase el capítulo 16.)

Es probable que los hábitos alimenticios sean diferentes durante los días laborales que durante los fines de semana, por lo que recomendamos que se tomen muestras de los dos periodos.

Supervisión del potasio de la sangre

Un paso sencillo que puede darse para determinar si se tiene deficiencia de potasio es pedirle al médico que mida el nivel de potasio en la sangre.

Por desgracia, esto no siempre le da a uno la información que necesita. Si el nivel está entre 4 y 5 miliequivalentes por litro (mEq/L), que es el límite normal más alto, no es seguro que uno tenga el suficiente potasio en el organismo. ¿Por qué esta incertidumbre? Lo que hay que saber es el nivel de potasio de las células, no de la sangre, y es posible tener suficiente potasio en la sangre y no en las células.

Por otra parte, si el nivel en la sangre es bajo (menos de 4 mEq/L), puede haber un problema. El nivel de potasio en la sangre rara vez baja, a menos que haya una deficiencia en las células. Si está por debajo del límite "normal" aceptado de 3.5 mEq/L, seguramente el nivel celular también es bajo.

De esta manera, un análisis de sangre no puede garantizar que el factor K sea suficientemente alto, pero puede indicar que es demasiado bajo.

ESTÉ PENDIENTE DE SU EJERCICIO

En la tabla de avance hay un espacio para anotar el número de veces que se hace ejercicio violento (y continuo) durante la semana, por lo menos durante 20 minutos, y por más de 30 minutos.

Una medida fácil del avance que se realiza en el programa de ejercicios se obtiene tomándose el pulso al despertar. Hay que tomarse el pulso antes de sentarse o de levantarse de la cama. El pulso se cuenta en la muñeca o en el cuello durante 30 segundos y se multiplica por dos.

Conviene releer las recomendaciones acerca del ejercicio en el capítulo 11.

ESTÉ PENDIENTE DE SU PESO

Debido a que la cantidad de agua que hay en el cuerpo varía a lo largo del día, es mejor verificar el peso todos los días a la misma hora, sin ropa, asegurándose de que la báscula esté bien calibrada.

Si su peso es normal, al verificarlo semanalmente se asegurará de que no empieza a ganar algunos kilos. Pero si aplica los principios que hemos señalado para elegir y preparar los alimentos (capítulo 10) y hace ejercicio con regularidad (capítulo 11), no debe tener problemas para conservar su peso normal.

Si está pasado de peso, nuestro programa le ayudará a reducir gradualmente. Si no es así, reduzca las calorías en un cuarto y sea especialmente cuidadoso para comer la menor cantidad de grasa posible (vea el capítulo 12). Perder medio kilo a la semana, o cuando mucho un kilo, es una meta realista, *y es mejor* que perder peso rápidamente limitando exageradamente las calorías. Si le parece que debe hacer un esfuerzo consciente para reducir calorías de otra manera y no reduciendo su ingestión, consulte a su médico o nutriólogo antes de que limite sus calorías a menos de 1200 diarias.

ESTÉ AL TANTO DE SU PRESIÓN ARTERIAL

Es fácil medirse la presión arterial en casa, y es necesario que lo hagamos para asegurarnos de que está "normalizándose". Además, estar pendientes de nuestro propio progreso es una excelente manera de seguir motivados y de no perder el entusiasmo para curarnos la hipertensión. Esta información nos anima a subir o mantener alto el factor K, a bajar la grasa de la dieta, a conservar el peso normal, y a practicar el ejercicio adecuado.

En la Figura 20 aparece un diagrama del sistema circulatorio, que muestra cómo se mide en el brazo la presión arterial mediante un esfigmomanómetro.

Las arteriolas, cuyos diámetros son muy pequeños, y por las cuales debe pasar la sangre antes de llegar a los vasos capilares, nos recuerdan la boquilla de la manguera, de la Figura 11, en el capítulo 4.

FIGURA 20

EL SISTEMA CIRCULATORIO Y UN ESFIGMOMANÓMETRO

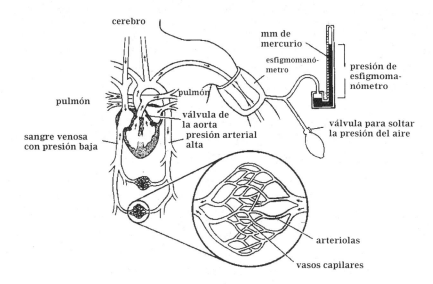

CONSIGA EL EQUIPO ADECUADO

Lo primero que se necesita es el equipo para tomarse la presión arterial: un *esfigmomanómetro para medirse la presión* y un estetoscopio aparte, si el esfigmomanómetro no lo tiene integrado. Puede conseguir un equipo que tenga las dos partes o comprarlas por separado.

El esfigmomanómetro

El esfigmomanómetro está hecho de tela y por dentro tiene un saco elástico, que está unido mediante un tubo de goma a (1) una perilla de caucho que tiene una válvula de un solo sentido, de manera que al oprimir varias veces la perilla se bombea el aire al saco; (2) tiene una válvula ajustable para sacar el aire del saco, y (3) un aparato que mide la presión del aire dentro de saco. Este medidor puede ser:

- Un cuadrante mecánico

- Una columna de mercurio que se encuentra en un tubo calibrado de cristal

- Un sensor de presión electrónico con pantalla digital

Los esfigmomanómetros más baratos son los de cuadrante. Se puede comprar uno razonablemente bueno por menos de 30 dólares.

Si usted compra un esfigmomanómetro de cuadrante, necesitará compararlo con el de su médico (vea la siguiente sección) para comprobar que sea exacto. Los de mercurio, que son más exactos, también son más caros y es más probable que se rompan; seguramente su médico tiene uno de éstos.

Los nuevos esfigmomanómetros son automáticos y electrónicos, tienen un micrófono integrado que elimina la necesidad del estetoscopio, y muestran la presión sistólica y diastólica en una pantalla digital. Algunos cuestan menos de 100 dólares. Mi colega, el doctor Webb, se compró un monitor digital electrónico por correo, que le costó 49.95 dólares. Le ha resultado muy exacto y seguro. No sólo muestra las presiones sistólica y diastólica, sino también el pulso. La válvula que libera la presión del aire tiene dos posiciones: una lenta (que se ajusta con un tornillo a 2 o 3 mm Hg por segundo) y una rápida. En el número de mayo de 1987 de *Consumer Reports* (páginas 314-319) se informó sobre las pruebas efectuadas a 36 monitores caseros de presión sanguínea, tanto mecánicos como electrónicos. Se encontró que la mayoría eran sencillos de usar y proporcionaban lecturas que sólo variaban ligeramente de las que obtenía simultáneamente una persona capacitada.

Los esfigmomanómetros vienen en tres tamaños. Antes de precipitarse a la tienda de equipo médico, mídase con una cinta métrica la circunferencia de la parte media del antebrazo. Ésta es la única manera de conocer la talla que debe comprar. En la Tabla 10 aparecen las tallas.

TABLA 10

CÓMO ELEGIR LA TALLA ADECUADA DE ESFIGMOMANÓMETRO

CIRCUNFERENCIA DEL BRAZO	TAMAÑO DE ESFIGMOMANÓMETRO
6.5 a 10 pulgadas	esfigmomanómetro pequeño para adulto
9.5 a 12.5 pulgadas	esfigmomanómetro estándar para adulto
12.5 a 16.5 pulgadas	esfigmomanómetro grande para adulto

Es importante que compre el tamaño adecuado de esfigmomanómetro; de lo contrario no obtendrá la lectura correcta. Ya que es una molestia tener más de un esfigmomanómetro a la mano, incluso los médicos usan a veces la talla equivocada. Por ejemplo, supongamos que usted tiene un brazo grande y musculoso (o gordo) que mide 15 pulgadas de circunferencia. Un esfigmomanómetro estándar no es suficientemente ancho para transferir toda la presión que se encuentra dentro del manguito inflable a los tejidos que rodean la arteria del brazo. Usted necesitará bombear más aire para oprimir la arteria, de manera que la lectura será demasiado alta: cerca de 30 mm Hg más alta. Por ello, hay personas que reciben tratamiento para la presión alta sin padecerla, simplemente porque tienen los brazos muy grandes.

El estetoscopio

El estetoscopio lleva a los oídos los sonidos de la sangre que pasa por la arteria del brazo por medio de un tubo de caucho o de plástico. Un estetoscopio sólo cuesta unos 5 dólares, y hay equipos para medir la presión que lo incluyen. Los hay de dos tipos: unos tienen un extremo en forma de campana para que uno escuche el sonido; los otros tienen un pequeño diafragma de plástico. Los dos tipos funcionan; nosotros preferimos el que tiene forma de campana.

CÓMO VERIFICAR SU EQUIPO

Tomando en cuenta que hay muchos tipos de esfigmomanómetros, es importante asegurarse de que las lecturas coincidan con las del médico. Compruebe la exactitud de su equipo con el de su médico, que seguramente es de mercurio, sobre todo si el suyo es de cuadrante. Puede conectar los dos esfigmomanómetros con un conector en forma de Y. A veces puede haber una diferencia de 5% entre los dos aparatos; usted puede corregirla si se da cuenta. Si no, sus lecturas serán erróneas.

Si su aparato es electrónico, puede tener lecturas erróneas debido a la posición del micrófono. Cuando éste no está sobre la arteria, se obtienen lecturas diastólicas demasiado altas, o puede recibirse una señal de error. Por ello es conveniente comparar la lectura del instrumento con la del médico.

CÓMO TOMARSE LA PRESIÓN

Antes de medirse la presión hay que estar completamente relajado, tanto mental como físicamente. La habitación debe ser tibia, tranquila, y uno debe sentarse en una silla cómoda, junto a una mesa. Hay que soltar los músculos todo lo posible, y no se debe hablar. Uno se sorprende agradablemente cuando descubre que la presión que se mide en casa es más baja que en el consultorio. Si uno sabe que su equipo mide igual que el de su médico, o si corrigió las diferencias que haya habido, la lectura más baja de la casa probablemente se debe a que uno no está nervioso ni preocupado, como puede estarlo en el consultorio del médico. (En los capítulos 4 y 17 se explica que el sistema nervioso simpático, activado por el nerviosismo o la preocupación, constriñe las arteriolas, elevando la presión arterial.) En el caso menos probable de que las lecturas en casa sean más altas que las del médico, hay que hacer una cita y llevarle el esfigmomanómetro para saber qué sucede.

Para medirse la presión en casa, apoye el brazo sobre una mesa mientras está sentado (de manera que la mitad del esfigmomanómetro esté al nivel del corazón, eliminando así la postura "hidrostática"). Ponga la palma hacia arriba. Envuélvase con el esfigmomanómetro el brazo desnudo de manera que no quede apretado, sino justo. El extremo más bajo debe estar unos 2.5 cm por encima del doblez del codo, para que el estetoscopio quepa sobre la arteria. La flecha del esfigmomanómetro debe apuntar aproximadamente a donde se encuentra la arteria, y apuntar ligeramente hacia su torso desde el centro de la superficie de su brazo, justo arriba del doblez de su codo. Encuentre el lugar exacto sintiendo el pulso con los dedos. Si su esfigmomanómetro es electrónico, coloque el círculo que muestra el lugar del micrófono directamente sobre la arteria donde se siente el pulso.

Si su esfigmomanómetro no es electrónico, coloque el extremo del estetoscopio sobre la piel, arriba de la arteria, precisamente debajo del esfigmomanómetro. Presione ligeramente la cabeza del estetoscopio, para que haga contacto con su piel.

Oprima la perilla para inflar el esfigmomanómetro a una presión aproximadamente 40 mm Hg más alta que su última lectura sistólica, para oprimir completamente la arteria. No escuchará ningún sonido por el estetoscopio en este momento porque ha interrumpido el flujo sanguíneo hacia su brazo.

Ahora, deje que salga el aire poco a poco del saco (a 2 o 3 mm Hg por segundo), dando vuelta a la tuerca que está al final del perilla, para abrir la válvula que libera la presión. O, si tiene una válvula de dos posiciones, asegúrese de que esté en la posición lenta antes de bombear el esfigmomanómetro.

Cuando escuche el latido de su corazón (a medida que la sangre empiece a reabrir poco a poco la arteria), lea la presión, que es su presión sistólica. (El esfigmomanómetro electrónico le da esta lectura automáticamente.)

Conforme la presión del aire en el esfigmomanómetro siga bajando, usted seguirá escuchando sonidos rítmicos en el estetoscopio. (Algunos aparatos electrónicos hacen un sonido de bip.) Ahora la arteria está abierta cuando el corazón late, pero sigue cerrándose entre uno y otro latido porque la presión del esfigmomanómetro es superior a la presión diastólica.

En cuanto dejen de escucharse los latidos (porque la arteria está abierta continuamente), tome la segunda medida de la presión: ésta es su presión diastólica. (También es este caso, el esfigmomanómetro electrónico da esta lectura automáticamente.) Cuando alcance la presión diastólica, puede soltar rápidamente el aire para aliviar la presión del brazo. Eso es todo. Repita la medición pasados 5 minutos. Tómese la presión al menos durante dos días a la semana y anote en la tabla el promedio de las lecturas.

ESTÉ AL TANTO DE LA GRASA DE SU DIETA

Además vigilar su factor K, también necesita vigilar la cantidad de grasa que ingiere. Como analizamos en la Tercera Parte, esto le ayudará a perder peso, a reducir la arterioesclerosis, y a disminuir sus probabilidades de padecer un ataque cardiaco o de contraer cáncer.

En la carta de avance diario hay un espacio para registrar la cantidad de grasa, de carbohidratos y de proteínas que ingiere con los alimentos. Ya que la grasa tiene unas 9 calorías por gramo, usted puede calcular qué porcentaje de sus calorías es de grasa con la siguiente fórmula:

$$\frac{9 \times grasa}{Calorías} \times 100$$

Por ejemplo, si la etiqueta del paquete de helado dice que tiene 9 g de grasa y 160 calorías por porción, hay que hacer este cálculo:

$$\frac{9 \times 9}{160} \times 100 \quad o\ bien \quad \frac{81}{60} \times 100 \quad o\ bien \quad 0.51 \times 100$$

o bien 51%. Sabemos que el 51% de las calorías del helado provienen de la grasa. Haga este cálculo con algunos sustitutos de lácteos. Le sorprenderá descubrir que la mayoría de las "cremas" vegetales y algunos helados que no están hechos de leche están llenos de grasa.

Como dijimos, su consumo de grasa diario debe ser menor del 20% de sus calorías. El resto de las calorías debe provenir de carbohidratos y proteínas.

El consumo de proteínas mínimo recomendado es de 56 gramos diarios. Usted se mantendrá sano y tendrá contentos a sus riñones si la mayor parte de sus calorías proviene de carbohidratos complejos, como las pastas o las papas.

CÓMO UTILIZAR LA TABLA DE AVANCE

Al final de este capítulo hay una muestra de la tabla de avance y una tabla en blanco para que usted la fotocopie. En la primera línea de la tabla anote la presión sanguínea. Sugiero que se la mida dos veces, por lo menos dos días de la semana, o sea, que se la mida por lo menos dos veces seguidas cada vez. Anote en la tabla el promedio de las lecturas.

Cuando anote su factor K, normalmente tendrá que calcular el promedio de la semana a partir de su dieta. Esto es fácil si sigue el plan de menús.

Durante la semana de transición el promedio del factor K es de 4.9. Si usted conoce el factor K de su orina de determinada semana, use ese valor e indíquelo con una "O"(de orina) en la tabla. Donde la tabla dice "medicamentos" anote los nombres de los fármacos que está tomando por prescripción médica, e indique el tiempo que los toma con una flecha horizontal.

Uno de los principales puntos de este libro es la participación de su médico, y, por supuesto, yo ya participé escribiéndolo. Para cerrar el círculo, *usted* ha de participar también.

Su colaboración para seguir formando una base de datos con los resultados del programa del factor K será muy apreciada. Si desea participar, cuando complete 24 semanas y registre los resultados en la tabla, envíe una fotocopia junto con todas sus sugerencias de compras o de otro tipo. Si le falta una semana acá y otra allá, déjelas en blanco. Para que podamos verificar el informe, ponga su nombre y su firma. Si desea quedar en el anonimato, que su médico firme e incluya su nombre y dirección. Luego envíe esta forma a:

K Factor

P.O. Box 19

Rochester, VT 05767

EDAD	50	PESO INICIAL	76 K	ALTURA	1.82 m	SEXO	MASCULINO					

SEMANA	1	2	3	4	5	6	7	8	9	10	11	12
Presión arterial (sistólica / diastólica)	138/87									127/82		
Pulso al despertar	64									58		
Peso	166									163		
Número de sesiones de ejercicio aeróbico												
menos de 20 minutos	2									2		
de 20 a 30 minutos												
más 30 minutos	1									2		
Factor K (proporción K/Na)	0.5									4.4		
K en el suero	3.8									4.1		
Medicamentos	Diuril								→|			

	EDAD		PESO INICIAL			ALTURA			SEXO				

°SEMANA	1	2	3	4	5	6	7	8	9°	10	11	12
Presión arterial (sistólica / diastólica)												
Pulso al despertar												
Peso												
Número de sesiones de ejercicio aeróbico												
menos de 20 minutos												
de 20 a 30 minutos												
más 30 minutos												
Factor K (proporción K/Na)												
K en el suero												
Medicamentos	Diuril											➝

QUINTA PARTE

MÁS

REFLEXIONES

CAPITULO 14

¿POR QUÉ HACEMOS HINCAPIÉ EN LOS FÁRMACOS?

Una de las habilidades más desarrolladas de la civilización occidental contemporánea es la disección: dividimos los problemas en los elementos más pequeños que podemos. Esto lo hacemos muy bien. Tan bien, que muchas veces se nos olvida volver a juntar las piezas.

Alvin Toffler

Con frecuencia los árboles nos impiden ver el bosque. Las drogas contra la hipertensión han tenido éxito, aunque parcial. Su éxito más evidente e importante ha sido reducir (pero no eliminar) las embolias causadas por la hipertensión. Por otro lado, los fármacos deben tomarse de por vida, con frecuencia hacen que el paciente se sienta mal, y le cuestan al país billones de dólares al año. De esta manera, difícilmente puede decirse que el tratamiento de la hipertensión mediante fármacos sea un éxito rotundo. Tomando en cuenta lo que ahora sabemos, esto no nos sorprende. Cuando no sabíamos mucho sobre el mecanismo de la hipertensión, se inventaron medicamentos para tratar sólo la presión arterial, no el problema de fondo.

Ahora que está claro que la hipertensión no se limita a la presión elevada, es tiempo de volver a reunir las piezas. Pero primero preguntemos cómo todos los miembros de una sociedad, tanto los profesionistas como los legos, pudieron adentrarse tanto por un camino que cuesta tanto dinero y que sin embargo no alcanza la meta más importante: una vida más sana y más larga.

Puede decirse que en la década de los "fármacos milagrosos", que fue la de 1950, los fármacos se aceptaron como solución para cualquier enfermedad cuya causa se desconociera. No sólo no nos dábamos cuenta de la extensión del problema de la hipertensión primaria, sino que estábamos equivocados respecto a su causa, salvo por raros y contados pioneros como el doctor Lewis Dahl. Esto se revela en el propio término *primaria*, que los profesionales de la salud utilizan para describir una enfermedad cuya causa no conocen; si la conocieran, la llamarían *secundaria*.

Un ejemplo personal ilustra esta forma de recurrir casi automáticamente a los fármacos. En 1956, en el verano entre mi penúltimo y mi último año en la escuela de medicina, trabajé en unos laboratorios con un grupo que investigaba un fármaco que frenaba la absorción del colesterol del intestino a la sangre. Se trataba de impedir los ataques cardiacos. En esa época, se me ocurrió que sería más fácil comer únicamente alimentos que no contuvieran colesterol. Si yo hubiera sabido que sólo contienen colesterol los productos animales (carne, leche y yema de huevo), y no las frutas y las verduras, esta idea hubiera sido más que pasajera, pero me dijeron que el cambio de dieta no era práctico ya que la gente no seguía las recomendaciones. De manera que, como muchos otros, me alinee y regresé a la investigación de un fármaco para tratar un problema de nutrición. Esta es la moraleja: cuando todos avanzan en una misma dirección, no sólo es difícil ir en la contraria, sino que *difícil ver otro camino.*

¿Hay una explicación para nuestra creencia casi ciega en la eficacia de los fármacos para tratar todos los problemas de salud?

¿POR QUÉ ESTÁBAMOS EN EL CAMINO EQUIVOCADO?

Desde mi punto de vista, evitamos la responsabilidad de nuestra manera de vivir y (hasta hace poco) confiamos casi totalmente en los fármacos para tratar la hipertensión, como resultado de algunos supuestos fundamentales de la cultura occidental, y en especial de la norteamericana. Como dicen: el problema no son ellos (la medicina establecida y las empresas farmacéuticas), sino nosotros, absolutamente todos nosotros.

Estos son los puntos principales:

- Históricamente, nuestra cultura ha considerado la ciencia como un medio de dominar a la naturaleza más que de comprenderla. Con esto, no sólo nos hemos alejado de la naturaleza exterior, sino de nuestra naturaleza interna. Esto ha contribuido a desautorizarnos; y, con esta obsesión por el dominio y el control, hemos descartado todo lo que no podemos ver tachándolo de irreal o "utópico". El aspecto espiritual de la ciencia (mostrado por figuras como Kepler, Newton y Einstein) se ha descartado como "poco práctico". En vez de considerar a la ciencia como un medio para *comprender,* nuestra cultura ha estimado que "conocimiento es poder". La alienación, la falta de visión y la insistencia en el control han tenido resultados desastrosos para la salud de las personas y para todo el planeta.

Estas tendencias culturales han tenido varios corolarios:

- Suele confundirse la tecnología, que es la aplicación de la ciencia, con la propia ciencia. En nuestras escuelas se enseña "ciencia y tecnología", más que ciencia. Nuestra cultura idolatra la tecnología. Esta idolatría inspira una fe ciega en que los supuestos beneficios de la tecnología superan todos sus efectos indeseables. Hemos hecho que la tecnología y el dominio de la naturaleza sean los mitos de nuestros tiempos.

- Los fármacos "milagrosos", como la pastilla diurética que reduce la presión sanguínea, son decididamente glamurosos y de alta tecnología. Las soluciones nutritivas, como la dieta de Kempner, a base de fruta y arroz, carecen de glamur y no son de alta tecnología.

- Tras los fármacos hay mucho dinero. Naturalmente, los laboratorios farmacéuticos desean ver el resultado de sus considerables inversiones, y por lo tanto bombardean a los médicos con intensas campañas de mercadeo.

- Los propios pacientes solicitan medicamentos. El público estadounidense desea una píldora que cure todos sus males.

- Los médicos temen las demandas por mala práctica y por ende temen recetar los tratamientos que no son aceptados y tradicionales, para que no los culpen si algo sale mal.

- En general, los médicos no están al tanto de los programas no medicamentosos. Por ejemplo, en las escuelas de medicina se enseña muy poco o nada de fisiología del ejercicio o de biofísica. Más todavía, ha ido creciendo la tendencia a disminuir la enseñanza de los sistemas o disciplinas "holísticas", como la fisiología y la biofísica, para hacer más hincapié en los tratamientos "moleculares" y reduccionistas que desde luego se basan en medicamentos.

- Es difícil aceptar una solución no farmacológica cuando no se comprende completamente el problema, cuando no hay un concepto o paradigma general dentro del cual podamos ver que funciona un tratamiento no medicamentoso, como el de la nutrición. Sin esta comprensión conceptual, muchas veces no logramos reconocer la verdad cuando la vemos.

- En nuestros tratamientos de la hipertensión, no hemos prestado atención a la advertencia del filósofo del siglo XIII, Roger Bacon, que identificó cuatro fuentes explícitas de las deducciones erróneas:

1. Indebido respeto por las doctrinas y autoridades establecidas
2. La costumbre
3. El prejuicio
4. El falso orgullo por el conocimiento

Veamos esto con más detenimiento.

EL MITO DE LA TECNOLOGÍA

Los médicos y los científicos, como la demás gente, son producto de su cultura. La sociedad estadounidense valora mucho el pragmatismo: lo visible y lo tangible. Incluso en el campo de la física, que es en gran medida teórica, los científicos estadounidenses son más pragmáticos y menos inclinados a los enfoques teóricos que sus colegas europeos. Debido a este sesgo empírico, tendemos a desconfiar de todo lo que no podemos ver, disecar o aislar en un tubo de ensayo. Los campos energéticos, como el que representa en este libro la "batería de sodio", no pueden aislarse en un tubo de ensayo ni verse (pero sí medirse). En cambio, podemos ver las moléculas y los fármacos y aislarlos en un tubo de ensayo.

Más todavía: la cultura estadounidense también hace hincapié en el activismo, en el optimismo, y en una creencia que heredamos del filósofo del siglo XVII, Francis Bacon: que la naturaleza puede y debe ser dominada. Este antecedente cultural, esta opinión baconiana, reforzó hasta hace poco nuestra idea de que la tecnología puede resolver todos nuestros problemas. De manera que en los últimos decenios los fármacos se han considerado la solución perfecta.

La tecnología ha enajenado a nuestra sociedad, y muchas veces la confundimos (incluso en nuestras escuelas) con la ciencia. El uso excesivo de la frase "ciencia y tecnología" ha conducido a la creencia errónea que ambas son lo mismo. Hemos olvidado que la ciencia es el descubrimiento *de* la naturaleza, en tanto que la tecnología no es más que la *aplicación* de la ciencia. A menos que mantengamos la atención en la *perspectiva* que la ciencia puede dar a *todo el sistema* (tal como se recalca en el "nuevo" paradigma de la ciencia de la complejidad y el caos), la aplicación de la ciencia (la tecnología) puede producir el efecto contrario al que deseamos. Los ejemplos abundan, desde el uso del plomo en la pintura y la gasolina, hasta la amplia utilización del DDT, el empleo de fluorocarbonos clorados, y el recurso a los fármacos para tratar a todos los hipertensos.

Con lo que ya hemos visto en este libro, se puede entender por qué yo, junto con un creciente número de médicos, considero que al depender de los fármacos para tratar la hipertensión, sobre todo en los casos límite, se pierde de vista el cuadro completo. El hincapié en los fármacos se debe en parte a la fe ciega en la tecnología y a nuestra creencia de que el propósito de la ciencia es doblegar a la naturaleza según nuestra voluntad, dominarla más que comprenderla o cooperar con ella, en lugar de encontrar un modo de vivir en armonía con ella.

EL MITO DE QUE ES MEJOR CONTROLAR A LA NATURALEZA POR MEDIO DE LA TECNOLOGÍA QUE COOPERAR CON ELLA

De acuerdo con la visión baconiana de que es posible controlar totalmente a la naturaleza, el químico Paul Ehrlich desarrolló, a principios del siglo xx, el concepto de la "bala mágica". Erlich, al que a veces se llama "padre de la industria farmacéutica", nos hizo creer que podíamos tener fármacos que no sólo se abrirían paso, como por arte de magia, hasta el lugar deseado del cuerpo, sino que, como las balas, sólo afectarían al blanco deseado. De esta manera no sólo podríamos controlar el resto de la naturaleza, sino controlarnos también nosotros mismos, y así vivir mejor gracias a la química.

En un artículo sobre la ética de la hipertensión, los especialistas de la Universidad de Columbia comentaron esta preferencia cultural por la tecnología, y el uso de fármacos para tratar los casos limítrofes de hipertensión:

> Nos parece que éste es un ejemplo, en el campo médico, del fenómeno más general del optimismo tecnológico: la predisposición hacia la tecnología con la creencia de que sus beneficios superan sus efectos imprevistos e indeseados, y que estos mismos efectos pueden contrarrestarse con los medios tecnológicos habidos y por haber... Entre los médicos, el optimismo tecnológico refuerza su disposición hacia el activismo terapéutico. Cuando toman decisiones en condiciones de incertidumbre (si la presión sanguínea se elevará o bajará sin tratamiento), prefieren correr el riesgo de recetar un tratamiento que puede no ser necesario, al posible error de no recetar un tratamiento que sí se necesite.

Los fármacos, sean o no mágicos, ciertamente son de "alta tecnología", de modo que en una cultura subyugada por la tecnología, recurrir a los fármacos es una reacción natural.

Como ejemplo de "la creencia de que sus beneficios superan sus efectos imprevistos o indeseados, y que estos mismos efectos pueden contrarrestarse con los medios tecnológicos habidos y por haber", ahora tenemos fármacos para tratar los efectos indeseados de los fármacos antihipertensores.

EL USO DE FÁRMACOS PARA TRATAR LA HIPERTENSIÓN ES UNA OPORTUNIDAD DE OBTENER GANANCIAS

Los fármacos antihipertensores presentan la oportunidad de ganar mucho dinero. Y es comprensible que las empresas farmacéuticas consideren que ésta es una oportunidad de proporcionar un tratamiento útil para uno de los problemas médicos más comunes de nuestro país. Si bien es difícil conseguir la información del caso, es claro que las empresas farmacéuticas se embolsan varios billones de dólares por año gracias a la venta de fármacos contra la hipertensión. A diferencia de las publicaciones científicas (la mayoría de las cuales no cuentan con el apoyo de la publicidad comercial), algunas publicaciones médicas tienen anuncios que promueven el empleo de fármacos para tratar la hipertensión.

LOS PACIENTES PIDEN MEDICAMENTOS

En una cultura en la que nos hemos desautorizado, no sorprende encontrar personas que busquen soluciones fuera de ellas mismas. En consecuencia, los pacientes *piden* fármacos. Muchos, cuando tienen gripe, piden una inyección o una píldora, aunque les hayan advertido que no les servirá de nada. En este ajetreado mundo, los estadounidenses que no se sienten bien suelen pedir: "Déme una pastilla para que me sienta mejor". El pobre médico es bombardeado por los vendedores de los laboratorios farmacéuticos por un lado, y por los pacientes que le piden pastillas por el otro. Hay que comprender su predicamento.

Tomar fármacos puede ser una manera de evitar tomar las riendas de nuestra vida. Es parte de la tendencia social a pasar nuestra responsabilidad personal a fuerzas exteriores a nosotros. Por otra parte, la mentalidad de la prevención concuerda con la responsabilidad, la independencia y la capacidad personal.

LOS ESTADOUNIDENSES: FELICES DEMANDANDO Y TOMANDO PÍLDORAS

Una vez incorporada a la educación y a la cultura en la que también están inmersos los médicos, la tendencia al "activismo terapéutico" es reforzada por consideraciones legales. Muchos médicos de la práctica privada no creen en la utilidad de estos fármacos para tratar la hipertensión, pero temen no prescribirlos. Independientemente del tratamiento (o de la carencia de tratamiento) que se aplique a cualquier padecimiento, sigue siendo posible que los pacientes empeoren o mueran. La vida no está comprada. Pero es probable que muchos médicos (especialmente antes de que el Comité Nacional Colectivo empezara a recomendar cambios de hábitos) hayan tenido la pesadilla de que un abogado les pregunte: "¿Quiere decir, doctor, que el difunto era hipertenso y que usted no le recetó ningún medicamento?"

En nuestra actual cultura, la mejor protección de los médicos contra demandas injustificadas de mala práctica es la de seguir los métodos tradicionales y aceptados de tratamiento*, aunque el médico tenga razón en creer que puede haber alternativas mejores. Los estadounidenses son tan "dados a demandar", que muchas veces a los médicos les atemoriza intentar algo nuevo o diferente.

EL TRATAMIENTO DIETÉTICO: MUY CIENTÍFICO, DE BAJA TECNOLOGÍA Y CARENTE DE GLAMUR

¿Qué decir de los tratamientos dietéticos que han resultado exitosos desde las décadas de 1930 y 1950? ¿Por qué no se han popularizado? Con frecuencia sucede que no se hace caso a los pioneros que tienen una idea nueva. Esto es más impresionante que en cualquier otro caso en la aplicación del tratamiento dietético para la presión alta.

En 1957, cuando aparecieron los primeros fármacos potentes para la hipertensión, se demostró una y otra vez que un cambio dietético podía bajar la presión alta. Pioneros como Ambard y Beaujard, en Francia, y Allen, Addison y Priddle en Estados Unidos, demostraron que al disminuir el sodio o al aumentar el potasio en la dieta se revertía la presión alta, y a veces incluso se curaba. Por su parte, el doctor Walter Kempner, de la Universidad Duke, demostró cientos de veces que su dieta de arroz y fruta normalizaba la presión. Estos investigadores pioneros, y más recientemente Dahl, Page, Tobian y otros, dieron en el clavo, pero nadie les hizo caso. Reflejando su frustración, el doctor Lewis Dahl analizó en 1972 la dieta de arroz y fruta de Kempner, y sus propios estudios sobre la dieta de factor K alto:

> Por razones difíciles de imaginar, los informes de Kempner despertaron una gran antipatía y la eficacia de su dieta fue objeto de un descrédito irracional. Muchas veces he sentido que heredamos la antipatía que originalmente despertó Allen y después Kempner. No obstante, decidimos tratar de detectar el factor dietético que hizo eficaz la dieta. Para quienes desconocen esta dieta, permítanme definirla como *baja en sodio o alta en potasio* o alta en carbohidratos, baja en proteínas, baja en grasa**, o alta en líquidos. En su forma pura, se compone principalmente de raíces y frutas, incluyendo jugos, pero desde luego nada de sal (ClNa).

---

* La creciente tendencia del Comité Nacional Colectivo durante los últimos ocho años a recomendar que se tomen en cuenta los tratamientos no medicamentosos debe ayudar en este aspecto a los médicos.
** Es sorprendente la *pre-visión* del doctor Dahl. En 1972 reconoció los principios básicos de una dieta sana para prevenir no sólo la hipertensión y las cardiopatías, sino también algunos tipos de cáncer

¿Por qué todo el mundo rechazó estos tratamientos dietéticos que tuvieron tanto éxito? Para empezar, en la década de 1950 prácticamente no se hablaba de nutrición en las escuelas de medicina; incluso hoy normalmente sólo se menciona de pasada. Así pues, como señaló el doctor Dahl, hasta que se introdujeron los diuréticos de thiazida, muy pocos médicos pensaban que el sodio tuviera mucho que ver con la hipertensión. El doctor Dahl indicó que el resultado fue que la mayoría de las dietas bajas en sodio se "prescribían al azar y sin entusiasmo".

Al aparecer el diurético clorothiazida en 1957, tanto los pacientes como los médicos encontraron sus efectos antihipertensores más convenientes que los de los tratamientos dietéticos. En algunos terrenos, el escepticismo sobre la función del sodio en la dieta continúa hasta ahora. Pero el doctor Lou Tobian ha señalado que cada vez que estos médicos utilizan un diurético, "dan un voto por el sodio" como causante de la hipertensión, ya que la función de estos fármacos es hacer que el cuerpo elimine sodio a través de los riñones.

Pero ¿por qué los cambios en la dieta se prescribían "al azar y sin entusiasmo"? La mayoría de los médicos carecen del tiempo y de la preparación para instruir a sus pacientes sobre nutrición y ejercicio. Ya en 1963, el Consejo sobre Alimentos y Nutrición de la Asociación Médica Estadounidense afirmó que "la educación y la práctica médicas no están al tanto de los adelantos de la nutrición". A pesar de que la nutrición tiene que ver con la causa y el tratamiento de la diabetes, el cáncer y la hipertensión, la mayoría de las escuelas de medicina no incluyen un curso específico sobre nutrición. Al no formar parte de su educación, los futuros médicos tienden a pasar por alto los tratamientos dietéticos y a considerarlos con desconfianza, como "no científicos". En consecuencia, no están preparados para creer en la importancia de la nutrición en la hipertensión, y no digamos para darse cuenta de que los cambios necesarios en realidad *no* son tan complicados como para desalentar a todos los pacientes, salvo a los más perseverantes. En lugar de ello, se les enseña a creer en los medicamentos, y aprenden a hacer que los pacientes los utilicen.

LA FALTA DE UN CONCEPTO BÁSICO

Pero ¿por qué incluso la mayoría de los nutriólogos desconoce la importancia del factor K? Permítaseme sugerir que aún más importante que el desinterés por la nutrición en la enseñanza médica es el hecho de que, hasta hace poco, no había un modelo o concepto que explicara cómo se reduce la presión sanguínea elevando la proporción de potasio respecto del sodio en la dieta.

Thomas Kuhn, importante historiador de la ciencia, ha hecho hincapié en la verdadera importancia de un "paradigma" o marco fundamental, para la percepción y evaluación de la información. Sin un concepto, sin una idea de cómo funcionan las cosas que nos permiten creer que pueden funcionar, con frecuencia no "vemos" la realidad.

Un buen ejemplo lo proporciona el descubrimiento de Semmelweiss, de que los índices de mortandad bajaron cuando los médicos que trabajaban en la morgue se lavaron las manos antes de examinar a las mujeres que se encontraban hospitalizadas. Si bien eso redujo en gran medida las muertes en el hospital, el procedimiento no fue aceptado por todos los médicos. Lo lógico de la recomendación de Semmelweiss sólo se hizo evidente al nacer la ciencia de la bacteriología que demostró que los gérmenes, o bacterias, pueden "transportar" las enfermedades. Cuando esto se reconoció, la práctica recomendada por Semmelweiss no tardó en volverse algo normal.

Así que probablemente la razón de que los efectos de la dieta descubiertos por Allen, Addison, Kempner y otros (véase el capítulo 6) no se tomaran en cuenta es que en su época no había un concepto o modelo aceptado acerca de cómo funcionan el sodio y el potasio en el cuerpo. Por eso, no sorprende que sólo unos cuantos sospecharan que el desequilibrio entre el potasio y el sodio produzca un *desequilibrio fundamental en las células del cuerpo*, el cual no sólo puede elevar la presión sanguínea, sino además afectar el metabolismo de los carbohidratos y las grasas del cuerpo. Si uno no comprende algo, es natural que lo pase por alto. De manera que parecía que el sodio y el potasio no tenían importancia; parecía que eran lo mismo, y su relación con la hipertensión pudo haber parecido tan pertinente como el ratoncito Pérez.

NO HICIMOS CASO DE LA ADVERTENCIA DE ROGER BACON

Durante un tiempo pudo alegarse que el tratamiento de la hipertensión no sólo había sufrido la influencia del "indebido respeto por las doctrinas y las autoridades establecidas", sino de 40 años de costumbres y prejuicios en contra del poder de la nutrición.

Sin embargo, no es fácil pasar por alto una "doctrina establecida" que ha estado vigente durante tanto tiempo y que se ha vuelto una "costumbre". Todavía existe la esperanza de que algún *nuevo* fármaco milagroso proporcione la respuesta. Por ejemplo, leemos que hay nuevos fármacos que son "motivo de *optimismo* porque la terapia cuidadosamente ajustada *disminuirá*" las terribles consecuencias de la hipertensión.

No obstante, el "falso orgullo del conocimiento" está cediendo ante un examen completo, y la situación está cambiando en muchos sentidos. Estamos avanzando por el camino de un nuevo estado de conciencia. El tratamiento medicamentoso no ha logrado reducir el resultado más trágico y frecuente de la hipertensión, que es la cardiopatía coronaria, y sólo ha reducido a la mitad las trágicas embolias resultantes de la hipertensión. La creciente conciencia de la importancia de la nutrición y del ejercicio nos ha hecho mucho más abiertos a otros tratamientos. Lo más importante es que los años de investigación biomédica nos han dado un concepto básico para comprender la función del potasio, el sodio, el calcio y el magnesio en las células.

Fue este modelo, con su predicción de que al añadir potasio se podía bajar la presión, el que nos llevó a algunos científicos a estudiar la hipertensión. Además, este modelo nos hace comprender las recientemente reconocidas similitudes entre la hipertensión y la diabetes adulta (DMNDI). De hecho, el modelo *predijo* que habría una relación entre la diabetes y la hipertensión, y de esta manera nos proporciona algunas buenas pistas de cómo la pérdida de peso y el ejercicio ayudan a normalizar la presión sanguínea. Por último, y tal vez lo que es más importante, el modelo indica que la presión alta no es el problema fundamental (lo que ahora se ha confirmado), sino *la consecuencia* de un desequilibrio celular. Por fortuna, en muchas personas este desequilibrio puede corregirse naturalmente mediante la nutrición, el ejercicio adecuado, y la pérdida de peso.

RESUMEN

¡Teníamos razón! El problema no son ellos (la profesión médica y los laboratorios) sino todos nosotros: nuestra cultura propensa al uso de fármacos. Después de que los diuréticos de thiazida se introdujeran en 1957, no se prestó atención a los tratamientos dietéticos. Ganó la píldora, pero nosotros no.

Más todavía: hasta hace poco, no se tomó en cuenta el tratamiento dietético de la hipertensión primaria porque los futuros médicos no recibían educación sobre nutrición, y sobre todo por la falta de un concepto que hiciera parecer realista el modelo. La tendencia a usar fármacos era inevitable en una sociedad que creía que la tecnología puede "arreglarlo todo".

Ya nos dimos cuenta de que los fármacos afectan algunas de las *consecuencias* de este desequilibrio celular, como la retención del sodio y el aumento de la actividad del sistema nervioso simpático, sin corregir el desequilibrio.

Los fármacos pueden ser "balas mágicas", pero en el caso de la hipertensión primaria no dan en el blanco. Por fortuna, *existe* una bala mágica llamada potasio*.

---

* Aquí me permito la licencia literaria de simplificar un poco para destacar mi asunto. Como ya vimos en este libro, lo decisivo es la *relación o equilibrio* entre el potasio y el sodio. Además, intervienen otros minerales, como el magnesio.

MÁS TESTIMONIOS: EL FACTOR K BAJO EN LA DIETA ES LA PRINCIPAL CAUSA DE LA HIPERTENSIÓN PRIMARIA

Si usted sigue siendo escéptico ¡muy bien! Eso quiere decir que está pensando por su cuenta. Está siendo científico. Pero aplique el mismo escepticismo a todos los puntos de vista sobre la hipertensión. No se trague nada (ni medicamentos ni plátanos) sin meditarlo y sin consultar a su médico.

En nuestro medio cultural, la hipertensión primaria *funciona* como si fuera heredada. *Parece* que un gran porcentaje de personas (entre el 25% y el 30%, dependiendo del grupo de población) hereda una debilidad genética para reaccionar ante una dieta cargada de cloruro de sodio y deficiente en potasio, magnesio o calcio. El desequilibrio de estos minerales dentro de la dieta típica de los estadounidenses, hace que la hipertensión sea casi inevitable para quienes tienen esa debilidad genética. Esta aparente predestinación ha ayudado a reforzar la dependencia (que es lo contrario de la participación) del paciente hacia el médico, al tener la única opción de tomar medicamentos durante toda su vida. Empero, estas personas pueden evitar la hipertensión, si comen adecuadamente y mantienen su peso adecuado practicando ejercicios aeróbicos. Con una dieta baja en sodio y alta en potasio, sólo cerca del 1% de las personas llegan a ser hipertensas (el mismo porcentaje que en las sociedades cuya dieta es baja en sodio y alta en potasio). Aparentemente este 1% padece una fuerte propensión a la hipertensión por vía hereditaria, aunque tal vez incluya a personas que padezcan de los riñones o de las glándulas suprarrenales.

Otros estudios también llegan a la conclusión de que los genes no son los principales culpables. Recordemos, por ejemplo, que en la Tabla 2 del capítulo 5 aparecían dos grupos de Tel Aviv cuya única diferencia era la dieta. En el grupo vegetariano (cuya dieta tenía un factor K alto) había una incidencia muy baja de hipertensión, en comparación con el otro grupo. De manera que es clara la evidencia de que las personas con propensión genética a la hipertensión en realidad se vuelven hipertensas debido a sus costumbres, sobre todo en cuanto a su alimentación.

Ya resumimos testimonios que nos llevan a la conclusión de que en la hipertensión el aspecto más importante de la dieta es el factor K. Estos testimonios no sólo incluyen estudios de poblaciones, sino también estudios médicos y de animales, la comprensión de la importancia de la proporción correcta de potasio y sodio en la célula, y la conciencia de que la obesidad y la falta de ejercicio pueden poner en jaque el equilibrio entre potasio y sodio dentro del organismo.

Aquí deseo volver a recalcar un punto importante de este libro: cuando se analizan organismos vivos, *no* es sufiente analizar cosa por cosa. Hice hincapié en esto cuando hablé del sodio. Aunque parece que el equilibrio entre el potasio y el sodio es un factor clave, en el capítulo 8 señalé que también intervienen otras sustancias, como el cloruro, el magnesio, y el calcio. Por tanto, el factor K es un enfoque parcial que algún día será reemplazado por otro más completo y acertado*. Pero en el actual estado de las investigaciones no sólo parece ser nuestra mejor guía, sino que también nos proporciona una pauta práctica para prevenir y curar la hipertensión.

Ahora veremos más testimonios que apoyan la conclusión de que el equilibrio entre el potasio y el sodio es una clave para determinar si quienes heredan la tendencia deben padecer hipertensión primaria con la edad.

1. EL NIVEL DE POTASIO EN EL PLASMA SANGUÍNEO TIENE CORRELACIÓN CON LA HIPERTENSIÓN

Como vimos en el capítulo 4, la bomba de sodio y potasio necesita que haya determinada cantidad de potasio en el fluido, *fuera* de la célula, para conservar un buen equilibrio entre el potasio y el sodio, *dentro* de la célula. Dado que el potasio que hay en el fluido, fuera de las células, se mantiene en equilibrio con el potasio del plasma, es de esperar que al disminuir el nivel de potasio en el plasma disminuya la actividad de la bomba de sodio y potasio en estas células y que, a su vez, esto aumente el nivel de calcio *dentro* de la célula, provocando la contracción de las arterias de poca resistencia y elevan-

---

* Como ejemplo, mi actual *suposición* es que sería más aproximado algo como $(K + 1/2\,Mg + 1/4\,Ca)/Na$.

do entonces la presión arterial. Así pues, se supone que un bajo nivel de potasio en el plasma favorece la presión alta.

En general, los médicos no hacen comentarios sobre el diferente nivel de potasio que hay en el plasma sanguíneo de las personas hipertensas y de quienes tienen la presión normal. Sin embargo, en un estudio efectuado a 1,462 mujeres suecas de mediana edad, los niveles de potasio en el suero de las hipertensas, estuvieran bajo tratamiento o no, eran visiblemente menores que los de las mujeres que tenían la presión normal. En otro estudio, efectuado a 91 pacientes con hipertensión primaria, una gráfica tanto del potasio en el plasma como del potasio total en el cuerpo, mostró una importante tendencia a que las presiones diastólica y sistólica subieran a medida que bajaban los niveles de potasio en el plasma. Estas correlaciones fueron más claras en los pacientes jóvenes. En las personas no hipertensas, el nivel de potasio en el plasma no estaba relacionado con la presión sanguínea. En este estudio también se encontró que conforme aumentaba la cantidad total de sodio en el cuerpo, aumentaba la presión sanguínea.

En un estudio efectuado en Londres a 3,578 personas de ambos sexos que no tomaban medicamentos contra la hipertensión, se observó que tanto la presión sistólica como la diastólica tenían una importante relación "negativa" con el potasio del plasma: es decir que mientras menos potasio había en el plasma, más alta tendía a ser la presión sanguínea.

Tal vez el estudio más interesante sobre el potasio que hay en el suero fue el efectuado a 1,158 varones japoneses cuarentones de seis poblaciones, tanto citadinos como rurales, con diferentes costumbres. Cuando se hizo la gráfica del nivel promedio de potasio en el plasma de cada uno de estos seis grupos, relacionándolo con la incidencia de la presión alta, fue evidente la tendencia a que la prevalencia de la hipertensión aumentara conforme disminuía el potasio en el plasma.

En la Tabla 11, donde se resume la información de este estudio, puede verse un firme aumento (se informa que tiene significado estadístico) de la incidencia de la hipertensión a medida que baja el nivel de potasio en el suero; la aparente excepción de la línea 3 está dentro del nivel de error estadístico. Los posibles efectos de los fármacos hipertensores no alteran la interpretación de esta tabla, ya que ninguno de los sujetos los tomaba. Como puede verse, en este estudio se encontró que conforme aumenta el factor K (proporción entre K/Na) en la dieta, disminuye la hipertensión.

TABLA 11

LA HIPERTENSIÓN ENTRE LOS JAPONESES COMPARADA CON EL POTASIO EN EL SUERO Y CON EL FACTOR K DE LA DIETA

REGIÓN	INCIDENCIA DE LA HIPERTENSIÓN (%)	PROMEDIO DE POTASIO EN EL SUERO (mEq/L)	PROPORCIÓN PROMEDIO ENTRE EL POTASIO Y EL SODIO DE LA DIETA (mg K/mg Na)
A	10.3	4.26	0.197
B	12.0	4.24	0.192
C	13.3	4.29	0.213
D	19.9	4.11	0.187
E	24.9	4.02	0.168
F	33.3	3.85	0.141

En un estudio patrocinado por el gobierno, y efectuado en todo el país a un gran número de pacientes hipertensos, se encontró que cuando no se empleaban medicamentos, el potasio era más bajo en el suero de los grupos que tenían la presión más alta, independientemente de su edad, sexo o raza (se estudió tanto a negros como a blancos). Los pacientes hipertensos que tomaban medicamentos tendían a tener niveles todavía más bajos de potasio en el suero. Este es otro descubrimiento que despierta interrogantes sobre el uso de fármacos para tratar la presión alta.

ES POSIBLE QUE LOS VALORES "NORMALES" DE POTASIO EN EL PLASMA SEAN DEMASIADO BAJOS

Hasta hace poco, la mayor parte de los especialistas no estaban al tanto de que el potasio que hay en el suero tiende a disminuir en las personas hipertensas. Además, la medición "normal" de potasio en el suero se basa en poblaciones grandes, el 20% de las cuales tiene niveles más bajos de potasio en el suero que el resto de la población. Esto indica que debe modificarse la medición "normal" de potasio en el suero. Probablemente hay que subir el límite inferior del nivel "normal" (de 3.5 mEq/L).

2. EL TOTAL DE POTASIO EN EL CUERPO DISMINUYE CUANDO LA HIPERTENSIÓN PRIMARIA NO RECIBE TRATAMIENTO

Dado que la disminución de potasio en el plasma frena la bomba de sodio y potasio, disminuyendo así también la cantidad de potasio que hay en las células, un nivel bajo de potasio en el plasma indica una disminución del total de potasio en el cuerpo. Por ello, se supone que el total de potasio en el cuerpo de las personas con hipertensión primaria disminuye.

Esta predicción se confirmó en un estudio en el cual se midió el total de potasio de 53 pacientes con hipertensión primaria que no recibían tratamiento, y el de 62 personas sanas con presión normal, que sirvieron de controles. El total de potasio de las personas que padecían hipertensión primaria y que no recibían tratamiento fue en promedio 13% más bajo que el de las personas que tenían la presión normal (y la misma cantidad de grasa corporal). Esta disminución tiene importancia estadística. El contenido de potasio de pequeñas muestras de músculo extraídas a los sujetos confirmó que la disminución no se debía a diferencias en la cantidad de grasa corporal. Los análisis de estas muestras revelaron además que los sujetos que padecían hipertensión primaria tenían mayor contenido de calcio en el tejido muscular.

Como vimos en el capítulo 4, cuando estos cambios del potasio y el calcio ocurren en las células de los músculos lisos que rodean a las arteriolas, aumenta la tensión de estas células, constriñendo a las arteriolas y elevando la presión sanguínea. Recientemente, los doctores Joseph Veniero y Raj Gupta, del Colegio de Medicina Albert Einstein, emplearon la resonancia magnética nuclear (RMN) para demostrar que en las células de la arteria principal de las ratas hipertensas de laboratorio hay una importante disminución de potasio.

En otro estudio se vio que había una correlación negativa entre el total de potasio y la presión sanguínea de 91 personas hipertensas que no tomaban fármacos; en otras palabras, mientras más bajo es el total de potasio en el cuerpo, más alta es la presión. Un seguimiento de este estudio informó que tanto la presión sistólica como la diastólica aumentan conforme disminuye la proporción entre el potasio y el sodio (proporción K/Na o factor K), y que las probabilidades de que esta relación se deba al azar son de 1 en 100 y 1 en 1000. En este seguimiento también se llegó a la conclusión de que probablemente el plasma y el total de potasio en el cuerpo son importantes en las primeras fases de la hipertensión primaria, y que tal vez los cambios de sodio en el cuerpo adquieren importancia con posterioridad.

3. CORRELACIÓN ENTRE LA PROPORCIÓN DE K/NA EN LA ORINA Y LA HIPERTENSIÓN

El contenido de sodio y de potasio en la orina reunida durante 24 horas puede reflejar con bastante exactitud su ingestión en la dieta. Suponemos que a medida que sube el factor K en la orina, baja la incidencia de la presión alta.

EN JAPÓN

Este resultó ser el caso en un estudio japonés, en el cual el doctor Naosuke Sasaki, de la Universidad Hirosaki, estudió la presión sanguínea, el sodio y el potasio en la orina, y el consumo de manzanas. El doctor se dio cuenta de que en un distrito de Japón donde se cultivan manzanas, quienes comían diariamente por lo menos entre una y tres manzanas, que son ricas en potasio, tenían la presión más baja que los que no comían esta fruta. Cuando se examinó a los agricultores de edad madura de cuatro regiones, el doctor Sasaki también encontró una definitiva correlación entre la presión sanguínea y la proporción de K/Na en la orina, lo cual refleja el factor K de la dieta. Esto se ilustra en la Tabla 12 y muestra que conforme disminuye la proporción promedio de K/Na en la orina, suben las presiones diastólica y sistólica promedio.

TABLA 12

PRESIÓN SANGUÍNEA Y PROPORCIÓN DE K/Na
DE LOS CAMPESINOS DE CUATRO REGIONES DE JAPÓN

REGIÓN	PRESIÓN DIASTÓLICA PROMEDIO (MM HG)	PRESIÓN SISTÓLICA PROMEDIO (MM HG)	PROPORCIÓN PROMEDIO DE K/NA EN LA ORINA (MG K/MG NA)
A	78.6	131.4	0.293
B	80.9	139.3	0.252
C	85.9	149.7	0.229
D	86.6	152.5	0.223

EN LOS ESTADOS UNIDOS

En un estudio efectuado en 1979, dirigido por el doctor W. Gordon Walker y sus colegas de la Escuela de Medicina Johns Hopkins, la proporción promedio de K/Na en la orina de 274 voluntarios con presión diastólica inferior a 90 mm Hg fue de 0.88, en tanto que la proporción en la orina de 300 voluntarios hipertensos (con presión diastólica superior a 90) fue de 0.71. No hubo correlación con la excreción de sodio; la disminución de la proporción K/Na en la orina de los hipertensos se debió casi por completo a una disminución de potasio en la orina, y, por ello, supuestamente en la dieta. Este descubrimiento es especialmente importante porque ninguno de los sujetos tomaba medicamentos de ningún tipo. Por ello, la diferencia en la proporción de K/Na en la orina no puede atribuirse a medicamentos antihipertensores, como los diuréticos, que hacen que el cuerpo pierda potasio.

EN LOS AFROAMERICANOS Y EN LOS ESTADOUNIDENSES BLANCOS

Es bien conocido que entre los negros hay mucha más incidencia de hipertensión que entre los blancos. Es menos conocido que la proporción de K/Na en la dieta, que refleja la proporción de K/Na en la orina, también es más baja entre los negros que entre los blancos. En un estudio efectuado a mujeres de poco más de 20 años, la proporción de K/Na en la orina fue de 0.42 en las negras y de 0.62 en las blancas.

En otro estudio, iniciado en 1961, se eligió al azar a residentes blancos y negros del Condado de Evans, en Georgia. Como en casi todos los estudios efectuados a estadounidenses, entre los negros hubo una incidencia significativamente mayor de hipertensión que entre los blancos. Lo sorprendente es que los varones negros consumían cerca de 27% *menos* sodio en la dieta y tenían cerca de 20% menos sodio en la orina que los blancos. Sin embargo, los varones blancos consumían más del doble de potasio con la dieta y se encontró aproximadamente la misma cantidad de potasio en su orina. De manera que, a pesar de consumir menos sodio que los blancos, el factor K de la dieta y la correspondiente proporción de K/Na en la orina de los negros eran inferiores a los de los blancos. El promedio de la proporción de K/Na en la orina de los sujetos de ambos sexos fue de 0.33 en los negros y de 0.44 en los blancos.

En un estudio efectuado a 662 jóvenes preparatorianas, tanto blancas como negras, de Jackson, Mississippi, sólo hubo una débil correlación entre el sodio excretado por la orina y la presión sanguínea, pero una relación muy significativa entre la proporción de K/Na en la orina y la presión sanguínea. Desde luego, las jóvenes que tenían la proporción más baja de K/Na en la orina tenían la presión más alta. (Este estudio también se mencionó en el capítulo 5.) En otro estudio de pacientes hipertensos no se observó la fuerte correlación entre la proporción de K/Na en la orina y la hipertensión, pero el doctor Herbert Langford de Jackson, Mississippi, sugiere que probablemente esta falta de correlación se debió a que la mayoría de los pacientes tomaban medicamentos antihipertensores, que bajan la presión.

EN NEGROS AFRICANOS

En un estudio efectuado a un grupo de africanos, los que vivían en ciudades tenían una proporción de K/Na en la orina de 0.46, y su presión era significativamente más alta que la de los que vivían en aldeas, cuya proporción de K/Na en la orina fue de 0.63. La diferencia fue más impresionante en los hombres. Los citadinos tenían una presión sanguínea promedio de 140/88 mm Hg y una proporción K/Na en la orina de 0.50, en tanto que los aldeanos tenían una presión promedio de 129/78 y su proporción de K/Na en la orina fue de 0.89.

EN LOS EUROPEOS

Por último, entre los 694 habitantes de una aldea belga elegidos al azar, no hubo relación significativa entre la presión sanguínea y la excreción de sodio por la orina. Sin embargo, se encontró un alza significativa de la presión sanguínea, relacionada con una *menor* excreción de potasio por la orina.

4. EL FACTOR K Y LA HIPERTENSIÓN EN ANIMALES DE LABORATORIO

En Nashville, Tennessee, el doctor George Meneely y su colega Con Ball estudiaron el efecto tóxico de la sal de mesa, ClNa, en ratas de laboratorio. En 1958 publicaron los resultados de sus estudios sobre el efecto tóxico del cloruro de sodio y el efecto protector del cloruro de potasio en las expectativas de vida de 825 ratas. Probablemente Meneely y Ball fueron los primeros en sugerir el empleo del factor K en la dieta como indicador de la probabilidad de hipertensión. Los resultados fueron sorprendentes. Cuando le daban a las ratas una dieta con niveles altos de cloruro de sodio y con un factor K de sólo 0.11, el sodio extra disminuía su expectativa de vida, que en promedio es de cerca de 24 meses, a sólo 16 meses. Cuando subían el factor K en la dieta a 0.8, agregando cloruro de potasio y manteniendo constante el nivel de cloruro de sodio en los alimentos, el promedio de las expectativas de vida aumentaban 8 meses, que es la vida normal de las ratas que no tienen alta la presión. [En este documento técnico y científico, los autores salieron con el siguiente comentario: "Puede que en la fuente de la juventud también haya habido algo de potasio".]

El doctor Lewis K. Dahl y sus colaboradores estudiaron unas ratas que se volvieron hipertensas al someterlas a una dieta rica en sodio, y confirmaron que al aumentar el factor K en su dieta disminuía el alza de la presión sanguínea que había sido producida por la sal. Se dividió en seis grupos a estas ratas sensibles a la sal. A cada grupo se le dio una dieta diferente. Todas las dietas contenían la misma alta cantidad de sodio, pero la cantidad de potasio era diferente en cada dieta. Los resultados se resumen en la Tabla 13.

Puede verse claramente el efecto protector del potasio agregado para aumentar el factor K. A los 12 meses (otra información indicó que para entonces el promedio de la presión sanguínea casi había llegado al tope), la presión sanguínea de todos los grupos disminuye constantemente conforme aumenta el factor K en la dieta. Este efecto también es evidente a los seis meses, y empieza a notarse al mes. Los autores informaron asimismo algo más importante: que las expectativas de vida de las ratas cuyas dietas tenían el factor K más alto era mucho mayor que las expectativas de las demás.

La segunda parte de este estudio mostró que no sólo es importante el factor K, sino que las cantidades *absolutas* de sodio y potasio también repercuten en la presión sanguínea. Por ejemplo, cuando se conservaba constante el factor K, ya fuera en 0.57 o en 1.7, al triplicar la cantidad de sodio *y* de potasio la presión sanguínea se elevaba sensiblemente (cerca de 20 y 15 mm Hg respectivamente). Por ello, no sólo debemos prestar atención a la proporción K/Na en nuestra dieta, sino a la *cantidad* de sodio de los alimentos que aparecen en la Tabla del capítulo 13.

TABLA 13

PRESIONES MEDIAS PROMEDIO (MM HG)*
DE RATAS CON UNA DIETA ALTA EN SODIO CONSTANTE

MESES CON LA DIETA	PROPORCIÓN DE K/Na (MG K/MG Na)					
	0.17	0.34	0.42	0.57	0.85	1.7
1	116	109	115	119	110	108
6	166	145	140	143	135	125
12	170	164	162	160	152	137

En otro estudio con animales, se dividió a las ratas en tres grupos y se les dio la misma alimentación, salvo que el factor K de cada grupo era diferente. Cuando se bajó el valor de control del factor K de 1.86 a 0.45, al agregar sodio, la presión sistólica promedio subió significativamente. Cuando se añadió un poco de potasio al sodio, elevando así el factor K de nuevo a 0.61, la presión casi no subió. En este estudio también se descubrió que en los animales que se habían vuelto hipertensos, al recibir una proporción baja de K/Na, se subía moderadamente la cantidad de adrenalina (hormona que sube la presión

---

* Presión sanguínea media = presión diastólica más 1/3 de la diferencia entre las presiones sistólica y diastólica.

sanguínea) excretada por la orina. Cuando el factor K se elevó de 0.45 a 0.61, al agregar una pequeña cantidad de potasio, la excreción de adrenalina disminuía cerca del 20%.

Este efecto del aumento del factor K en la dieta sobre la presión sanguínea también se ha observado en otros animales hipertensos.

CÓMO FUNCIONA EL AUMENTO DEL FACTOR K EN LA DIETA

El aumento de la ingestión de potasio normaliza la presión de las personas hipertensas, pero este efecto es menor en las personas cuya presión es normal. Esto sugiere que el potasio extra de la dieta no cambia el mecanismo normal de regulación de la presión, sino que restablece y normaliza los mecanismos alterados.

Se ha sugerido que hay diferentes mecanismos que provocan que el potasio baje la presión de las personas hipertensas. Probablemente interviene de manera directa e indirecta el efecto relajante del potasio en los músculos lisos que rodean a las arteriolas.

EFECTO DIRECTO

Se ha demostrado que una dieta rica en potasio aumenta el nivel de potasio en el suero sanguíneo entre 10% y 15%, casi 0.6 mEq/L (véanse la Tabla 11, en este mismo capítulo, y las pruebas clínicas del K alto en la dieta descritas en el capítulo 6.) Ya que incluso una pequeña elevación de potasio en el fluido que baña las células aumenta la actividad de las bombas de sodio y de potasio, esta pequeña elevación debería bajar la presión sanguínea al hacer que se relajen las arteriolas.

El doctor F. J. Haddy comprobó un efecto directo del potasio, al demostrar que la infusión directa de potasio en las arterias provoca que estas se aflojen, aumentando así el flujo sanguíneo. El potasio no produjo este efecto relajante en presencia de la wabaína, fármaco que frena específicamente el funcionamiento de las bombas de sodio y potasio. Cuando se utiliza adrenalina, hormona del simpático, para contraer un grupo de arterias extraídas a las ratas, el potasio también provoca relajación. Este efecto relajante siempre es mayor en las de las ratas con tendencia genética a la hipertensión que en las arterias de ratas normales. Al agregar wabaína se bloquea el efecto relajante del potasio sobre las arterias. Estos resultados indican que el potasio relaja las células de los músculos lisos al estimular la bomba de sodio y potasio, como se describió en el capítulo 4.

En las concentraciones de plasma que se encuentran en una dieta alta en potasio, este elemento también tiene un efecto relajante directo en las arteriolas, con lo que resulta una menor resistencia al flujo sanguíneo. Por ello, probablemente este efecto relajante del potasio explica en parte el efecto del potasio extra que se toma para normalizar la presión.

El nivel de potasio que se encuentra en el fluido que baña a las células es muy parecido al nivel encontrado en el suero sanguíneo. Por ello, es significativo que por lo menos en cinco estudios se haya encontrado que el potasio del plasma disminuye del 5% al 15% en los pacientes que padecen hipertensión primaria sin tratársela, como ya dijimos en este capítulo.

Todos estos descubrimientos concuerdan con la principal hipótesis de este libro, según la cual *el aumento del sodio (y por ende la disminución del potasio) que hay en la célula es un importante factor causal de la hipertensión primaria*. Esto se analizó en el capítulo 4. De hecho, varios científicos y yo nos interesamos en el problema de la hipertensión debido a nuestras propias investigaciones sobre la regulación de la bomba de sodio y potasio, y sobre el conocido efecto (mencionado en el capítulo 4) de que incluso los pequeños aumentos del potasio que se encuentra fuera de la célula estimulan la bomba de potasio, y de esta manera mantienen bajo el nivel de sodio en la célula.

EFECTOS INDIRECTOS

Además del probable efecto directo del potasio en las bombas de sodio y potasio que se encuentran en las paredes de las arteriolas, hay fuertes evidencias de que el potasio también tiene efecto en la presión sanguínea al afectar a los riñones, al cambiar los niveles de hormonas en la sangre, y al afectar la actividad simpático-nerviosa.

El potasio extra en la dieta provoca el aumento de la excreción de sodio por los riñones, lo que a la vez provoca una disminución de la cantidad de sodio que hay en el cuerpo y de la liberación de la hormona natriurética del cerebro (véase el capítulo 17). Esto permite que la bomba de sodio y potasio reduzca el nivel de sodio en las células y aumente el voltaje de la membrana superficial. Ambos efectos mantienen bajo el nivel de calcio intracelular, y así relajan las células de los músculos lisos.

Cuando se agrega potasio a la dieta de personas que padecen hipertensión primaria, no sólo disminuye la presión sanguínea, sino que, por lo menos en un estudio, se mostró que esta disminución estaba correlacionada con una disminución del nivel de noradrenalina en la sangre. En otras palabras, al añadir potasio en la dieta, el sistema nervioso simpático se vuelve menos activo, ya que las terminaciones nerviosas simpáticas liberan noradrelanina.

El potasio también provoca una reacción en los nervios simpáticos que van directamente a las arteriolas, provocando la contracción y el estrechamiento de estas arterias de poca resistencia. Este efecto del potasio puede deberse a la estimulación de la bomba de sodio y potasio de las células de los nervios simpáticos, lo que disminuye la actividad de estas células al aumentar el voltaje de sus membranas superficiales, provocando que se envíen menos impulsos a las arteriolas y permitiendo que se relajen.

LA HIPERTENSIÓN EN LOS OBESOS

Ya se ha hecho hincapié en que la obesidad aumenta en buena medida las probabilidades de padecer hipertensión primaria. En todas las poblaciones estudiadas, las personas con sobrepeso tienen mayor probabilidad de ser hipertensas. En el estudio HANES I, la correlación entre presión arterial y peso corporal fue uno de los principales factores.

En las pruebas clínicas se ha visto que la presión sanguínea baja de manera significativa al perderse entre un tercio y la mitad del sobrepeso. Además, la presión de casi todos los obesos baja tras sólo tres o cuatro días de someterse a una dieta de muy pocas calorías, mucho antes de que tengan una pérdida mensurable de grasa corporal. Evidentemente, esto indica que, en las personas obesas, la hipertensión no se debe a los efectos mecánicos de la grasa corporal o, como antes se pensaba, al aumento de pequeñas venas relacionado con el exceso de grasa. Más bien, el aumento de la presión arterial puede deberse a un cambio de la *función* fisiológica de las personas obesas.

En el capítulo 7 se mencionó que la obesidad provoca niveles altos de insulina (conocida como hormona del azúcar). A fines de la década de 1960, el trabajo de mi laboratorio, que indicaba que la insulina aumenta la actividad de la bomba de sodio y potasio, animó al doctor Jean Crabbe, de Bélgica, a estudiar el efecto de la insulina en la bomba de sodio y potasio en el riñón. El trabajo del grupo del doctor Crabbe, así como el del doctor Ralph DeFronzo, de la Escuela de Medicina de la Universidad Yale, ha demostrado sin lugar a dudas que al elevarse los niveles de insulina en la sangre se provoca el aumento de la reabsorción de sodio por el riñón, provocando una mayor retención de sodio en el cuerpo.

La elevación de los niveles de insulina en la sangre debida a la obesidad puede ser una forma de compensar el hecho de que, entre los obesos, las células grasas, que son más grandes, tienen menos receptores para la molécula de la insulina (para un área dada de membrana superficial). El doctor Ethan Sims, de la Universidad de Vermont, señala que se cree que esta elevación de insulina en la sangre, que ocurre en los obesos, provoca que los riñones retengan el sodio, produciendo en esencia el mismo efecto que el exceso de sodio en la dieta. El doctor Sims cita la conclusión a que se llegó en una reunión internacional sobre hipertensión y obesidad celebrada en Florencia, Italia, en 1980: "La hiperinsulinemia y las afecciones relacionadas con ella son comunes en el síndrome de la obesidad. Ahora abundan pruebas de que la insulina provoca que el riñón retenga sodio, y esto puede ser un importante factor para la hipertensión en el subgrupo de pacientes obesos."

El doctor Sims señala que el ayuno modificado, que baja rápidamente la insulina en la sangre, también "baja de manera impresionante la presión arterial". Según la experiencia de mi amigo y exalumno, el doctor Wayne Gavryck, cuando se somete a los pacientes hipertensos obesos a una dieta de muy pocas calorías (400 calorías diarias), la presión arterial casi siempre baja de manera significativa en 7 días. Las excepciones son raras, y por lo general la presión baja en tres o cuatro días. Con este mismo procedimiento baja la presión de muchas personas no obesas, lo que nuevamente demuestra que no es la grasa en sí lo que causa la hipertensión, sino la alteración fisiológica.

Dos estudios citados anteriormente, en los cuales la presión alta se trató con la reducción de peso, también apoyan la idea de que la insulina tiene efecto en la excreción de sodio en los hipertensos obesos. En estos dos estudios, se normalizó la presión diastólica de cerca del 75% de los sujetos sin darles tratamiento medicamentoso, sólo limitándoles las calorías. Y cuando se limitó su ingestión calórica, la excreción de sodio por la orina disminuyó significativamente, a pesar de que no se cambió el sodio en su dieta.

La insulina también afecta la presión sanguínea al actuar sobre el hipotálamo, provocando que esta parte del cerebro estimule la actividad del sistema nervioso simpático, que entonces eleva la presión al provocar la constricción de las arteriolas, como se vio en los capítulos 4 y 17.

La noradrenalina, que es liberada por los nervios del sistema simpático, no sólo influye directamente en el desarrollo de la hipertensión de las personas obesas; también influye en el equilibrio entre el sodio y el potasio. La pérdida de peso en los obesos hipertensos, además de reducir los niveles de insulina en el plasma, reduce los niveles de noradrenalina, renina, angiotensina II, y aldosterona en el plasma. Todas estas hormonas elevan la presión sanguínea.

EL EJERCICIO Y LA HIPERTENSIÓN

Probablemente el efecto de hacer muy poco ejercicio, igual que la obesidad, está relacionado con la regulación del potasio y el sodio en el cuerpo. En las personas de edad madura pasadas de peso, el ejercicio les reduce de manera sorprendente el nivel de insulina en la sangre, aunque no cambie la grasa del cuerpo, y al mismo tiempo aumenta el número de receptores de insulina de sus músculos. La reducción del nivel de insulina en la sangre permite que el riñón excrete más sodio, lo que ayuda a reducir la presión alta. El ejercicio físico también tiene efecto en otras hormonas que afectan la presión sanguínea, como la adrenalina.

LA DIABETES Y LA HIPERTENSIÓN

Los capítulos 3 y 7 se refirieron a la íntima relación entre el tipo adulto de diabetes (DMNDI) y la hipertensión. Ambos padecimientos comparten varias características del "Síndrome X", incluyendo la resistencia a la insulina y los niveles altos de insulina y de colesterol en la sangre.

POR QUÉ EL POTASIO NO SIEMPRE BAJA LA PRESIÓN ALTA

En primer lugar, casi siempre la baja. Si se piensa en ello, difícilmente puede esperarse que algo que tarda entre 10 y 20 años en desarrollarse desaparezca en 10 o 20 días.

No se sabe con seguridad por qué ocurren algunas excepciones, pero, con base en lo que sabemos, podemos adivinarlo. De hecho, por lo que los investigadores han descubierto sobre la estructura de las arteriolas, suponemos que al aumentar el potasio se logra una baja relativamente rápida de la presión sanguínea sólo en las primeras fases de la hipertensión. Pero esto no debe servir como argumento contra el tratamiento de la hipertensión primaria mediante el aumento de la proporción de K/Na en la dieta. Recordemos que el potasio extra prolonga la vida de los animales de laboratorio y de las personas, aunque no les baje la presión sanguínea.

Los diuréticos de thiazida bajan más rápidamente la presión, pero al principio esto se debe a una disminución del funcionamiento cardiaco, resultante del menor volumen sanguíneo, **efecto que** difícilmente parece óptimo. Estos diuréticos sólo logran reducir **la resistencia** al flujo sanguíneo tras un lapso considerable.

Es muy probable que parte del tiempo que tarda el potasio en bajar la presión sanguínea se deba a los cambios estructurales que ocurren en las arterias de las personas y los animales hipertensos. Recordemos que probablemente los niveles anormales de insulina y angiotensina son parte de la razón de que las arteriolas se peguen a los músculos.

Además, la propia hipertensión puede contribuir a esta alteración. Cuando a los animales de laboratorio se les constriñe mecánicamente una arteria, les sube la presión sanguínea, y, debido a la constricción, se les engrosa la pared de la arteria para el flujo ascendente. Este mecanismo se parece al desarrollo de masa muscular de otros músculos del cuerpo. El aumento de presión sanguínea produce mayor tensión en los músculos lisos que rodean a la arteria. Sabemos que los ejercicios de resistencia, ya sea isométricos o isotónicos, aumentan la tensión de los músculos, hipertrofiándolos o abultándolos. De la misma manera, se espera que los hipertrofie el aumento de tensión de los músculos lisos, provocado por la mayor presión sanguínea. Así es, y a esto se debe en parte el engrosamiento de la pared arterial que padecen las personas hipertensas.

Una vez que las paredes arteriales han engrosado, pueden permanecer así, aunque se corrija el desequilibrio celular primario del sodio, potasio y calcio mediante la estimulación de la bomba de sodio y potasio. Por ello, cuando se ha padecido hipertensión durante cierto tiempo, no se espera que el aumento de potasio en la dieta disminuya la presión sanguínea, por lo menos de inmediato.

Sin embargo, con la terapia adecuada durante el lapso necesario, puede esperarse que incluso esta hipertrofia de los músculos lisos disminuya un tanto. Cuando disminuye la tensión *de cualquier* músculo, éste empequeñece gradualmente. Por ejemplo, cuando un levantador de pesas hace ejercicios más sencillos, sus grandes músculos se reducen hasta recuperar su tamaño original. De la misma manera, cuando alguien se encama durante mucho tiempo, los músculos de sus piernas pierden tamaño y fuerza. Por ello, se espera que el tiempo requerido para que la presión alta reaccione al aumento de la proporción de K/Na en la dieta sea más largo en las personas que han sido hipertensas durante mucho tiempo, sin recibir tratamiento. El efecto del cambio de dieta debe ser más rápido, de días a semanas, en aquellos que han sido hipertensos durante poco tiempo. Para que baje la presión de alguien que ha sido hipertenso durante mucho tiempo, y sin tratarse, pueden pasar algunos meses.

Por desgracia, cuando se ha padecido de hipertensión durante largo tiempo, puede que la presión no disminuya mucho al aumentar la proporción de K/Na en la dieta, o incluso con fármacos. Tenemos una idea bastante buena del porqué. En los experimentos con animales, el alza continuada de la presión sanguínea les produce con el tiempo un aumento de colágeno en las paredes arteriales, después de que se les hipertrofian los músculos lisos de las arterias. El colágeno es un material estructural resistente; es lo que hace que la carne de las reses viejas se vuelva correosa. Una vez que aumenta el colágeno en la pared de las arterias, el relajamiento o incluso la disminución del tamaño de los músculos lisos no permite que la arteria se expanda por dentro para que la sangre fluya con más facilidad. El resistente colágeno no lo permite. En estas circunstancias, no es probable que la presión sanguínea baje mucho con el cambio de dieta ni con los medicamentos. Esto coincide con las observaciones clínicas.

No obstante, es importante recordar que al restablecerse el equilibrio del cuerpo, aunque la presión no baje, se fortalecen las arterias, disminuye el colesterol, y por ende disminuyen las embolias y los ataques cardiacos.

PANORAMA COMPLETO

Por último, es importante recalcar que la visión reduccionista, que sólo observa un factor cada vez, no toma en cuenta la realidad de los sistemas, o el funcionamiento holístico de nuestro cuerpo.

Una observación más amplia permite notar la relación reciproca entre el potasio y el sodio *tanto* en el nivel corporal *como* en el nivel celular.

En el nivel corporal, el potasio es un diurético para el sodio, y viceversa. En otras palabras, un aumento de potasio en la dieta provoca una mayor pérdida de sodio por los riñones. Del mismo modo, un aumento de sodio en la dieta provoca una mayor pérdida de potasio por los riñones. Inversamente, una disminución de sodio en la dieta provoca una disminución de la eliminación de potasio en los riñones, con el resultante aumento de potasio en el cuerpo y de las concentraciones de potasio en el plasma, y también la disminución del contenido de sodio en los vasos sanguíneos. Estos son exactamente los mismos efectos que produce el aumento de potasio en la dieta. Además, al bajar de peso o al aumentar el ejercicio se producen en el cuerpo cambios que facilitan el reemplazo de sodio por potasio.

En el nivel celular también podemos ver la relación recíproca entre el potasio y el sodio. Por supuesto, la bomba de sodio y potasio *saca* sodio de la célula para que *entre* potasio. Pero, como vimos en el capítulo 4, este intercambio no es de uno a uno, de manera que nos preguntamos si al disminuir el potasio que hay en la célula aumenta *siempre* el nivel de sodio en la célula.

En el capítulo 4 mencioné que la concentración de potasio y de sodio en la célula *siempre debe ser constante.* La razón es que el sodio y el potasio conforman casi todas las partículas osmóticamente activas de la célula que tienen carga positiva. Hay una ley básica de la física* que exige que la célula

---

* La ley del equilibrio osmótico es consecuencia de la función de energía libre de Walter Gibbs. Ésta, a su vez, es una consecuencia necesaria de dos leyes del universo: la Primera Ley de la Termodinámica y la Segunda Ley de la Termodinámica. En el capítulo 4 vimos que esta última ley también se conoce como Ley de la Entropía.

esté en equilibrio osmótico con su ambiente externo (y por ende con el plasma sanguíneo). La presión osmótica del plasma sanguíneo es notablemente constante; de aquí se sigue que la concentración total de potasio y de sodio dentro de las células de nuestro cuerpo debe ser constante, *hagamos lo que hagamos*.

Por ello, si baja la concentración de potasio en la célula, la concentración de sodio *debe* subir: las leyes de la física no hacen excepciones. Y, como vimos en el capítulo 4, si baja la concentración de potasio en la célula mientras sube la concentración de sodio, la "batería de sodio" se debilita.

La mayor parte del potasio que 4, provoca toda una serie de alteraciones, ir

yendo el aumento de la concentración de calcio en la célula, lo que puede conducir al conjunto de problemas que conocemos como hipertensión.

La Naturaleza no nos da otra salida: *debemos* tener el potasio necesario para que nuestras células funcionen adecuadamente.

RESUMEN

Toda una serie de testimonios señalan la importancia de aumentar en nuestra dieta la cantidad de potasio y disminuir la de sodio (conservar una dieta con un factor K alto) para prevenir o corregir la hipertensión. Las personas cuya dieta tiene un factor K alto tienen más baja la presión y suelen tener una mayor concentración de potasio en el plasma sanguíneo y menos sodio en las células. Los niveles altos de insulina disminuyen la actividad de las bombas de sodio y potasio de los riñones, provocando la retención de sodio; pero la pérdida del sobrepeso o el ejercicio ayudan a normalizar los niveles de insulina en el plasma. Estos testimonios y otros resumidos antes demuestran que disminuir el sodio y aumentar el potasio en la dieta, perder peso y hacer más ejercicio son formas diferentes de *lograr lo mismo* en el cuerpo. Si sólo se cambia un factor, sólo se consigue realizar parte del trabajo.

Podríamos decir que el sodio y el potasio se equilibran mutuamente. Cuando uno sube el otro baja, y viceversa. Uno es el yin y el otro es el yang. Para lograr determinado efecto hay que cambiar los *dos*. Así pues, es importante vigilar el factor K de la dieta *y* eliminar aquellos factores, como la obesidad y la falta de ejercicio, que impiden que el cuerpo conserve el equilibrio normal entre el potasio y el sodio.

SEXTA PARTE

LA SAL, LA REGULACIÓN DE LA PRESIÓN SANGUÍNEA, Y LA ACCIÓN DE LOS FÁRMACOS

CAPITULO 16

LA IMPORTANCIA DE LA SAL

La conocida cita de la Biblia "Sois la sal de la tierra" (Mateo 5: 13) tiene un significado poético y otro teológico, y además expresa literalmente la verdad.

Somos lo que comemos. Comemos plantas y animales. Los animales que comemos, comen plantas a su vez. De manera que todas las sustancias de nuestro cuerpo provienen finalmente de las plantas. Y las propias plantas obtienen todos sus minerales o sales de la tierra.

Como explicamos antes, el mineral que más abunda en las células de nuestro cuerpo es el potasio, de manera que no sorprende que necesitemos una buena cantidad del mismo en nuestros alimentos. Por fortuna, tanto las plantas como los animales tienen mucho potasio, así que podemos conseguir fácilmente el necesario, con tal que no hirvamos los alimentos.

También los animales necesitan cierta cantidad de sodio para que sus músculos y sus nervios funcionen adecuadamente, y para mantener cargada su "batería de sodio", como analizamos en el capítulo 4. Los animales carnívoros (los que comen otros animales) obtienen una buena cantidad de sodio con su dieta: de los fluidos que rodean a las células de sus presas, y de la sangre de sus presas, ambos ricos en sodio.

Las células de los vegetales contienen muy poco sodio, a diferencia de las células de los animales. Los vegetales no necesitan tanto sodio como los animales, pues no tienen nervios ni células musculares, y tampoco tienen "baterías de sodio".

La razón por la que nosotros, y muchos otros animales, no necesitamos todo el sodio que ingerimos, es la fantástica capacidad de nuestro cuerpo para conservarlo.

CAPACIDAD DEL CUERPO PARA CONSERVAR EL SODIO

Nuestros antepasados comían plantas y su dieta era baja en sodio. Para sobrevivir, estos prehumanos tuvieron que desarrollar mecanismos que conservaran el sodio en sus cuerpos y que sin embargo eliminaran agua.

Hemos heredado estos mecanismos de nuestros riñones y nuestras glándulas sudoríparas, que conservan el sodio. En el siguiente capítulo analizaremos cómo funcionan los riñones y su asombrosa facultad para conservar el sodio en el cuerpo.

Las glándulas sudoríparas funcionan como riñones en miniatura. Si bien no todos lo saben, estas glándulas también pueden conservar el sodio, no eliminándolo al mismo tiempo que secretan grandes cantidades de sudor.

En un estudio efectuado en 1949 por la Escuela de Medicina de la Universidad de Michigan, el doctor Jerome Conn encontró que la sudoración de los varones con una dieta baja en sal (cloruro de sodio) y que trabajaban en un ambiente caluroso, sólo tenían 0.1 gramos de cloruro de sodio (unos 40 mg de sodio) en un litro de sudor. Estos señores sólo perdían otros 0.05 gramos de cloruro de sodio (aproximadamente 20 mg de sodio) diarios por la orina. En total, sólo perdían aproximadamente 0.75 gramos de cloruro de sodio (equivalentes a 300 mg de sodio) diariamente, lo que es más o menos el 7% de la cantidad que consume el estadounidense promedio. Así pues, estos varones lograban conservar el equilibrio entre la cantidad de sal que comían y la cantidad que perdían por el sudor y la orina, aunque sudaban más de 7 l al día.

En cambio, cuando el doctor Conn sometió a estos hombres, que seguían trabajando en el mismo ambiente caluroso, a la dieta típica del estadounidense, que contiene 11 gramos de cloruro de sodio (equivalentes a 4,400 mg de sodio), perdieron cerca de 7 gramos de cloruro de sodio por el sudor, (1 gramo por cada 7 litros); perdieron la mayor parte de los otros 4 gramos por la orina, y una pequeña cantidad por las heces. El sudor de estos hombres cuando comieron la dieta típica de los estadounidenses, rica en sal, contenía diez veces más sodio que cuando su dieta era baja en sal. De esta manera, puede verse que la razón por la que los estadounidenses tenemos un sudor tan salado es que nuestros cuerpos tratan de deshacerse del exceso de sal que ingerimos.

Si usted suda mucho, no necesita comer más sal, sino beber más agua. En *Eat to Win*, el doctor Robert Haas recomienda la siguiente bebida para los atletas que sudan: por cada taza de agua, añada 2 cucharadas de jugo fresco de naranja y 1/3 de cucharadita de sal de mesa. Esta bebida tiene un factor K de 1 aproximadamente. Creemos que sería todavía mejor recortar la sal a 1/6 de cucharadita o menos, para subir el factor K a 2 o más.

SE PUEDE VIVIR BIEN SIN AGREGAR SAL

Puesto que tanto nuestros riñones como nuestras glándulas sudoríparas pueden deshacerse del agua sin perder mucho sodio, no sorprende que la gente pueda vivir sin añadirle sal a sus alimentos, incluso en climas muy calurosos. De hecho, hace miles de años que la dieta de los indios sudamericanos, los africanos y los asiáticos que viven cerca del ecuador, es baja en sodio. Como señalamos en el capítulo 5, los pueblos que ingieren una dieta de alimentos naturales sin añadirles sal casi no padecen hipertensión. Menos del 1% de estas poblaciones padece hipertensión, y su presión no sube con la edad. Recordemos que entre estos grupos están tanto los indios carajas de Brasil como los papúas de Nueva Guinea.

De hecho, los grupos con buena presión arterial viven en los climas más variados, y sus dietas también son muy variadas. Por ejemplo, la dieta de los indios yanomano es fundamentalmente vegetariana; el principal elemento de su dieta es el banano. En cambio, la dieta de los esquimales de Groenlandia (por lo menos en la década de 1920, cuando los estudió el doctor William Thomas) era completamente carnívora. Consistía de morsas, focas, osos polares, caribús, liebres del Ártico, zorros, aves y peces, normalmente crudos y sin salar. (El factor K de la carne sin sal es de 4.5 o más.)

La dieta de los esquimales de Groenlandia era muy baja en grasa, ya que se la quitaban cuidadosamente a la carne para utilizarla como combustible. Los animales que viven en libertad no tienen grasa marmoleada entre sus células musculares, como la tiene el ganado de engorda. (En el capítulo 8 vimos que el exceso de grasa en nuestros alimentos puede contribuir a la presión alta, la arteriosclerosis, los ataques cardiacos y el cáncer.) Los esquimales de Groenlandia no sólo no tenían la presión alta, sino que gozaban de buena salud incluso en la ancianidad.

En cambio, la salud de los esquimales de Labrador examinados en el mismo estudio era pésima. Su dieta se componía de alimentos que intercambiaban por pieles en la Compañía de la Bahía de Hudson: alimentos secos y enlatados que contenían sal y eran deficientes en vitamina C.

¿CUÁNTO SODIO NECESITAMOS?

En el V Informe del Comité Nacional Colectivo se recomienda que la ingestión diaria de sodio en la dieta se mantenga por debajo de los 2,300 mg. Sin embargo, hay considerables razones para creer que la cantidad que necesitamos es menor en realidad.

Los grupos con presión baja de poblaciones más bien vegetarianas han vivido bien durante miles de años con ingestiones de sodio que van de los 50 a los 230 mg diarios. Algunos pacientes hipertensos del doctor Lewis consumieron dietas con 50 a 300 mg de sodio diarios durante hasta 15 años, sin resentir malos efectos. Muchos pacientes han consumido la dieta de arroz y frutas del doctor Walter Kempner durante años, y esta dieta sólo proporciona entre 50 y 60 mg de sodio diarios. Así pues, hay considerables testimonios de que la cantidad requerida de sodio está muy por debajo de los 1,100 mg, y más cerca de los 100 a los 300 mg. Hace poco, la Academia Nacional de Ciencias recomendó un mínimo de 500 mg de sodio diarios.

NUESTRA AFICIÓN POR LA SAL

Entonces ¿por qué tantos de nosotros creemos que necesitamos más sal? Algunas personas dicen que necesitamos más sal porque creen que los animales la necesitan. Probablemente esta idea errónea se debe al hecho tan conocido de que a las vacas les gusta lamer bloques de sal. Sin embargo, no los lamen tanto porque su dieta vegetariana contenga muy poco sodio, como por el sodio que pierden con la gran cantidad de leche que producen. Por ejemplo, las vacas Holstein pueden producir hasta 30,000 libras [sic] de leche por año, aproximadamente 15 veces la cantidad requerida para alimentar a un becerrito. Estos son aproximadamente 10 galones diarios, y equivale al 40% del peso de la vaca por semana. Puesto que las vacas que lactan pierden tanto sodio con la leche, necesitan aproximadamente 30 gramos de sal diarios.

En cambio, las vacas secas, que no producen leche, y las reses para carne, son igualmente sanas reciban o no suplemento de sal, y lo mismo puede decirse de otros animales domésticos. Y aunque se dice que los herbívoros silvestres, como los venados, recorren largas distancias para llegar a yacimientos de sal naturales, es difícil fundamentar esta creencia. Por ejemplo, el doctor A. R. Patton analizó lodo enviado por los guardabosques de las Rocallosas, donde se reúnen los animales para lamer el suelo. Los guardabosques llaman a estos lugares lamederos de sal, pero el doctor Patton no encontró sodio en ninguna de las muestras de lodo. Sin embargo, lo que sí encontró fue yodo, elemento necesario para producir la tiroxina.

Probablemente la principal razón por la que nos hemos condicionado a consumir tanta sal es la historia de nuestra cultura. Hace más o menos 4000 años se establecieron las rutas de comercio que ponían la sal al alcance de los pueblos que vivían lejos de ella. Se hizo corriente usar sal para sazonar y conservar los alimentos. También fue una importante mercancía. En la Biblia está escrito: "Toda la carne que ofrezcas en sacrificio, la sazonarás con sal" (Levítico 2:13). Esto se escribió hace más o menos 3500 años. La palabra *salario* proviene de la palabra latina *salarium* (sueldo en sal) con que se pagaba a los soldados romanos. Todavía se emplea la expresión "¿Vale lo que su sal?". Pero los 4000 años durante los cuales hemos tenido a la mano la sal sólo son 1/1000 del tiempo en que ha habido vida en nuestro planeta.

De modo que la "reciente" abundancia de la sal probablemente no ha tenido el tiempo de influir significativamente en la evolución de los humanos, sobre todo en el efecto nocivo más importante que produce el exceso de sal en algunas personas: la hipertensión, que normalmente sólo es mortal pasada la edad reproductiva de las personas.

El bajo contenido de sodio de la leche humana (37 a 39 mg por taza, con un factor K de 3.2 a 3.5) indica que no necesitemos mucho de este elemento en nuestra dieta. Sin embargo, muchos bebés modernos son alimentados con leche de vaca, que tiene más del triple de sodio que la leche humana. Tomando en cuenta que en general se añade sal a los alimentos que se dan a los niños luego de destetarlos, difícilmente sorprende que nuestros paladares se acostumbren al sabor de la sal. El resultado es que no nos parecen sabrosos los alimentos a los que no se les añade sal.

Algunos científicos creen que adquirimos nuestra "necesidad" de sal debido a nuestras costumbres dietéticas. Nos han enseñado, o nos han condicionado, a gustar de lo salado. De hecho, en un estudio se informó que muchas personas dijeron que después de someterse a una dieta baja en sodio durante algunas semanas, empezaron a preferir los alimentos sin sal. Tanto yo como algunos de mis amigos hemos adquirido la preferencia por las sales de potasio, que a la mayoría de la gente le desagradan al principio.

RESUMEN

Dado que una de las funciones de nuestros riñones y de nuestras glándulas sudoríparas es la de retener el sodio, no tenemos que ingerir mucho de éste con los alimentos. Sin embargo, debido a nuestras modernas costumbres alimenticias nos hemos aficionado a la sal. En nuestra sociedad moderna, en la cual están muy a la mano y son exageradamente populares tanto los alimentos salados como los alimentos a los que se ha eliminado buena parte del potasio natural, esta afición ha provocado un importante problema de salud: la hipertensión.

Por fortuna, nuestra afición por la sal es en buena medida un hábito aprendido. Y los hábitos pueden cambiarse.

CÓMO CONTROLAN LA PRESIÓN SANGUÍNEA LOS RIÑONES, LAS HORMONAS Y EL SISTEMA NERVIOSO

La presión sanguínea depende del volumen de sangre que el corazón bombea por minuto, y de la resistencia periférica al flujo sanguíneo. Tres grandes sistemas regulan la presión sanguínea: los riñones, el sistema endocrino (las hormonas), y el sistema nervioso. En otras palabras, estos tres sistemas controlan el volumen de sangre que pasa por el corazón y la resistencia periférica.

LOS RIÑONES Y LA PRESIÓN SANGUÍNEA

Los riñones influyen en la presión arterial de varias maneras. Se cree que una de ellas es la regulación del volumen de sangre y de otros fluidos del cuerpo, que pueden influir en el volumen de sangre que bombea el corazón y en la resistencia periférica. Otra es el control de las cantidades de sodio, potasio y calcio que hay en el cuerpo. Ya analizamos cómo afectan estos minerales el grado de concentración de las células de los músculos lisos de las arteriolas.

Hace mucho se sabe que algunas enfermedades renales pueden causar hipertensión. Cuando este tipo de hipertensión se debe a una enfermedad identificable, se le llama secundaria (véase el capítulo 1). Un caso de hipertensión secundaria de origen renal se presenta cuando se obstruye la arteria que comunica con el riñón. Esto causa que las células renales excreten un exceso de renina, hormona cuyos efectos describiremos más adelante, en este mismo capítulo.

ONEXIÓN ENTRE LOS RIÑONES, EL SODIO Y LA PRESIÓN SANGUÍNEA

Aunque no estén obviamente enfermos, los riñones pueden alterar la presión sanguínea. El doctor Lewis Dahl descubrió un caso de este tipo de hipertensión en ratas de laboratorio. Mediante la cría selectiva, el doctor Dahl y sus colaboradores desarrollaron dos tipos de ratas: unas insensibles a la sal, que no se volvían hipertensas, comieran lo que comieran, y otras sensibles a la sal, que se volvían hipertensas *sólo* cuando se criaban con una dieta rica en sal (ClNa).

Para excretar la misma cantidad de sodio, los riñones de las ratas sensibles a la sal necesitan tener la presión sanguínea más alta que las ratas insensibles a la sal. Podemos pensar que la hipertensión es la manera en que la rata sensible a la sal elimina el sodio que obtiene cuando su dieta es rica en él. Puede que suceda algo parecido con algunos humanos que heredan la tendencia a la hipertensión.

En los experimentos de trasplantes de riñón se demuestra de manera impresionante la capacidad de los riñones para afectar la presión sanguínea. Cuando se trasplantan los riñones de ratas hipertensas y sensibles a la sal a ratas cuya presión es normal, las ratas receptoras se vuelven hipertensas. Por otra parte, cuando se trasplantan los riñones de ratas cuya presión es normal a ratas hipertensas, a las ratas receptoras se les normaliza la presión. Se ha observado que lo mismo le ocurre a los humanos: cuando se le trasplanta un riñón sano a una persona hipertensa que padece una grave afección renal, muchas veces se le normaliza la presión. De hecho, los primeros investigadores usaban la frase: "la hipertensión obedece a los riñones".

El trabajo pionero del doctor Arthur Guyton, del Departamento de Fisiología y Biofísica de la Escuela de Medicina de la Universidad de Mississippi en Jackson, nos da una perspectiva más amplia de los riñones y la hipertensión. El doctor Guyton y sus colegas emplearon un enfoque *sistémico**, en el cual representaron en una computadora todos los factores que afectan la presión sanguínea, incluyendo los riñones. Los resultados de estas simulaciones por computadora fueron iluminadores. A pesar de la constricción de los capilares de resistencia, la presión sanguínea seguía elevada durante periodos largos *sólo* cuando cambiaba la reacción de los riñones a la presión arterial.

---

* A diferencia del enfoque meramente molecular, que es reduccionista, el enfoque sistémico trata de tomar en cuenta todos los aspectos del organismo vivo. En Estados Unidos, los enfoques sistémicos están temporalmente pasados de moda dentro de las ciencias biológicas, tal vez en parte porque para estos enfoques se requieren buenos conocimientos matemáticos y de computación.

Al principio parece que esto es evidente para el sentido común, que enfoca nuestra atención en la resistencia periférica del sistema circulatorio. Pero recordemos que la presión sanguínea es producto tanto de la resistencia periférica como de la sangre que bombea el corazón. Para comprobar que a la larga no es la resistencia periférica lo que decide la presión sanguínea, el doctor Guyton señala el caso de las fístulas* que envían la sangre directamente de las arterias a las venas. Esta derivación de la sangre de las arterias puede disminuir la resistencia periférica total varias veces, con lo que baja de inmediato la presión sanguínea. Sin embargo, en unos cuantos días la presión arterial recupera su valor anterior, *a pesar de la gran disminución de la resistencia periférica.*

Obviamente, para que la presión sanguínea haya recuperado su valor anterior, algo cambia en la sangre que bombea el corazón. ¿Cuál puede ser la causa?

La cantidad de sangre que bombea el corazón depende, entre otros factores, del volumen total de sangre**. Por otra parte, los riñones regulan la cantidad de agua que hay en la sangre, y por ende el volumen de sangre. En igualdad de circunstancias, mientras más alta es la presión sanguínea, más rápida es la velocidad a la cual el riñón elimina el agua y el sodio de la sangre. Esta relación entre la presión sanguínea y el volumen de agua que excretan los riñones es lo que Guyton llama "curva de la función renal". Y, dado que los cambios de esta curva afectan el volumen de sangre, inevitablemente afectan a la presión sanguínea.

Las simulaciones por computadora dirigidas por el grupo del doctor Guyton demostraron que de todos los sistemas que regulan la presión sanguínea, el que domina a la larga es el de la curva de la función renal. Independientemente de los cambios que puedan lograr en la presión sanguínea los demás factores (las hormonas y los cambios en la actividad nerviosa simpática), sus efectos son relativamente temporales. A la larga (en días, semanas, meses y años), la curva de la función renal anula los efectos de los otros sistemas. Finalmente, esta curva es la que decide la presión. A este respecto, el doctor Guyton compara el riñón con un servomecanismo que regula la presión arterial.

---

* Las fístulas son conexiones anormales del cuerpo. En este caso se trata de conexiones directas entre las arterias y las venas. Muchas veces, las fístulas son el resultado de un daño mecánico, como heridas de bala o accidentes.
** A medida que aumenta el volumen de sangre, llega más sangre a las venas que van al corazón, con el resultado de que éste tiene más sangre durante su fase de relajación, o diástole. Por este motivo, al final de la diástole, al final de su fase de contracción, o sístole, expulsa por la aorta más sangre, que llega al resto del sistema arterial. En otras palabras, aumenta la cantidad de sangre que expulsa el corazón.

En las últimas investigaciones sobre hipertensión no se ha considerado el enfoque del doctor Guyton en la curva de la función renal como el principal determinante a largo plazo de la presión sanguínea. Con todo, es importante señalar que este concepto nunca se ha desmentido y que coincide totalmente con todos los datos conocidos, su lógica es impecable, y la simulación por computadora indica que es una conclusión inevitable.

Dados los fuertes testimonios que respaldan el concepto de Guyton, bien podríamos preguntar *por qué* no se ha aceptado de un modo generalizado. Sospecho que la principal razón es que la idea de Guyton va en contra de la intuición. De hecho, cuando la escuché por primera vez, me molestó. Después de todo, me había acostumbrado a relacionar la presión sanguínea con la alta resistencia. Tal vez esta explicación sirva para aceptar mejor el concepto: si, por la razón que sea, los riñones no logran excretar todo el sodio que se consume con la dieta diaria (esto equivale a un cambio en la curva de la función renal), el sodio empezará a reemplazar al potasio en el cuerpo. En estas circunstancias, es inevitable que suceda cualquiera de estas dos cosas: o sube la presión (por el medio que sea) para forzar más sangre por los riñones y aumentar así la excreción de sodio, o el sodio sigue reemplazando al potasio en el cuerpo hasta que, como le sucedió a la esposa de Lot, sólo quede un pilar de sal.

Existe un interesante enfoque que coincide con la obra de Guyton: en la primera mitad del siglo XX los fisiólogos centraron su atención en el papel de los riñones en la hipertensión, y se dieron cuenta de que cualquier cosa, como la constricción de las arterias que van al riñón, que disminuya el flujo sanguíneo a través de este órgano (lo que, en la terminología de Guyton, cambia la curva de la función renal), tiene como resultado que el riñón excrete menos sodio y por ende menos agua. Para que los riñones eliminen este exceso de sodio y de agua, es necesario, o más bien *esencial,* que el cuerpo eleve la presión sanguínea. Este es el origen del término "hipertensión esencial"*.

CÓMO FUNCIONAN LOS RIÑONES

Los riñones filtran una gran cantidad de fluido de la sangre, y después regresan la mayor parte al torrente sanguíneo. En la orina sólo queda lo que el cuerpo no necesita.

---

* Si bien este término tiene sentido desde un punto de vista histórico, e incluso fisiológico, personalmente no me gusta, porque la hipertensión no tiene nada de "esencial". No es "esencial" padecerla, y desde luego ni usted ni yo deseamos tener hipertensión. Por lo tanto, en este libro, para referirme al tipo de hipertensión que más aqueja a las personas, utilizo el término de "hipertensión primaria".

El ser humano está dotado de dos riñones en el abdomen, junto a los músculos de la espalda. Cada riñón contiene aproximadamente un millón de diminutas unidades funcionales llamadas nefrones. En la Figura 21 se muestra la estructura de un nefrón.

FIGURA 21

LA ESTRUCTURA DEL NEFRÓN

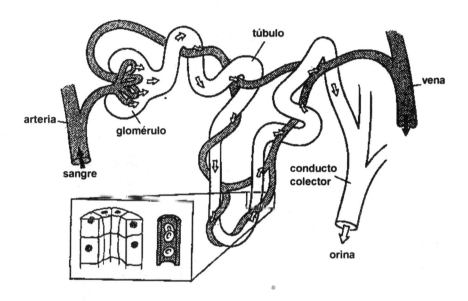

Fig. 21 Diagrama simplificado de la estructura de los nefrones: el tubo sin sombrear. Los capilares están sombreados. La parte acuosa de la sangre se "filtra" y pasa al glomérulo que está en la cabeza del nefrón. A medida que esta "orina preformada" recorre el túbulo del nefrón, la mayor parte del agua y las sustancias disueltas se reabsorben y regresan a la sangre.

Los nefrones reciben un gran un volumen de fluido a través de los glomérulos, en donde la presión arterial obliga a pasar (filtra) por los poros el plasma de la sangre. Estos poros son tan diminutos que por ellos sólo pueden pasar sales y otras pequeñas moléculas, como agua o glucosa; en cambio, impiden que las células de la sangre y las proteínas entren en los nefrones. Esta sangre tan bien filtrada, llamada "orina preformada", tiene más o menos la misma concentración de moléculas de sodio y otros iones, que el plasma.

En un adulto normal, se forman diariamente aproximadamente 180 l de esta orina preformada. Por fortuna, los nefrones reabsorben la mayor parte de este fluido y lo regresan al torrente sanguíneo; de otra manera produciríamos 180 l diarios de orina. Normalmente la glucosa y los aminoácidos regresan a la sangre, y se reabsorbe más del 99% del sodio.

La mayor parte de la energía para la reabsorción del sodio proviene de la bomba de sodio y potasio descrita en el Capítulo 4. El agua sigue pasivamente a las sustancias que se reabsorben mediante el proceso de ósmosis. La Figura 22 es un diagrama simplificado que muestra cómo se reabsorbe la mayor parte del sodio y del potasio desde una parte del túbulo del nefrón.

FIGURA 22

MOVIMIENTO DE LAS CÉLULAS DE LOS NEFRONES

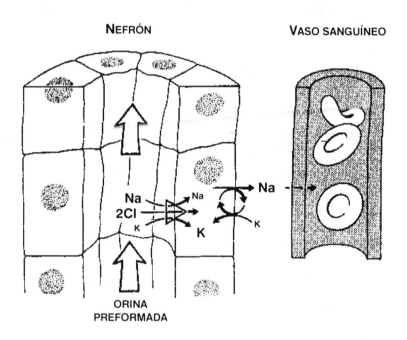

Fig. 22. Movimiento del Na, K y Cl (cloruro) a través de la pared del nefrón. Sólo se muestran algunas de las rutas más importantes de estos iones. El círculo de la membrana exterior del nefrón representa a la bomba de sodio y potasio, activada por el metabolismo, y descrita en el capítulo 4. El triángulo representa una bomba que lleva Na, K y Cl a la célula del nefrón. No se muestran los voltajes eléctricos de las membranas celulares.

Las membranas internas de las células tubulares son diferentes de las membranas externas. El efecto de los movimientos del ion es el movimiento del sodio, el potasio y el cloruro (junto con agua), que regresan a la sangre pasando por el nefrón. La "bomba de Na-K-Cl" (el triángulo de la Figura 22) fue descubierta hace poco, y lleva simultáneamente un ion de potasio, un ion de sodio y dos iones de cloruro desde el paso del nefrón, a través de la membrana celular, hasta la célula del nefrón, utilizando la energía de la batería de sodio descrita en el Capítulo 4. Además, la bomba de intercambio de Na^+/H^+ también interviene en la reabsorción de sodio y en la excreción de ácido que efectúa el riñón.

Como la membrana exterior de la célula tubular extrae el sodio de la célula e introduce en ella potasio, y como es permeable, el efecto de los sistemas de transporte de la membrana es por encima de todo el de llevar a la sangre el sodio y el cloruro que se encuentran en el nefrón (esto es, en la orina preformada).

En la bomba que se acaba de describir, el sodio debe regresar al cuerpo junto con el cloruro; por ello, la cantidad de sodio que puede reabsorber el organismo desde la ultrafiltración del túbulo está limitada en parte por la cantidad de cloruro. Por esta razón, una dieta baja en cloruro ayuda al cuerpo a eliminar el sodio por la orina, mientras que una dieta rica en cloruro ayuda a conservar el sodio. En consecuencia, la sal de mesa (*todo* el sodio de la sal de mesa contiene cloruro) es, en general, la *peor* clase de sodio que se puede consumir en la dieta.

El sodio de los alimentos sin procesar no es tan malo. Por ejemplo, aproximadamente el 15% del sodio de la carne está combinado con aniones orgánicos, y no con cloruro. En los alimentos sin procesar hay relativamente poco potasio unido al cloruro (por ejemplo, aproximadamente 20% en las papas). Tanto en las células de las plantas como en las de los animales, el potasio se relaciona más bien con toda una variedad de iones negativos orgánicos, que con cloruro (CL^-). Así pues, podemos ver que la mejor manera de conseguir potasio es de los alimentos sin procesar. La Madre Naturaleza lo tiene preparado especialmente para nosotros.

En resumen, los riñones sirven para conservar el sodio en el cuerpo y al mismo tiempo excretar grandes cantidades de potasio por la orina. Así se comprende que no necesitamos mucho sodio en nuestra dieta (sólo unos 100 o 200 mg), pero sí mucho potasio. Ya que los riñones pueden excretar mucho potasio por la orina, no es peligroso ingerir gran cantidad de alimentos sin procesar, a menos que los riñones no funcionen bien.

CÓMO REGULAN LAS HORMONAS A LOS RIÑONES

LA HORMONA ANTIDIURÉTICA

Varios factores regulan el volumen de orina. Uno de ellos es la hormona antidiurética (HAD), secretada por la glándula pituitaria, que se encuentra en la base del cerebro. La cantidad de secreción de HAD depende del volumen de sangre y sobre todo de la concentración de sales que haya en la sangre. El torrente sanguíneo lleva esta hormona a los riñones, en donde reduce el volumen de producción de orina.

La secreción deficiente de HAD se conoce como diabetes insípida. Quienes padecen esta enfermedad, que es relativamente rara, producen hasta 20 litros de orina diariamente. Dado que esta orina es tan rala, los médicos notaron hace tiempo que es insípida, y de ahí el nombre de la enfermedad. (La diabetes más frecuente se llama diabetes mellitus debido al azúcar de la orina. *Mellitus* significa dulce.)

El volumen de orina también está ligado a la cantidad de sodio que excretan los riñones, la cual está controlada por las hormonas SEPD, la aldosterona, los factores natriuréticos y la insulina.

LA SUSTANCIA ENDÓGENA PARECIDA A LA DIGITALIS (SEPD)

La función normal de la hormona SEPD es ayudar al cuerpo a eliminar el exceso de sodio. Los niveles de SEPD en la sangre aumentan ya sea cuando aumenta el sodio en la dieta (lo que equivale a disminuir el factor K), o cuando se toman hormonas esteroides, que fomentan la retención de sodio. El aumento de nivel de SEPD causa entonces que los riñones excreten más sodio por la orina.

La SEPD es secretada por el hipotálamo, que se encuentra en la base del cráneo: y tal vez también es secretada por la corteza suprarrenal. La SEPD inhibe la bomba de sodio y potasio de los túbulos del riñón (y de otras células del cuerpo), lo que frena la reabsorción del sodio, permitiendo que se pierda más sodio por la orina. Los investigadores indican que cuando el nivel de sangre de este factor natriurético se eleva lo suficiente (por ejemplo cuando uno ingiere mucho sodio), puede frenar las bombas de sodio y potasio ubicadas en las células de los músculos lisos de las arteriolas de todo el cuerpo, con lo que dejan de funcionar las "baterías de sodio" de dichas células. Algunos científicos creen que a esto se deben muchos casos de hipertensión primaria, ya que las bombas de sodio descargadas tendrían como resultado la constricción de las arteriolas. Como sabemos, esto produce mayor resistencia periférica, haciendo que se eleve la presión sanguínea.

LA INSULINA

La insulina es muy conocida por su regulación de los niveles de azúcar en la sangre y por su función en la diabetes mellitus. Si bien este descubrimiento todavía no se registra en los libros de texto, la insulina es además una de las más potentes hormonas retensoras de sodio.

Después de que nuestro laboratorio descubrió que la insulina estimula la bomba de sodio y potasio, nuestro colega, el doctor Jean Crabbe, de la Escuela de Medicina de la Universidad de Lovaina, en Bélgica, visitó nuestro laboratorio y analizó nuestro descubrimiento. Cuando regresó a Bélgica, el doctor Crabbe y sus colegas demostraron que la insulina estimula a tal grado la bomba de sodio y potasio del riñón que, cuando el nivel normal de la sangre es aproximadamente el doble, la insulina puede provocar la reabsorción casi total del sodio de la orina preformada, regresándola a la sangre.

Este efecto de la insulina explica en parte porqué las personas obesas retienen sodio y se vuelven hipertensas. También explica por qué las personas sometidas a una dieta de muy pocas calorías o a ayuno total (con lo que bajan los niveles de insulina) retienen los fluidos después de ingerir muchos carbohidratos en su primera comida completa. Los carbohidratos elevan abruptamente el azúcar en la sangre, lo que, a su vez, provoca que el páncreas libere mucha insulina. Este aumento de insulina en la sangre estimula las bombas de sodio y potasio de los riñones, para que retengan los iones de sodio (Na^+). Como el agua siempre sigue al Na^+, los riñones también retienen fluido, con lo que se hinchan los tejidos del cuerpo y se ganan algunos kilitos temporalmente.

LA ALDOSTERONA

Algunos consideran que la aldosterona es la principal hormona retenedora de sal. La secretan al torrente sanguíneo las glándulas suprarrenales, que se encuentran en la parte superior de los riñones. Cuando se secretan altos niveles de aldosterona, casi no se pierde sodio por la orina o por el sudor. Con la enfermedad de Addison hay una deficiente secreción de aldosterona; de manera que el cuerpo pierde demasiado sodio, se siente necesidad de ingerir sal, disminuye el volumen de sangre y, como es de esperar, *baja* la presión sanguínea.

Con el síndrome de Conn (llamado también aldosteronismo primario), causado por un tumor de la glándula suprarrenal que secreta demasiada aldosterona, se presentan los síntomas contrarios. La resultante retención de agua y de sodio provoca hipertensión. La hipertensión originada por el aldosteronismo primario no puede curarse con medicamentos o elevando el factor K; debe corregirse extirpando quirúrgicamente el tumor.

La aldosterona también provoca que los riñones excreten más potasio. El que un nivel alto de aldosterona en la sangre no sólo provoque la retención de sodio y la perdida de potasio, sino también la elevación de la presión, constituye una prueba más de que el exceso de sodio y la escasez de potasio en el cuerpo producen hipertensión.

LA ANGIOTENSINA Y LA RENINA

La secreción de aldosterona es controlada en parte por el nivel de otra hormona que hay en la sangre. Esta hormona, llamada angiotensina (específicamente angiotensina II), es controlada a su vez por la renina, enzima secretada en la sangre por unas células renales especializadas.

Con la actividad nerviosa simpática, la presión arterial baja de los riñones, y el bajo nivel de potasio en el plasma sanguíneo, el riñón secreta más renina. La angiotensina II, además de provocar mayor secreción de aldosterona, actúa directamente sobre las células de los músculos lisos de las arteriolas, haciendo que se contraigan y elevando la presión sanguínea. Además, como ya vimos en el Capítulo 4, los niveles altos de angiotensina II estimulan la bomba de intercambio Na^+/H^+, y así aumentan la tendencia a desarrollar arterias "pegadas a los músculos".

Ya mencionamos en este capítulo que algunos casos de hipertensión en los seres humanos* son resultado del aumento de secreción de renina (y por ende de niveles más altos de angiotensina) causado por una obstrucción de la arteria que conduce al riñón.

En la tabla de la página 331 se resume la acción de la renina.

---

* Puesto que este tipo de hipertensión es resultado de una causa conocida, en este caso, el estrechamiento de la arteria renal, se le llama hipertensión secundaria para distinguirla de la hipertensión primaria, que es más común, y que es el tema de este libro. En este tipo particular de hipertensión secundaria, la solución no está en los medicamentos ni tampoco en la nutrición, sino en la cirugía correctiva del estrechamiento de la arteria. Los diferentes tipos de hipertensión "secundaria" sólo suman entre el 2% y el 5% de todos los casos de hipertensión.

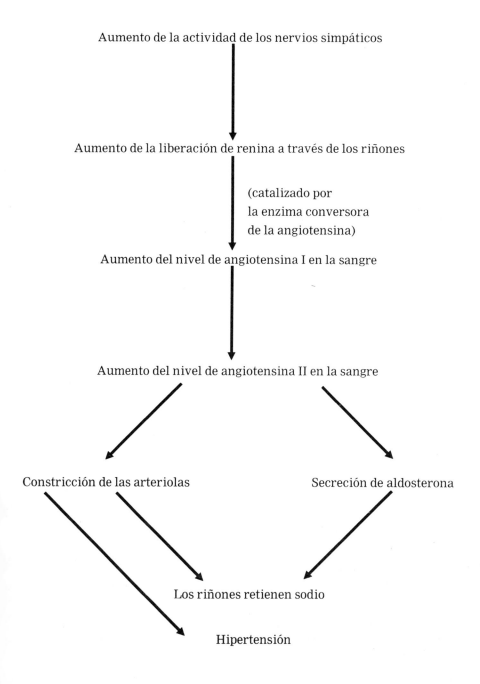

Disminución de la presión sanguínea renal *o*

Disminución del potasio en el plasma *o*

Aumento de la actividad de los nervios simpáticos

Aumento de la liberación de renina a través de los riñones

(catalizado por
la enzima conversora
de la angiotensina)

Aumento del nivel de angiotensina I en la sangre

Aumento del nivel de angiotensina II en la sangre

Constricción de las arteriolas   Secreción de aldosterona

Los riñones retienen sodio

Hipertensión

HIPERTENSIÓN POR RENINA ELEVADA Y POR RENINA BAJA

Uno de los primeros médicos que trataron la hipertensión tomando en cuenta la fisiología fue John Laragh, de la Escuela de Medicina de la Universidad Cornell de Nueva York. En realidad, el grupo de investigadores del doctor Laragh desempeñó un papel importante, pues aclaró la importancia del sistema renina-angiotensina, al descubrir que la angiotensina II estimula las glándulas suprarrenales para que secreten más aldosterona.

Lógicamente, el doctor Laragh decidió que si habían de usarse fármacos para tratar la hipertensión primaria, debía tomarse en cuenta el efecto de los medicamentos sobre el sistema regulador que eleva la presión sanguínea. Puesto que el sistema renina-angiotensina tiene una función decisiva en la regulación de la presión sanguínea, el doctor Laragh decidió medir los niveles de renina en la sangre de pacientes con hipertensión primaria. Los resultados fueron emocionantes. En contraste con la gama bastante estrecha de niveles de renina encontrada en las personas con presión normal, el grupo del doctor Laragh descubrió que sólo cerca del 55% de las personas hipertensas tenía niveles normales de renina, en tanto que el 15% tenía niveles francamente altos y el restante 30% tenía niveles más bajos de lo normal. El amplio espectro de niveles de renina de estas personas destaca el hecho de que la hipertensión primaria se manifiesta de diferentes maneras*.

Como señaló el doctor Laragh antes que nadie, quienes tienen niveles de renina más bajos de lo normal en realidad tienen niveles "normales", si se considera que su presión sanguínea es elevada. Por ello, el otro 70% puede formar la categoría de hipertensos con renina elevada.

Esta distinción es importante por varias razones. Tal vez la más importante es que se descubrió que los pacientes con renina baja sufrían menos embolias y ataques cardiacos que el grupo con renina alta. Esto era así aunque muchas veces el grupo con renina baja tenía la presión más alta que el grupo con renina alta. Esta fue una de las primeras claves que hicieron deducir, como ahora sabemos, que el problema de la hipertensión implica mucho más que la mera presión alta. La hipótesis de que el daño se debía más bien a los niveles altos de renina que a la presión alta fue descartada por experimentos en los cuales se inyectó renina a animales, con el resultado de que se les dañaron severamente los capilares de los riñones, el corazón y el cerebro. Además, los daños en el riñón a veces producen un aumento repentino de renina, circunstancia que puede relacionarse con una embolia o con un ataque cardiaco.

---

* Sin embargo, veremos que así como todos los caminos llevan a Roma (en este caso, a la hipertensión), existe un denominador común, o sea, el desequilibrio entre el potasio y el sodio.

El doctor Laragh señaló de inmediato el significado de esta evidencia: que interviene algo más que la presión sanguínea; aunque parece que en aquella época no le hicieron mucho caso.

El que muchas personas con niveles altos de renina también tengan hipertensión primaria, implica que además tienen alta la angiotensina II. Ya que los niveles de angiotensina II aumentan la resistencia periférica, sería lógico tratar de encontrar un fármaco que prevenga la elevación de esta hormona. Como podemos ver por el diagrama anterior, la angiotensina I, que produce muy poco efecto en la presión sanguínea, se convierte en angiotensina II debido a la acción de la enzima conversora de angiotensina (ECA). Los laboratorios Squibb elaboraban un extracto de veneno de serpiente, el SQ 20881, o teprotido, que inhibe específicamente esta enzima conversora de angiotensina. El grupo del doctor Laragh inyectó este compuesto (que no puede ingerirse por vía oral) a 93 personas que padecían hipertensión primaria. Rápidamente les bajó la presión sanguínea. Por otra parte, la mayor baja se observó en quienes tenían niveles más altos de renina, como se esperaba.

Como resultado de esta investigación se elaboró el captopril, compuesto que inhibe a la enzima conversora de angiotensina y que puede tomarse por vía oral. Así surgió el primer inhibidor de ECA, del que se habla en el siguiente capítulo, y que se emplea en el tratamiento de la hipertensión.

LOS FACTORES NATRIURÉTICOS

Hace poco se descubrió que los factores natriuréticos aumentan la cantidad de sodio que excretan los riñones. La palabra *natriurético* proviene de *natrium,* sodio, y *uresis*, que significa "excreción por la orina". El aumento del consumo de sodio o del volumen de sangre estimula la secreción de estos factores a la sangre.

Un factor natriurético es un péptido, o pequeña proteína, producida y liberada desde un pequeño "oído" o aurículo, que sale del atrio del corazón. Por ello se le llama factor natriurético atrial, o FNA. A diferencia de la SEPD, no frena las bombas de sodio y potasio, sino que aumenta la excreción de sodio por otros medios.

Hasta hace poco, parecía raro que el corazón tuviera esta parte, que aparentemente no tenía ninguna función útil. Ahora se ha visto que cuando aumenta el volumen de sangre y se estira el aurículo cardiaco, se secreta el factor natriurético atrial. Entonces este factor hace que se agranden las arteriolas del riñón, permitiendo que se filtre más orina preformada y que con esto se eliminen más sodio y agua por la orina. El FNA también dilata otros vasos sanguíneos. Es la única hormona de la que se sabe que efectivamente baja la presión sanguínea, y por ello se ha propuesto como un nuevo fármaco con este propósito.

OTRAS HORMONAS

Los riñones secretan otras hormonas cuyas funciones todavía no se comprenden bien, y que probablemente son muy importantes. Ahora se sabe que las células de los riñones secretan unas hormonas llamadas prostaglandinas, que parece que ayudan a los riñones a excretar el sodio. Esto puede explicar la reducción de la presión sanguínea que ocurre cuando se agrega aceite de cártamo a la dieta (véase el capítulo 8), ya que el ácido linoléico (el principal elemento del aceite de cártamo) es necesario para la síntesis de las prostaglandinas.

CÓMO REGULA LA PRESIÓN SANGUÍNEA EL SISTEMA NERVIOSO

Los nervios regulan la presión sanguínea en todo momento. En determinados lugares de las paredes de las arterias grandes hay unos sensores especiales que "miden" la presión sanguínea, reaccionando a la dilatación de las paredes arteriales. Una importante ubicación de estos sensores es el *seno carótido,* que se encuentra en las arterias que suben por el cuello para llevar sangre a la cabeza.

Cuando sube la presión sanguínea, por la razón que sea, estos sensores envían señales nerviosas al centro regulador de la presión, que está en la parte inferior del cerebro. En respuesta a estas señales, este centro regulador envía señales nerviosas que hacen que el corazón se desacelere y que las arteriolas se dilaten. El resultado del menor volumen de sangre que bombea el corazón y de la menor resistencia periférica al flujo sanguíneo es que la presión arterial baja hasta normalizarse.

Podemos estimular estos receptores frotando la región del seno carótido que se encuentra en un lado del cuello, cerca de la caja de resonancia; así se provoca una reducción rápida, aunque temporal, de la presión sanguínea.

Otro ejemplo de este reflejo ocurre cuando uno se sienta o se pone de pie de repente, después de estar acostado. La gravedad lleva la sangre hacia abajo, bajando la presión del seno carótido del cuello. Si el reflejo de este seno no es rápido, y no envía de inmediato impulsos nerviosos (a los nervios simpáticos) para aumentar el flujo sanguíneo y constreñir las arteriolas, disminuye el flujo de sangre hacia la cabeza y uno se desmaya. De hecho, los desmayos cuando uno está de pie son efectos secundarios de algunos medicamentos contra la presión, cuyo efecto es inhibir el sistema nervioso simpático (adrenérgico), como describiremos en el siguiente capítulo.

El sistema nervioso simpático es la parte del sistema nervioso autónomo (involuntario) cuya principal función es preparar a nuestro cuerpo para situaciones de emergencia. El sistema nervioso simpático (adrenérgico) envía señales nerviosas al centro regulador de la presión sanguínea, diciéndole que la eleve, lo cual efectúa el centro enviando señales a los nervios simpáticos que van al corazón y a los vasos sanguíneos. Este sistema se activa cuando tenemos miedo, preparándonos para escapar o para luchar, aumentando nuestras palpitaciones y reduciendo el flujo sanguíneo en el estómago, los intestinos y la piel.

Parece que algunos casos de hipertensión están relacionados con el aumento de actividad del sistema nervioso simpático. Esto puede deberse en parte a la disminución del voltaje de la membrana superficial de las células simpáticas, causada por la acumulación de sodio y la disminución de potasio en la célula; lo que puede evitarse cambiando la dieta. Al disminuir el voltaje de la membrana de las células nerviosas simpáticas, se envían señales nerviosas con más frecuencia, con lo que sube la presión sanguínea. El aumento de actividad del sistema nervioso simpático también puede deberse a la tensión psicológica causada por nuestra reacción a situaciones desagradables.

En las personas obesas, los niveles altos de insulina estimulan a los nervios simpáticos, lo que puede ser un mecanismo compensatorio para limitar el aumento de peso. Se cree que la hipertensión es un efecto secundario de este mecanismo.

ARMANDO EL ROMPECABEZAS

El doctor David Young (también, como el doctor Guyton del Departamento de Fisiología y Biofísica de la Escuela de Medicina de la Universidad de Mississippi en Jackson) ha estudiado la regulación del potasio en el cuerpo. Como en el caso de la presión sanguínea, la clave está en la interacción de las hormonas de la sangre con los riñones.

Parece que a fin de cuentas la aldosterona es la principal hormona reguladora de la excreción de potasio a través de los riñones. Dos factores principales rigen la excreción de aldosterona efectuada por las glándulas suprarrenales: los niveles de angiotensina II y de potasio en la sangre*. Ambos factores estimulan la excreción de aldosterona y sus efectos se multiplican mutua-

---

* En un capítulo anterior vimos que yo hablo de "niveles de potasio en la sangre", que es una expresión más coloquial, y que no utilizo el término científico de "nivel de potasio en la sangre".

mente. El resultado es que cuando los niveles de angiotensina II en la sangre son elevados, la menor variación del nivel de potasio de la sangre produce grandes cambios en la concentración de aldosterona. Esto significa, por ejemplo, que cuando el potasio que hay en el plasma es de 3.5 mEq/L (lo que suele ocurrir en las personas hipertensas, véase el Capítulo 15), aunque la angiotensina II se quintuplique o sextuplique, el nivel de aldosterona en la sangre sólo aumenta modestamente.

A la cantidad de filtración de la parte acuosa de la sangre en la "orina preformada" se le llama cantidad de filtración glomerular, o CFG. La CFG es resultado de la elevación de la presión sanguínea y de la elevación del nivel de potasio en la sangre. Con el aumento de CFG (cuando aumenta la cantidad de flujo de "orina preformada" en el extremo distante del túbulo del riñón) disminuye la liberación de renina en la sangre. De esta manera, se esperaría que en la hipertensión con renina alta, se normalizara el nivel de renina al aumentar el nivel de potasio en la sangre.

De hecho, cuando aumenta el potasio en la sangre, *disminuye* la liberación de renina. De esta manera, se espera que al incrementar el potasio en la dieta de las personas con hipertensión de renina alta, bajen los niveles de renina en la sangre, y por ende la angiotensina II, con lo que no solo disminuya la resistencia periférica, sino que también cambie la curva de la función renal y baje la presión sanguínea.

Se consideran "sensibles a la sal" a las personas hipertensas con renina baja que, a diferencia de las personas hipertensas con renina alta, tienen mayor volumen de sangre debido al exceso de sodio*. De hecho, el que tengan menores niveles de renina en la sangre se debe precisamente a que tienen demasiado sodio. Como señala el doctor John Laragh, dada esta situación, sus bajos niveles de renina en realidad son normales. En otras palabras, su sistema de angiotensina-renina reacciona normalmente a la ingesta alta de sal (cloruro de sodio). En otras palabras, son sensibles a la sal. Decir que estas personas son sensibles a la sal equivale a decir que si disminuyen el cloruro de sodio de su dieta, les bajará la presión.

De manera que tanto en la hipertensión con renina alta como con renina baja, al aumentar el potasio en la dieta o disminuir el sodio (ambas cosas equivalen a aumentar el factor K), se espera, con base en los principios fisiológicos, que a la larga baje la presión.

El tema de este libro tiene una relación especial con el resultado del

---

* En general, se cree que al aumentar ligeramente el nivel de sodio en el plasma, se frena la liberación de renina.

modelo de simulación por computadora del doctor Young. Este modelo predice que si los estadounidenses ingirieran más potasio de lo normal, excretarían el sodio y bajarían sus niveles de angiontensina II. La combinación de estas dos cosas haría que les bajara la presión sanguínea. Más impresionante todavía es que la simulación por computadora del doctor Young indica que incluso si se pierde la regulación normal de los niveles de aldosterona, pero se conserva la proporción adecuada de potasio y sodio en la dieta (lo que en este libro llamamos factor K), se conserva el deseado equilibrio entre el potasio y el sodio en las células y por ende se conserva una presión sanguínea sana.

Todavía más interesante es que el modelo por computadora predice que el "área gris" entre el potasio y el sodio (con base en el número de átomos de cada uno) está entre 1:3 y 3:1. Traduciendo estas proporciones al factor K, se obtiene una gama de 0.57 a 5.1. En otras palabras, en el modelo del doctor Young, si el factor K de la dieta está aproximadamente por encima de 5, el cuerpo casi nunca tiene un equilibrio menor de potasio/sodio, y si está por debajo de 0.6, casi siempre tiene un nivel menor de potasio/sodio. Como se indicó antes en este mismo libro, para tener una buena presión sanguínea es necesario que en las células haya el equilibrio adecuado entre el potasio y el sodio.

Los resultados del doctor Young coinciden notablemente con la "zona gris" señalada en este libro: un factor K superior a 4 casi siempre previene la hipertensión, en tanto que las probabilidades de volverse hipertenso aumentan de manera impresionante conforme el factor K baja a cerca de 0.8 o 1.0 (véanse los capítulos 5 y 15).

Testimonios de diferentes tipos (la correlación del factor K de la dieta de diferentes poblaciones con la incidencia de la hipertensión, la composición de la leche humana, los estudios clínicos y la simulación por computadora) dan la misma predicción cualitativa y casi la misma predicción *cuantitativa*. Esta es una señal muy alentadora de que el factor K de la dieta, si no es la clave para la prevención de la hipertensión, realmente tiene una función esencial.

RESUMEN

Tanto los riñones como el sistema endocrino (las hormonas) y el sistema nervioso tienen importantes funciones en la regulación de la presión sanguínea. Puesto que nuestras vidas dependen de que conservemos nuestra presión sanguínea, no sorprende que hayan evolucionado tantos sistemas para encargarse de esta importante función.

A pesar de esta complejidad, la simulación por computadora de un modelo que toma en consideración los sistemas más importantes, ha demostrado que el factor K superior a 5 en la dieta casi siempre conserva el equilibrio adecuado entre el potasio y el sodio en el cuerpo. Por otra parte, la simulación por computadora indica que el factor K de la dieta por debajo de 0.6 casi siempre da como resultado un desequilibrio en el cuerpo. En capítulos anteriores vimos que este desequilibrio casi inevitablemente conduce, tarde o temprano, a la hipertensión.

CAPITULO 18

FÁRMACOS ANTIHIPERTENSORES

En este capítulo se describe brevemente cómo reducen la presión sanguínea los fármacos antihipertensores. En la Tabla 14 aparece una lista con los fármacos antihipertensores más comunes. Todos tienen muchos otros efectos secundarios menos comunes que no se mencionan aquí. Mes con mes aparecen nuevos medicamentos; si el lector no encuentra aquí el que está tomando, consulte a su médico.

TABLA 14

FÁRMACOS ANTIHIPERTENSORES

Tipo	Nombre genérico	Nombre comercial	Efectos secundarios frecuentes
DIURÉTICOS			
Diuréticos de thiazida	Clorothiazida Clorthalidona Hidro- clorothiazida	Diuril Aldochlor* Diupress Hygrotón Regrotón Novothalidón Tenoretic Uridón Maxzide* Aldoril Dyazide*	Bajo potasio en el plasma debido a pérdida de potasio por la orina; debilidad muscular o calambres; desmayos al estar de pie, impotencia, aumento de triglicéridos en la sangre, aumento de colesterol en la sangre; aumento de ácido úrico en la sangre; bajo magnesio en el plasma

Advertencia: Quien esté tomando alguno de los fármacos adrenérgicos inhibidores, no debe suspenderlo bruscamente, pues puede provocarse un ataque cardiaco o la muerte repentina. De hecho, no hay que hacer ningún cambio en el tratamiento sin consultar al médico.

---

* Muchos fármacos comerciales combinan dos o más fármacos genéricos en una sola píldora; por ello, algunos nombres comerciales aparecen dos veces.

Tipo	Nombre genérico	Nombre comercial	Efectos secundarios frecuentes
Diuréticos retenedores de potasio	Spironolactone	Aldactone Aldactazide	Hipercalemia, crecimiento de los pechos en los hombres, dolor de pecho, irregularidades menstruales, problemas intestinales, letargo
	Triamtirene	Dyremium Maxzide* Dyazide*	Hipercalemia, náuseas, debilidad, calambres en las piernas
Otros diuréticos	Furosemide	Lasix	Pérdida de potasio, náuseas, vómito, diarrea, jaqueca, debilidad

DROGAS INHIBIDORAS ADRENÉRGICAS (DEL SIMPÁTICO)

Tipo	Nombre genérico	Nombre comercial	Efectos secundarios frecuentes
Inhibidores adregérnicos de acción central	Clonidina	Catapres Combipres	Somnolencia, cansancio, boca seca, estreñimiento, aturdimiento, disfunción sexual, insomnio, rebote de la hipertensión
	Metildopa	Aldoctor* Aldomet* Aldoril*	Jaquecas, debilidad, náusea, bocas seca, somnolencia, cansancio, estreñimiento, aturdimiento, disfunción sexual
Bloqueadores de las terminaciones nerviosas simpáticas	Guanetidina	Ismelín Esimil	Diarrea, debilidad, nariz tapada, falta de eyaculación, palpitaciones lentas
	Aloaloides Rauwolfia	Harmonyl Raudixin	Disfunción sexual, nariz tapada, depresión, apatía
	Reserpina	Diupress* Serpasil	Desvanecimiento al estar de pie, diarrea, debilidad, nariz tapada, falta de eyaculación, palpitaciones lentas, depresión
Bloqueadrenérgicos alfa	Fenoxybenzamina	Dibenzyline	Aturdimiento al estar de pie, nariz tapada, palpitaciones rápidas, falta de eyaculación
	Fentolamina	Regitina	Aturdimiento al estar de pie, debilidad, falta de eyaculación, nariz tapada, palpitaciones rápidas, náusea, vómito, diarrea

* Muchos fármacos comerciales combinan dos o más fármacos genéricos en una sola píldora; por ello, algunos nombres comerciales aparecen dos veces.

Tipo	Nombre genérico	Nombre comercial	Efectos secundarios frecuentes
	Prazosín	Minipress	Aturdimiento al estar de pie, debilidad, somnolencia, jaqueca, falta de eyaculación, nariz tapada, palpitaciones rápidas, náuseas, vómitos, diarrea, puede disminuir el colesterol de la sangre
Bloqueadores adrenérgicos beta	Metoprolol Nadolol Propanolol	Lopressor Corgard Inderal Inderide	Palpitaciones lentas, náusea, pérdida del apetito, cansancio, depresión, insomnio, pesadillas, pérdida de capacidad para hacer ejercicio, triglicéridos altos en la sangre, disfunción sexual
VASODILATADORES			
Vasodilatadores	Hidrazalina	Apresolina Dralzina Unipress	Jaqueca, palpitaciones rápidas, náusea
	Minoxidil	Loniten	Palpitaciones rápidas, retención de líquidos, crecimiento excesivo de vellos, dolor en los pechos
FÁRMACOS MÁS RECIENTES			
Inhibidores de angiotensina	Captopril Saralasin	Capotén Lopirín Coronin	Prurito, tos seca, peligro de hipercalemia, puede aumentar la mortalidad fetal durante el embarazo
Bloqueadores de los canales de calcio	Diltiazem Nifedipine	Anginyl Cardizem Adalat Nifedin	Jaqueca, aturdimiento, náusea, edemas
	Verapamil	Calan Cordilox Isoptin Vasolan	Bochornos, edemas, hipotensión, estreñimiento

Fuentes: Véase la referencia 1.

LOS DIURÉTICOS

DIURÉTICOS DE THIAZIDA

Los diuréticos son medicamentos que estimulan a los riñones para que produzcan una gran cantidad de orina. Los diuréticos de thiazida hacen que los riñones regresen menos sodio a la sangre y de esta manera lo excreten más. Esta mayor cantidad de sodio en la orina va acompañada de agua, con lo que aumenta el volumen de orina.

Los diuréticos de thiazida bajan la presión sanguínea de dos maneras. Primero, la pérdida de sodio y agua hace que disminuya el volumen de sangre, lo que a su vez reduce la presión, al disminuir la cantidad de sangre que bombea el corazón. Poco después, el volumen de sangre se normaliza, pero la presión se mantiene baja porque la pérdida de sodio del cuerpo tiene como resultado la disminución de la resistencia periférica al torrente sanguíneo (mediante los mecanismos descritos en el Capítulo 4).

Los diuréticos de thiazida no tienen ningún efecto en la presión arterial de las personas cuyos riñones ya no funcionan y que tienen riñones artificiales. Dado que los diuréticos no afectan la cantidad de sodio que elimina el riñón artificial, la menor resistencia periférica inducida por los diuréticos de thiazida se debe a la pérdida de sodio. Como lo ha repetido el doctor Louio Tobian, todos los médicos que tratan la hipertensión con diuréticos de thiazida están apoyando la idea de que el exceso de sodio es un factor clave en el origen de la hipertensión esencial.

Veamos la hipertensión de esta manera: nuestro cuerpo siente la presencia del exceso de sodio y reacciona aumentando la presión sanguínea, obligando a que pase más sangre por los riñones. El resultado es que algo del exceso de sodio y de agua pasa a la orina y se desecha. Al aumentar la excreción de sodio por medio de los riñones, los diuréticos de thiazida reducen el sodio que se encuentra en el cuerpo lo suficiente para que la presión sanguínea ya no tenga que elevarse.

Por desgracia, los diuréticos de thiazida también hacen que se excrete el exceso de potasio, lo que puede provocar una deficiencia de potasio en los músculos, provocando cierta debilidad, efecto secundario bastante frecuente de estos fármacos. Con esta pérdida de potasio también disminuye el nivel de potasio en el plasma. Si usted está tomando un compuesto de digitalis para el corazón, esta baja de potasio en el plasma puede ser peligrosa y producir arritmia.

Por supuesto, la ironía de los diuréticos de thiazida es que la deficiencia de potasio es parte del problema que causa la hipertensión primaria. Si bien todavía no conocemos todos los efectos de la deficiencia de potasio, sabemos a ciencia cierta que alteran el metabolismo de los carbohidratos, producen glicosuria (azúcar en la orina), alteran el equilibrio de base ácida, y causan enfermedades renales.

Una complicación frecuente de los diuréticos de thiazida es que elevan el nivel de ácido úrico en la orina, lo que puede precipitar un ataque de gota.

Como se mencionó en el Capítulo 2 y se analizó en el Capítulo 3, los diuréticos de thiazida también elevan los niveles de colesterol y de otras grasas en la sangre, lo que, como sabemos, aumenta las probabilidades de un ataque cardiaco. Como vimos en el Capítulo 2, el tratamiento de la hipertensión limítrofe con diuréticos de thiazida aparentemente aumenta el índice de decesos; la mayoría de las muertes provienen de ataques cardiacos.

El uso prolongado de diuréticos de thiazida disminuye el contenido de potasio y de magnesio en la sangre, lo que a su vez dificulta que el cuerpo recupere el potasio. El magnesio se necesita además para que las glándulas paratiroides reaccionen al calcio. Como ya indicamos, la deficiencia de calcio predispone a la hipertensión.

DIURÉTICOS RETENSORES DE POTASIO

Se cree que la espirolactona, que es un diurético retensor de potasio, bloquea la acción de la aldosterona. Como vimos en el Capítulo 17, esta hormona hace que los riñones conserven el sodio, al hacer que lo reabsorban en más cantidad de la orina preformada en los nefrones y lo regresen a la sangre. Por ello, cuando se administra espirolactona se bloquea este efecto de la aldosterona y se pierde más sodio por la orina, junto con el agua.

La aldosterona también estimula la secreción de potasio de la sangre hacia la orina que se forma en los nefrones. Por ello, la espirolactona hace que los riñones conserven potasio, manteniéndolo en el cuerpo en lugar de excretarlo por la orina junto con el sodio. Por esta razón, la espirolactona no tiene uno de los malos efectos de los diuréticos de thiazida: la pérdida de potasio. Podemos ver que la espirolactona tiene algunos de los mismos efectos benéficos en la presión sanguínea que la dieta con factor K alto. No obstante, la dieta con factor K alto no tiene ningún efecto secundario indeseable, en tanto que la espirolactona puede producir letargo, crecimiento del pecho en los hombres, dolor de pecho, irregularidades menstruales y problemas intestinales.

El otro diurético retensor de potasio que aparece en la Tabla 13 es el triamtereno, que inhibe directamente el transporte de sodio a la orina, y la secreción de potasio a la orina preformada en los túbulos urinarios. De manera que el triamtereno como la espirolactona favorecen la pérdida de sodio por la orina, conservando el potasio. Estos dos efectos reducen la presión sanguínea mediante los mecanismos descritos en el Capítulo 4. Sin embargo, el triamtereno puede producir náuseas, calambres en las piernas y debilidad.

OTROS DIURÉTICOS

La furosemida se ha empleado en el tratamiento de la hipertensión, la insuficiencia cardiaca congestiva y otros padecimientos que causan la acumulación de líquidos. Tiene efecto en los túbulos de los riñones, inhibiendo la reabsorción de sodio y de cloruro y, en cierta medida, de potasio. De esta manera, en la orina quedan más sales y agua. Deshacerse del excedente de sodio es bueno para reducir la presión sanguínea, pero la pérdida de potasio puede ser un efecto secundario dañino, como se vio en la sección sobre los diuréticos de thiazida.

INHIBIDORES ADRENÉRGICOS

Hay cuatro tipos de fármacos antihipertensores que inhiben el sistema nervioso simpático, cuya principal función es preparar al cuerpo para "luchar o escapar", enviando más sangre a los músculos de las extremidades. Para lograrlo, el sistema nervioso simpático hace que el corazón bombee más sangre, aumentando la fuerza de sus latidos y de sus contracciones. Además, estrecha los capilares que van al estómago, los intestinos, la piel y otras partes del cuerpo, ya que es más importante escapar de un tigre que digerir la hamburguesa o conservar la calma. Tanto el aumento de sangre que bombea el corazón como el aumento de resistencia de los capilares periféricos causados por la actividad nerviosa simpática aumentan la presión sanguínea.

Incluso cuando una persona descansa, sentada o de pie, sin sentir miedo, el sistema nervioso simpático tiene cierta actividad basal. Por ello hay un flujo constante de impulsos nerviosos que llegan a los músculos lisos de las arterias, haciendo que tengan el tono o tensión "de reposo". Un fármaco que inhibe el sistema nervioso simpático tiende a bajar la presión sanguínea, disminuyendo el tono basal del músculo liso, permitiendo que se ensanchen las arteriolas.

INHIBIDORES ADRENÉRGICOS CON EFECTO CENTRAL

Estos inhibidores pueden tener efectos centrales o periféricos. Los primeros bloquean el sistema nervioso simpático en el cerebro o en la médula. Ambos tipos de inhibidores producen efectos secundarios no deseables (véase la Tabla 14).

Methyldopa

La methyldopa inhibe el flujo de señales nerviosas que parten del sistema nervioso simpático. Ya que estas señales nerviosas generalmente le indican a las células de los músculos lisos de los capilares que se contraigan, su inhibición permite que se relajen las células de los músculos lisos de las arteriolas, con lo que se reduce la resistencia periférica y la presión sanguínea.

Clonidina

El principal efecto hipotensor de la Clonidina es su acción sobre el centro regulador de la presión sanguínea, que se encuentra en la médula espinal: inhibe la actividad de los nervios simpáticos y estimula el flujo de los nervios parasimpáticos. El resultado de estos dos efectos centrales es que baja la presión sanguínea. *Precaución: Si se suprime de golpe la clonidina, puede provocarse una crisis hipertensa que ponga en riesgo la vida.*

INHIBIDORES ADRENÉRGICOS DE ACCIÓN PERIFÉRICA

El resto de los fármacos de inhibición adrenérgica actúa principalmente sobre las terminaciones de los nervios simpáticos, donde establecen contacto funcional con las células de los músculos lisos. Por contacto funcional quiero decir que aquí es donde se transmiten las señales nerviosas para las células musculares, haciendo que se contraigan más. Las terminaciones nerviosas en realidad no tocan físicamente las células de los músculos nerviosos; están separadas por una pequeña brecha *sináptica*. Por ello, las señales nerviosas eléctricas no pueden ser enviadas directamente desde las terminaciones celulares nerviosas hasta las células del músculo liso (o corazón). Para recibir la señal a través de la brecha sinaptica, la señal nerviosa eléctrica hace que las terminaciones nerviosas simpáticas liberen el químico *norepinefrina* (que llamaré por su nombre común, *noradrenalina)*, que se almacena en la terminal nerviosa. Entonces la noradrenalina pasa por la brecha sináptica y se une a las moléculas *receptoras* de proteína que están en la superficie de las células de los músculos lisos. Esta unión hace que se abra un poro de la membrana de la célula muscular, permitiendo que el calcio penetre en ella, donde activa la maquinaria contráctil. Esto se ilustra en la Figura 23.

La reserpina y los alcaloides de rauwolfia

De la raíz de la *Rauwolfia serpentina*, arbusto trepador de La India, se obtienen varios alcaloides que los antiguos hindúes empleaban para tratar las picaduras de serpientes y la hipertensión. Desde que se redescubrieron los alcaloides de la rauwolfia en la década de 1950, la reserpina se ha utilizado ampliamente para tratar la hipertensión.

La reserpina y los demás alcaloides de la rauwolfia actúan reduciendo la noradrenalina de las terminaciones nerviosas. Aunque esto afecta al cerebro y a las terminaciones nerviosas periféricas, se cree que los efectos periféricos son más importantes. Debido a la disminución de la noradrenalina almacenada, las señales nerviosas liberan menos noradrenalina y se abren menos canales de calcio de la membrana del músculo liso, con lo que hay menos tensión en las células musculares, las arteriolas se dilatan y la presión sanguínea baja. El efecto de la reserpina dura aproximadamente una semana, por lo que el médico debe estar consciente del efecto acumulativo de las dosis diarias.

Guanetidina

La guanetidina, igual que la reserpina, inhibe la liberación *presináptica* de la noradrenalina, y lo hace tanto inhibiendo directamente el mecanismo liberador como reduciendo la cantidad de noradrenalina almacenada.

FIGURA 23

INERVACIÓN ALFA-ADRENÉRGICA DEL MÚSCULO LISO ARTERIOLAR

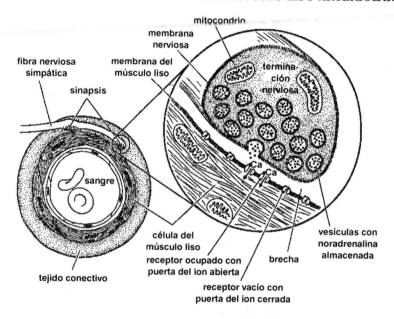

Fig. 23. Diagrama de la inervación simpática del músculo liso arteriolar. A la izquierda se ve el corte transversal de una arteriola; a la derecha está parte de ella aumentada, dentro de un círculo.

BLOQUEADORES ADRENÉRGICOS

A diferencia de la reserpina y de la guanetidina, que actúan sobre las terminaciones nerviosas, los bloqueadores adrenérgicos inhiben los receptores postsinápticos de la membrana del músculo liso, es decir, bloquean la membrana, para que no reciba noradrenalina. Normalmente, los receptores postsinápticos reaccionan ante la noradrenalina liberada por las terminaciones nerviosas. Existen dos grandes tipos de receptores de noradrenalina: los *alfarreceptores* y los *betarreceptores*, y existen fármacos "bloqueadores" para ambos.

Los alfabloqueadores

Los alfarreceptores se encuentran en las células de los músculos lisos, en casi todas las arteriolas del cuerpo. Cuando la noradrenalina activa estos receptores, las arteriolas se contraen. Entonces los fármacos alfabloqueadores (la fenoxybenzamina, la fentolamina y la prazosina) reducen la presión sanguínea bloqueando la transmisión de señales nerviosas del simpático a las arteriolas, permitiendo que el músculo liso arteriolar se relaje y ensanchando el paso para el torrente sanguíneo. Este efecto es mayor cuando se está de pie y es menor cuando se descansa acostado (cuando se está en reposo, se envían muy pocas señales nerviosas simpáticas). Los efectos secundarios de los fármacos alfabloqueadores se deben a que los alfarreceptores no sólo se encuentran en el músculo arteriolar, sino también en el músculo cardiaco, el músculo intestinal y el músculo del tracto sexual. Como puede verse en la Tabla 14, entre estos efectos secundarios están las palpitaciones rápidas, la diarrea, y la incapacidad para eyacular.

Parece que los alfabloqueadores como la prazosina en realidad mejoran los niveles de colesterol en la sangre.

Los betabloqueadores

Los betarreceptores se encuentran en las células de los músculos lisos de las arteriolas cardiacas, y en las arteriolas de los intestinos y de los músculos esqueléticos. La adrenalina activa estos receptores. La adrenalina es una hormona que liberan las células internas de las glándulas suprarrenales cuando son estimuladas por las señales nerviosas simpáticas, haciéndola circular por la sangre.

A diferencia de los receptores alfa de que acabamos de hablar, cuando los receptores beta son activados por la adrenalina se *dilatan* las arteriolas que tienen receptores beta. Por ello, uno pensaría que un betabloqueador como el propranolol, que bloquea la dilatación de estos receptores, puede constreñir las arteriolas del corazón, los intestinos y los músculos de las extremidades, y así provocar el aumento de la presión arterial. Pero, como el nivel de adrenalina que hay en la sangre normalmente es bastante bajo, y como los fármacos tienen otros efectos, los betabloqueadores logran reducir la presión sanguínea.

No sabemos a ciencia cierta cuáles son los mecanismos por lo que los betabloqueadores reducen la presión sanguínea, aunque parece que uno de ellos consiste en inhibir la renina que secretan los riñones y que pasa a la sangre. Normalmente, la secreción de renina se estimula cuando se activan los receptores beta en las células secretoras de los riñones. Como se describió en el capítulo anterior, la renina provoca un aumento de la producción de angiotensina en la sangre. La angiotensina II eleva la presión sanguínea por dos motivos: porque hace que se contraiga el músculo liso arteriolar, y porque actúa sobre la glándula suprarrenal, provocando que las células externas secreten más aldosterona en la sangre. A su vez, la aldosterona actúa sobre los riñones para que el cuerpo retenga sodio y agua, y para que pierda potasio por la orina. Al inhibir este proceso, los betabloqueadores ayudan a mejorar el factor K del cuerpo.

Otro mecanismo mediante el cual los betabloqueadores reduzcan la presión sanguínea tal vez sea la reducción de la cantidad de noradrenalina que liberan las terminales nerviosas simpáticas. Esto podría ocurrir porque hay receptores beta en la membrana terminal nerviosa que, cuando se activa, hace que se libere más noradrenalina. El propanol y los demás betabloqueadores bloquean esta liberación de noradrenalina.

Debido a que una importante función del sistema nervioso simpático consiste en preparar al cuerpo para "luchar o escapar", la actividad de este sistema aumenta en circunstancias de estrés, ya sean temporales o constantes. El aumento de actividad del sistema nervioso simpático hace el corazón lata más deprisa y aumenta la cantidad de sudor y otros síntomas de las personas que están bajo una fuerte presión. Un estudio publicado en el *American Journal of Medicine* describió el empleo de betabloqueadores en la prevención del miedo escénico que sufren los actores. Esto destaca la posibilidad de que las personas que consumen betabloqueadores no muestren síntomas o señales de tensión, aunque sí los experimenten.

Una de las limitaciones de los bloqueadores beta es que con frecuencia no tienen el mismo efecto sobre la presión alta de los negros que sobre la de los blancos. Otro problema es que disminuyen el volumen de sangre. Esto puede limitar seriamente la capacidad para hacer ejercicio y, por supuesto, el ejercicio es parte importante del programa de las personas hipertensas.

LOS VASODILATADORES

La hidrazalina y el minoxidil reducen la presión sanguínea debido a que actúan directamente sobre las células de los músculos lisos de las arteriolas, haciendo que se relajen. Un interesante efecto secundario del minoxidil es que estimula el crecimiento del cabello. Ahora hay una solución de este fármaco que se aplica en la cabeza de los jóvenes calvos para estimular el crecimiento de cabello nuevo. El minoxidil para esta aplicación externa se llama Regaine.

LOS ÚLTIMOS FÁRMACOS

INHIBIDORES DE LA ENZIMA CONVERSORA DE ANGIOTENSINA (ECA)

Ya describimos cómo el propranolol, que es un betabloqueador, reduce la presión sanguínea al inhibir la secreción de renina. A su vez, con la inhibición de renina se reduce la cantidad de angiotensina que hay en la sangre.

También hay fármacos que reducen específicamente los niveles de angiotensina II. Hemos visto que esta hormona causa algunos de los problemas de la hipertensión. La enzima conversora de angiotensina es necesaria para convertir la angiotensina I en angiotensina II. Esto es especialmente importante en los casos de hipertensión con renina alta. Ya que la renina cataliza la producción de angiotensina I, quienes tienen niveles altos de renina en la sangre también tienen niveles altos de angiotensina II, *a menos que* se inhiba la enzima conversora de angiotensina.

El captopril es un inhibidor de ECA que baja el nivel de angiotensina II que hay en la sangre, frenando la producción de angiotensina II estimulada por la renina. El saralasín reduce los efectos de la angiotensina en los riñones y en el músculo liso arteriolar. Estos inhibidores de angiotensina son especialmente eficaces para reducir la presión de las personas hipertensas cuyos niveles de renina son superiores a los normales.

Los inhibidores de ECA, como el captopril, han resultado eficaces para tratar la hipertensión de las personas diabéticas. Además, el captopril baja la presión sanguínea sin disminuir ni *aumentar* el flujo de sangre hacia el corazón, el cerebro y los riñones, a diferencia de algunos diuréticos y betabloqueadores que sí reducen el flujo sanguíneo hacia estos órganos vitales. Por lo menos un inhibidor de ECA (el lisinopril) permite, a diferencia de los betabloqueadores, la práctica del ciclismo y de ejercicios en caminadora, cuando se emplea para tratar la deficiencia cardiaca congestiva.

Sin embargo, como todos los fármacos, los inhibidores de ECA tienen sus inconvenientes. Igual que los betabloqueadores, muchas veces dan mejores resultados en los hipertensos de raza blanca que en los negros. Además, crece el consenso de que los inhibidores de ECA no deben tomarse durante el embarazo, debido a que provocan la pérdida del 80% de los fetos de los animales de laboratorio. También aumentan las complicaciones fetales graves en los seres humanos, incluyendo la muerte neonatal y la insuficiencia renal del recién nacido.

BLOQUEADORES DE LOS CANALES DE CALCIO

Como se señaló en el capítulo 4, de la concentración de calcio que hay en las células de los músculos lisos depende la cantidad de tensión de dichas células. Mucho de este calcio entra a las células por los canales de calcio "lentos" que tienen las membranas de dichas células, y que pueden abrirse cuando disminuye el voltaje de la membrana, como sucede con las células estimuladas por el simpático. Los bloqueadores de los canales de calcio cierran estos canales y hacen que el paso del calcio a las células sea más lento, deteniendo el incremento de calcio en las células lisas de los músculos de las arterias de resistencia, y reduciendo la constricción del canal para el flujo de la sangre. Los bloqueadores de los canales de calcio permiten que el corazón demasiado crecido, tan común entre los hipertensos, recupere su tamaño normal.

Parece que los bloqueadores de los canales de calcio no tienen efecto negativo en los niveles de colesterol o de potasio que hay en el plasma. Sin embargo, pueden afectar el metabolismo de los carbohidratos de los pacientes diabéticos.

RESUMEN

Los fármacos empleados para el tratamiento de la hipertensión funcionan mediante una serie de mecanismos que, por lo general, sólo tratan el síntoma (la presión sanguínea alta), sin curar la causa.

Todos tienen efectos no deseados porque actúan en diferentes lugares del cuerpo y alteran su equilibrio normal. Entre los efectos secundarios más frecuentes están los siguientes:

> *Cambios indeseables en el colesterol y en los triglicéridos de la sangre.* Esto es frecuente en el caso de los diuréticos y de los betabloqueadores. Parece que no ocurre con los bloqueadores de los canales de calcio ni con los inhibidores de ECA. Algunos alfabloqueadores, como el prazonín, pueden efectuar un cambio positivo el colesterol de la sangre.

Cambios indeseables en los niveles de potasio en el plasma. Con frecuencia, los diuréticos de thiazida disminuyen el potasio en el plasma. Los diuréticos retensores de potasio y los inhibidores de ECA elevan por encima de lo normal los niveles de potasio en el plasma. Si los elevan muy por encima del límite normal, la situación puede ser muy *peligrosa*, ya que puede conducir a la potencialmente fatal arritmia cardiaca.

Impotencia. Como vimos, entre los efectos secundarios de la mayoría de estos fármacos está la disfunción sexual. Cuando hablé de esto con un cardiólogo, me comentó que era lógico esperar que se presentara impotencia con casi todos estos fármacos. Este es otro caso en el que no reconocí que "2 + 2 = 4". Cuando le pregunté por qué, me explicó que es obvio: para que haya erección debe aumentar la presión sanguínea en el pene. Por lo tanto, con cualquier fármaco que interfiera con los mecanismos que elevan la presión local, inevitablemente se corre el peligro de que se inhiban las erecciones. Esto incluye los diuréticos de thiazida, los betabloqueadores y los bloqueadores de los canales de calcio.

En cambio, el programa de alimentación y ejercicios que se propone en este libro rectifica el desequilibrio causante de la hipertensión, y en lugar de los efectos secundarios de los fármacos, que lo hacen a uno sentirse *peor*, el programa del factor K hace que nos sintamos *mejor*. Por último, en todos estos años, nadie ha informado que los plátanos o el brócoli, o cualesquiera otras frutas o verduras, hayan causado un solo caso de impotencia.

SEPTIMA PARTE

PARA
EL MÉDICO

CAPITULO 19

INFORMACIÓN PARA EL MÉDICO

El propósito de tratar a los pacientes hipertensos es prevenir las enferme-
dades y los decesos relacionados con la presión alta, y controlarla hacien-
do el menor daño posible.

Quinto Informe del Comité Nacional Colectivo, 1993

Algunos médicos han tenido sus reservas para tratar durante varios años la hipertensión exclusivamente con fármacos. Ya en 1983, el doctor Norman Kaplan señaló que el tratamiento sin fármacos de los hipertensos limítrofes y benignos "debía ser obvio para los dogmas y las prácticas corrientes". Pero, hasta 1984, la posición médica oficial del Comité Nacional Colectivo para la Detección, Evaluación y Tratamiento de la Presión Sanguínea Alta, abogaba por la aplicación del tratamiento medicamentoso para todos los hipertensos.

El movimiento en contra de los fármacos ha comenzado. En su Informe Especial de 1984, el prestigioso Comité Nacional Colectivo empezó a recomendar que ya no se les diera terapia medicamentosa a los pacientes con hipertensión no severa, a menos que tuvieran factores de riesgo. En este Informe, el Comité recomendó: "A quienes tengan presiones diastólicas entre 90 y 94 mm Hg, y que por lo demás no corran riesgos, debe aplicárseles terapia no farmacológica, y al mismo tiempo vigilar cuidadosamente su presión sanguínea". Además, en su Informe de 1988, el Comité Nacional Colectivo agregó un paso más a los primeros cuatro. Este paso, que es el primero de la nueva estrategia, consiste en tratamientos basados en el cambio de costumbres. Y, en otra estrategia en esta misma dirección, el Informe de 1988 recomendaba que se probara un tratamiento de "reducción" de la terapia medicamentosa en aquellos pacientes con hipertensión benigna que, luego de empezar con los fármacos, tuvieran la presión normal por lo menos durante un año. Esta tendencia continúa en el Informe de 1993 del Quinto Comité Nacional Colectivo, que ahora hace mucho más hincapié en el cambio de hábitos para tratar la hipertensión.

Esta tendencia, que recalca la importancia de la manera de vivir, surgió debido a los sorprendentes resultados del estudio MRFIT, que demostró una disociación entre los efectos de los fármacos en la presión sanguínea y los decesos. Cuando se aplicó la terapia de "pasos" en lugar del "tratamiento normal" para bajar la presión, no disminuyeron los decesos en el grupo con presiones diastólicas entre 95 y 100 mm Hg, y puede que de hecho haya aumentado en el grupo con presiones diastólicas entre 90 y 94 mm Hg.

Hasta el 75% de los estadounidenses que padecen hipertensión tienen presiones diastólicas entre 90 y 104 mm Hg. Así que es posible que la mitad de las personas hipertensas tengan presiones diastólicas entre 90 y 100 mm Hg y caigan dentro de la categoría de los que no pueden mejorar sus expectativas de vida con la terapia medicamentosa, según los estudios MRFIT y MRC.

Una terapia medicamentosa que dura toda la vida no sólo es cara, sino que con frecuencia tiene efectos secundarios desagradables. Muchos de estos efectos son bien conocidos, pero, como han señalado los doctores Berchtold, Sims, Horton y Berger, de la Escuela de Medicina de la Universidad de Vermont, todavía no hay forma "de conocer o evaluar los efectos posibles a largo plazo que puede tener en la población el tomar medicamentos durante décadas". Si bien se asegura que los fármacos más recientes tienenenos efectos secundarios serios, debemos escuchar la advertencia del Quinto Informe del Comité Nacional Colectivo, que nos recuerda que todavía no se informa sobre el resultado de las pruebas clínicas controladas a largo plazo, los efectos de los alfabloqueadores, los inhibidores de ECA, y los antagónicos de calcio, en las complicaciones vasculares y en los decesos entre los pacientes hipertensos.

Dado que la hipertensión primaria* se debe a una predisposición genética que sólo se manifiesta como resultado de costumbres erróneas (especialmente la mala preparación de los alimentos, la falta de ejercicio y la obesidad), parece que la única respuesta permanente está en la buena nutrición, el ejercicio, y el peso normal, como se explica en este libro y como recomienda el Comité Nacional en su Quinto Informe.

Dados los adelantos que se analizan en este libro, es razonable esperar que, con el paso del tiempo, cada vez más pacientes con hipertensión primaria reciban tratamientos no medicamentosos. Como recomienda el Comité Na-

---

* En lugar del término *hipertensión esencial*, utilizo el término *hipertensión primaria*, que es más antiguo. Descubrí que a algunos lectores les confundía el término "esencial", porque creían que algo que es "esencial" debe ser necesario o bueno.

cional, quienes reciben tratamientos medicamentosos también deben cambiar su alimentación y hacer ejercicio.

De hecho, dados los testimonios presentados en este libro, de que casi todos los casos de hipertensión se deben a malos hábitos, podemos esperar el día en que nuestra sociedad rectifique su manera de preparar los alimentos, y que la hipertensión primaria se vuelva un problema poco frecuente. Este reconocimiento llevó al Grupo de Trabajo del Programa Nacional Educativo sobre Presión Sanguínea Alta, auspiciado por el Instituto Nacional del Corazón, los Pulmones y la Sangre, a hacer esta declaración:

> ...este es un momento adecuado para que el Programa Nacional Educativo sobre Presión Sanguínea Alta, junto con otros grupos interesados, inicie una campaña nacional cuyo propósito sea la prevención primaria de la presión sanguínea alta... Esta campaña debe informar a los proveedores de cuidados médicos y al público en general sobre aquellos factores y costumbres que aumentan el riesgo de llegar a tener la presión alta...

EL PROPÓSITO DEL TRATAMIENTO DE LA HIPERTENSIÓN

Este propósito no se limita a bajar la presión sanguínea. En su Informe de 1993, el Comité Nacional Colectivo nos recuerda que el propósito definitivo es *"prevenir las enfermedades y los decesos relacionados con la presión alta, y controlar la presión haciendo el menor daño posible"*.

Esto es lo que no debemos perder de vista. Todo lo que se analiza en este libro indica que, para lograrlo, necesitamos rectificar los desequilibrios fundamentales del nivel celular que causan la presión alta, los niveles altos de insulina y los niveles anormales de colesterol que caracterizan el síndrome de la hipertensión.

RESTABLECIMIENTO DEL EQUILIBRIO

Este libro resume los testimonios de que la hipertensión primaria no sólo implica el aumento de los niveles de insulina y de colesterol, sino que con más frecuencia se debe al desequilibrio entre el sodio, el potasio, el calcio y el magnesio que hay en el cuerpo. Los testimonios directos de este desequilibrio provienen de la observación de que los hipertensos *no tratados* tienen una deficiencia importante de potasio (véase el Capítulo 15). Este desequilibrio provoca un funcionamiento anormal de las células, y la presión alta sanguínea es sólo *una* consecuencia. (Otras consecuencias son el engrosamiento y otras alteraciones de los capilares, los niveles altos de insulina en el plasma, y los niveles altos de colesterol en la sangre.)

Es importantísima la observación de que el aumento del potasio en la dieta, y con ello el aumento del factor K, protegen de las embolias a los seres humanos. El doctor Lou Tobian (véase el Capítulo 6) y su grupo de Minnesota han llevado a cabo amplios experimentos con ratas hipertensas, demostrando que el efecto protector del potasio es *independiente de los cambios de la presión sanguínea*. Además, ahora se ha demostrado que el potasio tiene el mismo efecto protector contra las embolias en los humanos. *Nunca está de más recalcar la importancia de esto.*

Al confirmar los experimentos originales del doctor George Meneely y de Con Ball, el grupo del doctor Tobian ha ido mucho más allá y ha demostrado que el potasio protege a las ratas de las embolias, y también de las enferme-dades renales. Estos resultados, obtenidos con animales de laboratorio, indi-can que al aumentar el factor K no sólo deben disminuir las embolias en los seres humanos, sino deben también protegernos de las enfermedades renales resultantes de la hipertensión.

De hecho, por lo que sabemos de fisiología y biofísica básica, este efecto protector del potasio, independiente de la presión sanguínea, pudo haber sido predicho antes, si hubiéramos pensado en ello. El efecto del potasio en la presión sanguínea se *predijo debido a nuestro conocimiento de la biofísica y la fisiología básicas* (eso hizo que varios de nosotros, que tenemos experiencia en la investigación básica, pensáramos de esta manera en primer lugar.)

Ahora sabemos que el equilibrio de los iones de potasio, sodio y calcio, así como el pH de la célula, desempeñan un papel importante en la regulación de varios procesos celulares fundamentales, entre ellos la división celular. Por ello, no hay que descartar que el desequilibrio de la dieta que produce la hipertensión en aquellos con la propensión genética, puede producir también otros problemas. Por ejemplo, hay testimonios de que una dieta con mucho sodio puede aumentar la probabilidad de cáncer en el estómago.

El aumento de testimonios de que el potasio puede prolongar la vida, *cambie o no la presión sanguínea,* indica que nuestro propósito no debe limitarse a bajar la presión sanguínea. Esto no sólo demuestra la importancia de una dieta con el potasio necesario: también pone en evidencia que la presión sanguínea es una *señal* del problema de fondo, y no todo el problema, como antes pensábamos.

La manera obvia de lograr nuestro propósito es equilibrar de nuevo las células del cuerpo. Si bien los fármacos pueden reducir la presión sanguínea y el colesterol de la sangre, falta ver si pueden restablecer el equilibrio normal entre el sodio, el potasio, el calcio, el magnesio y el pH de las células. Hay que restaurar el equilibrio celular con una dieta equilibrada, eliminando al mismo tiempo la obesidad y la falta de ejercicio, factores que impiden que el cuerpo conserve su equilibrio iónico normal. En otras palabras, debemos mantenernos en forma y comer los alimentos que convienen a nuestro organismo.

El tratamiento más seguro parece consistir en ajustar la proporción de potasio y sodio en los alimentos que comemos, disminuir el exceso de grasa corporal, hacer ejercicio con regularidad, y evitar el exceso de alcohol.

LOS "PELIGROS" DEL POTASIO

¿Es peligroso un programa que aumenta de manera importante la ingestión de potasio? No si el aumento se hace de manera gradual, como se indica en el capítulo 10, y si los riñones funcionan normalmente. Todavía no se reconoce que el cambio gradual, efectuado en el transcurso de algunos días, permite que los mecanismos *extra renales* (que llevan potasio a las células) y los mecanismos *renales* (que excretan parte del exceso de potasio) se vuelven más eficaces para "impedir" que se eleve el potasio del plasma.

Los médicos temen administrar por vía oral cuanto contenga sales de potasio. Un caso típico de esta reserva es la siguiente afirmación, que aparece en un libro publicado en 1978, sobre la atención de la hipertensión esencial: "El uso indiscriminado de sustitutos de sal debe condenarse como práctica peligrosa. Se ha informado que un niño que ingirió entre 1 y 15 cucharaditas de un sustituto de sal, que tomó de los medicamentos de su padre, sufrió una intoxicación severa e hipercalemia (potasio alto en la sangre) casi fatal".

También la sal de mesa puede ser venenosa, sobre todo para los niños. Por ejemplo, la Associated Press informó en Estados Unidos, en marzo de 1984, sobre la muerte de un infante que bebió leche en polvo accidentalmente contaminada con ClNa.

EL POTASIO NO DEBE INSPIRAR MIEDO, SINO RESPETO

¿Por qué tantos médicos le temen al potasio? Lo siguiente, que sólo es una especulación, puede ser la explicación: los médicos tenemos nuestra primera experiencia con el uso del potasio en un hospital, donde suele administrarse por vía intravenosa. Como sabemos, si el fluido que contiene potasio pasa a la sangre demasiado rápido, puede elevarla a niveles que provoquen arritmia cardiaca. Como puede comprenderse, en los hospitales se enseña a las enfermeras y a los médicos que el potasio puede ser *muy* peligroso. Esta prevención hacia el potasio se ve reforzada por el hecho de que las píldoras que contienen potasio producen úlceras en el estómago*. Siempre que los médicos oyen hablar del potasio es para prevenirlos, y, en los casos que acabamos de mencionar, hay que acatar esas advertencias.

Sin embargo, estamos hablando ahora de un medio *sano,* no de un ambiente *enfermo (o de un hospital).* En un ambiente sano, como el del hogar, donde el potasio se ingiere por vía oral, el potasio extra es otro asunto, sobre todo cuando se toma de alimentos naturales, como las frutas y las verduras. En los alimentos naturales, el potasio forma parte de materiales orgánicos, y por ello la sangre lo absorbe más lentamente. Desde luego, los riñones normales pueden encargarse de las cantidades de potasio recomendadas en este libro, si se toman en forma de alimentos.

De hecho, la dieta rica en potasio necesaria para prevenir o curar la hipertensión es precisamente la que ingieren los grupos entre los cuales la hipertensión es rara. Además, nuestros antepasados evolucionaron a lo largo de millones de años alimentándose con una dieta rica en potasio**. Durante ese tiempo, nuestros riñones y nuestros mecanismos extra renales desarrollaron los medios para hacer frente a cantidades de potasio muy superiores a las que come ahora la mayoría de nosotros. Si el potasio de los alimentos fuera peligroso, nuestra raza se hubiera extinguido. Y si la gran cantidad de potasio que contienen muchos alimentos naturales (por ejemplo, la papa o el plátano) fuera peligrosa para la gente, el vegetarianismo sería cosa del pasado.

Todo indica que, si se siguen nuestras indicaciones y el paciente tiene los riñones sanos, *este procedimiento,* a diferencia del tratamiento con medicamentos, *no puede hacernos ningún daño.*

LA IMPORTANCIA DE REGULAR EL POTASIO EXTRA RENAL

Muchos médicos temen prescribir potasio por vía oral debido a la posibilidad de hipercalemia. Es ampliamente reconocido que ésta puede ser el resultado de una enfermedad renal debido a la cual se excrete menos potasio. Aunque los mecanismos externos se encargan de gran parte del potasio, esto es importante cuando la producción es grande, como lo ha estudiado el doctor Ralph DeFronzo, de la Escuela de Medicina de la Universidad Yale. Cuando se administran por vía intravenosa 50 mEq de potasio durante cuatro horas, el potasio sólo sube en el plasma 1mEq/L, no los esperados 3 mEq/L, como sucedería si todo permaneciera en el fluido extracelular. No obstante, duran-

---

* La tendencia de las píldoras de potasio a provocar úlceras se debe a que cuando se disuelven en el intestino se concentra una gran cantidad de sal de potasio.
** Desde esta perspectiva, lo que aquí se recomienda no es una dieta "alta en potasio", sino una dieta con niveles *normales* de potasio. En realidad, la dieta de la sociedad moderna es baja en potasio.

te este tiempo los riñones sólo extraen el 40% de la producción de potasio. Los mecanismos extrarenales eliminan de la sangre el potasio restante, llevándolo a las células.

El más importante de estos mecanismos extrarenales está relacionado con el alza de insulina en la sangre, efectuada por el potasio del plasma. El nivel alto de insulina opera a través del mecanismo que registraron primero mi grupo de investigadores y el grupo del doctor Torben Clausen en Aarhus, Dinamarca, o sea, la estimulación de la bomba de sodio y de potasio efectuada por la insulina. Según el doctor DeFronzo, la insulina es "la hormona más potente para la regulación extra renal del potasio". Esto tiene consecuencias prácticas, como lo demuestra el que, en los perros, la diabetes duplica el nivel de potasio en el plasma como reacción a la producción de potasio.

Cuando se restablece el potasio en el cuerpo, mejora notablemente la facultad de encargarse de la producción de potasio sin inutilizar el potasio del plasma. A esto se le llama tolerancia al potasio. Por lo contrario, cuando alguien tiene deficiencia de potasio, se altera su facultad para hacer frente a una carga de potasio. De manera que la deficiencia de potasio plantea un problema delicado: hay que recuperar el potasio, pero no de golpe.

Esta disminuida facultad para encargarse del potasio puede explicar, por lo menos parcialmente, el descubrimiento del doctor Torben Clausen, de que, al privar a las ratas de potasio, disminuye un 80% el número de bombas de sodio y potasio de sus músculos. Puesto que la insulina sólo afecta el trabajo de cada bomba, esto reduce el efecto de la insulina de eliminar el potasio del plasma durante una carga de potasio.

De esto pueden aprenderse dos lecciones clínicas por lo menos:

1. Cuando se sospecha que una persona tiene una menor cantidad de potasio total en el cuerpo, el potasio debe reintegrarse de manera *gradual* mediante la dieta, y sobre todo intravenosamente, en el transcurso de una a dos semanas. Así se indica en las sugerencias sobre nutrición del capítulo 10, donde se señala cómo empezar el programa. Los testimonios muestran claramente que la mayoría de las personas hipertensas que no reciben tratamiento tienen una cantidad menor de potasio total en el cuerpo. Esto puede agravarse cuando toman diuréticos de thiazida.

2. Debido a la posibilidad de una hipoinsulemia relativa, es posible que los mecanismos extra renales reguladores del potasio de la mayoría de los diabéticos estén afectados. En tantos se ahonda en las investigaciones, es muy importante que el potasio se aumente gradualmente en la dieta de los diabéticos. Además, conviene verificar el potasio del plas-

ma, tal vez cada tercer día, y durante un par de semanas, hasta que alcance una nueva estabilidad. Por supuesto, las dosis de insulina deben mantenerse en los niveles adecuados.

¿Y LAS ENFERMEDADES RENALES?

Como sabemos, los complementos de potasio líquidos o en forma de píldoras pueden constituir un riesgo para las personas cuyos riñones no funcionan perfectamente. Lo mismo puede decirse de los sustitutos de sal que contienen potasio, y que los pacientes puedan tomar aunque el médico no los aconseje. De manera que, durante el primer examen físico, es especialmente importante realizar un análisis de orina y de creatinina en el suero para evaluar el funcionamiento de los riñones.

Si el paciente tiene un problema renal, se debe evaluar el funcionamiento de sus riñones, incluyendo la cantidad de filtración glomerular (CFG). El tratamiento deber ser especial para cada paciente. Por supuesto, si el paciente tiene altos la creatinina y el potasio en el suero, esto significa sin lugar a dudas que sus riñones tienen problemas con el potasio. Si el padecimiento renal es tan grave que se necesita una máquina de diálisis, hay que tener precaución con los alimentos ricos en potasio.

Pero recordemos que no columns hablando de cantidades de potasio realmente "grandes", sino de cantidades "grandes" tomando en cuenta la defi ciencia de la dieta. Las "grandes" cantidades requeridas son las que se encuentran en los alimentos antes de que sean procesados comercialmente o en nuestras cocinas. Virtualmente cualquier paciente que coma muchas verduras y frutas puede tener una dieta con un factor K alto. Si se cree que puede tener algún problema renal a pesar de la protección de los mecanismos extra renales, conviene indicarle que evite los sustitutos de sal que contengan potasio. Probablemente esto es exagerado, pero es fácil obtener el factor K adecuado sólo de los alimentos, si se eligen y preparan como se debe.

CÓMO DIAGNOSTICAR LA HIPERTENSIÓN

Los nuevos criterios para diagnosticar la hipertensión, definidos por el Comité Nacional Colectivo, se señalan en la Tabla 1 del capítulo 1. Para evitar su diagnóstico erróneo, el comité también sugiere lo siguiente:

La hipertensión no debe diagnosticarse a partir de una medición única. Si las primeras lecturas resultan elevadas, deben confirmarse por lo menos en dos visitas consecutivas, y a lo largo de una o más semanas (a menos que la presión sistólica sea de 210 mm Hg o mayor, y la diastólica sea de 120 mm Hg o superior), con niveles promedio de presión diastólica de 90 mm Hg o mayor, y presión sistólica de 140 mm Hg o mayor requerida para diagnóstico.

Esta advertencia refleja la advertencia de un editorial del *American Journal of Cardiology* de 1987, en el cual el doctor Norman Kaplan, de Dallas, Texas, habla sobre el diagnóstico erróneo de la hipertensión debido a la influencia del consultorio en la presión del paciente:

> Cuando se toman fuera del consultorio, las mediciones del 80% de los pacientes son más bajas. Este estudio y muchos otros demuestran el hecho ineludible de que, en el caso de algunos pacientes, el consultorio del médico es el único lugar donde tienen la presión alta.

El doctor Kaplan calcula que el 20% de las personas consideradas hipertensas en realidad sólo padecen lo que él llama "hipertensión de bata blanca".

Una vez que se diagnostique la hipertensión, y antes de iniciar el tratamiento, deben tomarse en cuenta las posibles causas de la hipertensión secundaria, como las señaladas en el Capítulo 9.

RECOMENDACIONES PARA EL TRATAMIENTO DE LA HIPERTENSIÓN PRIMARIA

Al presentarse el Informe Especial de 1984, surgió el consenso de que quienes tienen presión diastólica por debajo de 95 mm Hg no deben recibir tratamiento a base de medicamentos. En este Informe Especial se señaló además la eficacia de tratamientos sin medicamentos, como sería bajar de peso, incluso en las personas con hipertensión severa que reciben tratamientos medicamentosos. El Informe de 1988 del Comité Nacional Colectivo agregó un paso nuevo, en el cual se aplican tratamientos no farmacológicos "a algunos pacientes", antes de los cuatro pasos farmacológicos (véase la Figura 3 del capítulo 2). Además, este informe recomienda que en el caso de pacientes con hipertensión benigna cuya presión sanguínea se haya controlado durante un año cuando menos, se piense en la posibilidad de reducir paso a paso los fármacos antihipertensores.

El Informe de 1993 va más allá y recomienda que se anime a los pacientes hipertensos de las fases 1 (presión diastólica 90-99 mm Hg) y 2 (presión diastólica 100-109) para que, antes de recurrir a los fármacos para bajar la presión, modifiquen algunas de sus costumbres durante tres a seis meses* .

---

* En el Informe de 1993 del Comité Nacional Colectivo se declara que la presión diastólica inicial de 120 mm Hg o más, y la presión sistólica de 210 mm Hg o más, o la evidencia de daño en el órgano del caso, pueden requerir terapia medicamentosa inmediata

Este informe recomienda además que, si en este lapso la presión no baja de manera significativa, se continúe con las nuevas costumbres *incluso después* de iniciar la terapia medicamentosa.

Además de efectuar cambios de costumbres que aumenten el factor K de la dieta, hacer más ejercicio, de reducir el exceso de peso y el consumo de alcohol, el Quinto Informe del Comité Nacional Colectivo también hace hincapié en que para las personas hipertensas es esencial evitar el tabaquismo. Recuerdo el editorial que acompañaba el estudio de 1985 del Consejo Británico sobre Investigación Médica, que terminaba así:

> Al aconsejar a los pacientes hipertensos, debemos seguir haciendo hincapié en la gran importancia de abstenerse de fumar, pues puede que ésta resulte una medida terapéutica para bajar la presión sanguínea más importante que la prescripción de fármacos.

El Informe de 1993 señala que el costo de la terapia contra la hipertensión a lo largo de toda una vida, 70% del cual se debe al costo de los fármacos, es un elemento importante del compromiso financiero de la nación con la salud. De acuerdo con ello, el Informe de 1993 termina aseverando que "por razones tanto personales como sociales, reducir el costo al mínimo debe ser un elemento esencial de la responsabilidad de quienes proporcionan los servicios de salud".

La información de este libro ayudará al médico a motivar a sus pacientes y a explicarles, como recomienda el Quinto Informe, el significado de la lectura de la presión sanguínea y de las costumbres que deben cambiar y que, sin ningún costo, les darán mayor protección contra la hipertensión. Y, como se recomienda en el Quinto Informe, parece lógico que, incluso cuando se utilicen medicamentos, se continúe con las nuevas costumbres, como el tratamiento del factor K, ya que el propósito debe ser corregir el problema de raíz, no sólo bajar la presión sanguínea. Tal vez la excepción es cuando los fármacos son diuréticos retensores de potasio, betabloqueadores, o inhibidores de ECA (véase la siguiente advertencia).

La evidente ventaja de los fármacos sigue estando en las circunstancias en las que uno desea bajar rápidamente la presión; si llega un paciente con hipertensión severa, estaremos de acuerdo en echar mano de los fármacos para bajar la presión hasta estar fuera de peligro, y preocuparse por la nutrición y el ejercicio después.

¿CUÁL ES EL FACTOR K DESEABLE?

Recordemos, por los testimonios resumidos en los capítulos 5 y 7, que cualquier persona con un factor K* menor de 1.4** y con predisposición genética puede padecer hipertensión primaria. Cuando la proporción de potasio y sodio cae por debajo de 1.0 o 0.8, aumenta rápidamente la probabilidad de padecer hipertensión genética, y de que sea severa. Como se indicó en el capítulo 5, el factor K de la dieta del estadounidense común es de sólo 0.38, precisamente en la zona de mucho peligro.

En el capítulo 5 se señaló que la hipertensión es rara en las poblaciones en las cuales el factor K tiene un valor de 2 o más. En las pruebas clínicas, la presión sanguínea sólo se *normaliza* cuando el factor K sube por encima de 3 o 4 (el mismo valor de la leche humana). Esto indica que el factor K debe mantenerse bastante por arriba de 4. Pero en el capítulo 15 vimos que puede ser malo aumentar demasiado la cantidad *total* de sodio y de potasio, aunque el factor K sea superior a 4. Por ello, no sólo debe *aumentarse* el nivel de potasio, sino que debe *disminuirse* el nivel de sodio. Recordemos que en Estados Unidos la gente consume varias veces la cantidad requerida de sodio. Si bien el requisito mínimo seguro de sodio se ha fijado en 1,100 mg diarios, lo más probable (véase el testimonio del capítulo 16) es que sea sólo de 200 a 300 mg diarios (500 a 800 mg de ClNa). Cuando los alimentos se procesan y preparan como lo hace la mayoría de los estadounidenses, contienen *varios gramos* de sodio diarios. En Estados Unidos es casi imposible conseguir menos sodio del necesario. Recordemos que la mayoría de los estadounidenses tienen mucho camino que recorrer: desde el factor K promedio de 0.38 hasta el valor recomendado, que es cuando menos diez veces más alto.

CÓMO EMPEZAR

Debido a que el cuerpo pierde la capacidad para manejar el potasio cuando lo tiene en cantidades deficientes, debe restituirse lentamente. Como se indicó en el capítulo 10, conviene eliminar el uso de la sal de mesa una semana antes de empezar con la primera semana del programa de menús. Durante esta semana de transición, el factor K se aumenta a cerca de 4. Si los riñones funcionan mal, hay deficiencia de insulina, o si el paciente es de edad avan-

---

* La proporción del potasio respecto del sodio.
** Este umbral de alrededor de 1.5 no es absoluto, sino que varía entre 0.6 y 3.0 aproximadamente. Además, el umbral es una variable que depende de otros parámetros analizados en este libro, incluyendo el calcio de la dieta, las cantidades totales de sodio y potasio, y el ejercicio. No obstante, parece que las cifras aquí presentadas sirven de ejemplo práctico.

zada, se pueden hacer algunas sustituciones en la dieta para aumentar el factor K más lentamente.

SUSTITUTOS DE SAL QUE CONTIENEN POTASIO

El uso moderado de sustitutos de sal que contengan potasio no es peligroso. Se ha informado que, cuando los riñones de una persona adulta funcionan normalmente, hasta 175 mEq diarios (6.8 gramos diarios) de potasio no son peligrosos. Es muy improbable que un adulto ingiera más sales de potasio de las necesarias para dar sabor a sus alimentos, ya que 6.8 gramos son 2 cucharaditas. Probablemente el mayor peligro es para los bebés, que pueden ingerir estas sales en exceso, como en el caso de McMahon citado párrafos antes. Por ello, a pesar de que se recomienda el uso de sustitutos de sal, *deben mantenerse fuera del alcance de los niños,* como muchas otras cosas.

SUPLEMENTOS DE POTASIO EN FORMA LÍQUIDA O EN PASTILLAS

Sólo en los casos en que el paciente no efectúe los cambios adecuados en la dieta, y especialmente si toma diuréticos de thiazida, puede el médico, luego de evaluar el funcionamiento de los riñones y el nivel de potasio en el plasma, prescribir potasio en forma líquida o de liberación lenta.

No estamos seguros de que el factor K de la dieta proporcione el potasio necesario cuando el paciente toma diuréticos de thiazida (lo que puede ser una elección dudosa; véase el capítulo 18). Si el nivel de potasio en el plasma del paciente permanece bajo durante la administración de diuréticos de thiazida, y después de un mes de tratamiento de factor K, pueden indicarse suplementos de potasio en forma líquida o en pastillas. Probablemente la hipocalemia se presenta como parte del mecanismo patofisiológico de la hipertensión primaria. Por ello, es *especialmente* importante evaluar periódicamente los niveles de potasio en el suero de los pacientes que toman diuréticos de thiazida.

VENTAJAS DE AUMENTAR EL FACTOR K EN LA DIETA CUANDO SE APLICA TERAPIA FARMACOLÓGICA

Incluso cuando se administran fármacos, sobre todo si son diuréticos de thiazida, al aumentar el factor K en la dieta no sólo se evita la pérdida de potasio inducida por los diuréticos, sino que se puede aumentar el efecto de estos fármacos, permitiendo que se utilicen dosis menores. De hecho, un estudio efectuado en 1991 por la Universidad de Nápoles demostró que al aumentar el potasio en la dieta pueden *reducirse en más del 50%* las dosis antihipertensoras en el 81% de los pacientes, reduciendo asimismo al mínimo los efectos secundarios. Además, a cerca de la mitad (38% del total que recibía más potasio en la dieta) se le normalizó la presión *aunque se suspendieron todos los fármacos**.

FÁRMACOS QUE PUEDEN HACER QUE EL FACTOR K SEA PELIGROSO

Advertencia sobre los diuréticos retensores de potasio. Este es terreno desconocido y hay que usar el sentido común. Si el paciente está tomándolos cuando se aumenta el potasio en la dieta, tal vez sea prudente supervisar atentamente el potasio del plasma. Sería mejor disminuir los diuréticos retensores de potasio un poco antes de efectuar los cambios dietéticos, o al mismo tiempo. Por supuesto, otra posibilidad es reemplazarlos con otro fármaco antes de la transición a una dieta rica en factor K, o al mismo tiempo.

Advertencia sobre los betabloqueadores. Los betabloqueadores disminuyen la regulación del factor K en el suero durante la producción de potasio. Cuando hay un betabloqueador, el potasio del plasma puede anular la producción de potasio.

Advertencia sobre los inhibidores de ECA. Estos inhibidores pueden provocar hipercalemia, sobre todo en las personas con mala función renal o en quienes toman suplementos de potasio. Por ello, al aumentar el potasio en la dieta de pacientes que reciben inhibidores de ECA, se corre el peligro de elevar peligrosamente el potasio en el plasma. En consecuencia, es prudente vigilar el nivel de potasio en el plasma, cuando se aumenta el mismo en la dieta de alguien que toma un inhibidor de ECA.

Advertencia sobre los diuréticos de thiazida. Ya sabemos que los diuréticos de thiazida hacen que el cuerpo pierda potasio. Esto es precisamente lo que *no* debe suceder en el caso del paciente hipertenso. Por lo que sabemos sobre la función del potasio en la biofísica de la célula (véase el capítulo 4), esperamos que los diuréticos de thiazida hagan al paciente más propenso a la secuela de la disminución de potasio en el cuerpo, incluyendo la arritmia cardiaca, la muerte repentina, y tal vez el debilitamiento del sistema arterial. Desdichadamente, esta expectativa es confirmada por testimonios que muestran que el tratamiento con thiazida puede ser especialmente peligroso en pacientes con ECG anormales. A partir de estas consideraciones, algunos médicos ya no recurren a la thiazida para la hipertensión. De hecho, esta

---

* Esto es comparable a la normalización de la presión normal sin emplear fármacos, lograda en el 9% de los controles a los que no se suministró más potasio en la dieta.

tendencia fue evidente en la versión del tratamiento por pasos del Comité Nacional Colectivo, de 1988.

Advertencia sobre la indomethacina. Los fármacos antiinflamatorios no esteroidales, como la indomethacina y otros inhibidores de la síntesis de prostaglandina, pueden producir hipercalemia clínicamente significativa, sobre todo en las personas que padecen enfermedades renales como la glomérulonefritis.

Advertencia sobre la digitalis. Puesto que la digitalis inhibe el funcionamiento de las bombas de sodio y potasio, disminuye la capacidad del cuerpo para impedir la hipercalemia.

Otros fármacos que pueden inducir la hipercalemia son la heparina y la ciclosporina.

En la mayoría de los casos en que los fármacos tienen que ver con la hipercalemia, hay otras afecciones que afectan la regulación del potasio. Las más comunes son la insuficiencia renal, la diabetes mellitus y la acidosis metabólica. Como se señaló antes, la diabetes está relacionada con una menor actividad de las bombas de sodio y potasio. Esta es casi seguramente la razón de que los diabéticos tengan poca capacidad para prevenir la hipercalemia.

Advertencia sobre la importancia del potasio en el suero. Desde el punto de vista de la fisiología, es difícil comprender la resistencia que algunos médicos clínicos parecen tener para supervisar cuidadosamente los niveles de potasio en el suero, aunque el paciente esté tomando un diurético de thiazida. Recordemos que quienes padecen hipertensión primaria tienen pocas reservas de potasio, incluso antes de tomar fármacos como las thiazidas. Cuatro estudios muestran que las personas hipertensas con frecuencia tienen niveles bajos de potasio en el suero, como hacen esperarlo las circunstancias fisiológicas. No se ha prestado la suficiente atención a estos hechos.

El nivel de potasio en el suero suele ser, aunque no siempre, un indicador del potasio total del organismo. La disminución de potasio en el suero tiene una correlación más o menos lineal con la disminución del total de potasio en el cuerpo; una baja de 0.25 mEq/L en el potasio del suero representa grosso modo una disminución de 100 mEq en el total del potasio corporal (más o menos 3,000 mEq). Debido a esto, y a la importancia clave del potasio, antes de que un hipertenso que no haya recibido ningún tratamiento anteriormente, inicie un tratamiento con fármacos, con dieta, o ambos tratamientos juntos, es conveniente determinar cuánto potasio tiene en el suero. Si el paciente ya toma medicamentos, especialmente diuréticos de thiazida, su potasio en el suero debe tomarse como índice antes de empezar el tratamiento del factor K.

Con base en las pruebas de que un nivel bajo de potasio en el suero puede ser parte del mecanismo patológico de la hipertensión primaria, y en el hecho de que la gama "normal" de potasio en el suero probablemente es demasiado baja debido a la presencia de hipertensores en la información, pueden sugerirse las siguientes medidas, que se basan en la información disponible en este momento, para que se tomen seriamente en consideración.

Si el potasio del suero está

- entre 4.0 y 5.0 mEq/L, es conveniente confirmarlo dos veces más, con intervalos de un mes, por ejemplo

- en 4.0 o menos (*especialmente* si está por debajo del límite más bajo "aceptado" de 3.5), debe verificarse cada dos o tres semanas hasta que dos lecturas sucesivas indiquen que está entre 4.0 y 5.0

Cuando un paciente toma diuréticos de thiazida, hay que supervisar cuidadosamente su nivel de potasio en el suero por lo menos una vez al mes, aunque esté entre 4.0 y 5.0 mEq/L. Aunque éste no ha sido el procedimiento corriente, puede llegar a serlo cuando se aprecie mejor la importancia del potasio (por lo menos hasta que los diuréticos de thiazida dejen de usarse ampliamente para la hipertensión primaria).

LA HIPOCALEMIA

Los médicos estan al tanto del peligro de la hipercalemia, pero ¿y de la hipocalemia? Al hablar de la hipertensión primaria, cuando se toca el tema de la hipocalemia, normalmente no se toman en cuenta las evidencias (resumidas en los capítulos 4 y 15) que indican que es muy frecuente incluso entre los hipertensos que no reciben tratamiento. Más aún: probablemente es parte del mecanismo patofisiológico que, entre otras cosas, contribuye a la elevación de la presión sanguínea.

CAUSAS

La hipocalemia se relaciona frecuentemente con la hipertensión (véase el capítulo 15). También pueden causarla los diuréticos de thiazida, los diuréticos circulares, los diuréticos osmóticos, los inhibidores de anhídrido carbónico, la deficiencia de magnesio, el mal de Cushing, la intoxicación con orozuz, el aldosteronismo primario, y la hipertensión de renina alta (especialmente la hipertensión perniciosa).

Los diuréticos de thiazida producen hipocalemia por lo menos en una tercera parte de aquellos pacientes sometidos a terapia prolongada de thiazida, y que tienen concentraciones de potasio en el plasma por debajo de lo normal, e incluso en el 40% de estos pacientes. En más del 40% de los casos en los cuales hay demasiado poco potasio en el plasma debido a los diuréticos, también disminuyen los niveles de magnesio en el suero. Los intentos de corregir la hipocalemia de los pacientes con hipomagnesemia sólo son eficaces cuando se normalizan los niveles de magnesio.

CONSECUENCIAS

Además de empeorar la hipertensión, la hipocalemia disminuye la velocidad de la filtración glomerular, la capacidad de concentración renal; aumenta la reabsorción de sodio y la amoniogénesis; y produce intolerancia a la glucosa. Si bien no se ha precisado la extensión del peligro, hay considerables pruebas de que la hipocalemia puede provocar arritmia. De hecho, la biofísica del potasio de la célula nos dice que la hipocalemia puede causar alteraciones en el voltaje de la membrana, haciendo que las células cardiacas tengan un ritmo anormal.

Se ha relacionado el mayor riesgo de irregularidades cardiacas con disminuciones de los niveles de potasio en el suero por debajo de 0.6 mEq/L. Algunos especialistas suponen que ciertas muertes repentinas descritas en el estudio MRFIT pudieron deberse a la hipocalemia. En los pacientes con infartos del miocardio, la fibrilación ventricular ocurre con mayor frecuencia entre quienes tienen hipocalemia. En estas personas, la hipocalemia aumenta entre el 15% y el 40% la probabilidad de que padecer arritmias cardiacas de importancia clínica. Entre los pacientes con hipocalemia inducida por diuréticos, hay una mayor incidencia de actividad ectópica ventricular seria. Independientemente de que los diuréticos sean la causa de la hipocalemia, el potasio en el suero por debajo de 3.5 mEq/L aumenta grandemente el riesgo de arritmias ventriculares durante el infarto del miocardio.

Como la actividad de la membrana de la bomba de sodio y potasio depende del potasio, la hipocalemia es especialmente peligrosa cuando la bomba se ha frenado, como en los casos de terapia con digitalis o de hipoinsulinemia.

TRATAMIENTO DE LOS HIPERTENSOS OBESOS

La obesidad es una importante causa de hipertensión. En las pruebas clínicas, con la pérdida del exceso de peso (de una tercera parte a la mitad) se reduce la presión sanguínea de manera significativa. El efecto de la obesidad en la regulación del potasio y el sodio en la célula se analizó en los capítulos 4 y 7. La importancia de la obesidad en la hipertensión se refleja en la siguiente declaración del Informe del Quinto Comité Nacional Colectivo:

En los pacientes con sobrepeso que se encuentran en la fase 1 de hipertensión (presión diastólica entre 90 y 99 y presión sistólica entre 140 y 159 mm Hg), antes de iniciar la terapia farmacológica, durante un lapso de tres a seis meses por lo menos, hay que tratar de controlar la presión sanguínea mediante la pérdida de peso y la modificación de algunas costumbres.

Debido al mayor riesgo de diabetes y ataques cardiacos relacionado con cualquier grado de obesidad, es mejor normalizar el peso (en realidad, la grasa). De manera que es muy importante que quienes están pasados de peso, sean hipertensos, pierdan por lo menos la mitad del exceso, y de preferencia que lo normalicen.

Teniendo en cuenta que entre los obesos y los hipertensos son más frecuentes los niveles elevados de colesterol y de insulina en la sangre, antes de administrar a estos pacientes diuréticos de thiazida y betabloqueadores, que pueden cambiar adversamente los lípidos de la sangre, hay que sopesar esta medida cuidadosamente. Aparentemente el tratamiento prolongado con diuréticos y betabloqueadores aumenta el riesgo de que se presente la diabetes.

TRATAMIENTO A LOS DIABÉTICOS HIPERTENSOS

En el capítulo 7 vimos testimonios de que tanto en la hipertensión como en la diabetes mellitus del Tipo II (DMNDI) hay "resistencia a la insulina". Esto se refleja en el Informe de 1993 del Comité Nacional Colectivo, que señala:

El síndrome de la resistencia a la insulina tiene un fuerte paralelo con la diabetes mellitus Tipo II. Este síndrome comprende la hipertensión, la dislipidemia, la hiperinsulinemia, la intolerancia a la glucosa y, con frecuencia, la obesidad del tórax. La resistencia a la insulina puede mejorar con la pérdida de peso y el ejercicio.

Además, en el capítulo 4 presenté testimonios que indican que la "resistencia a la insulina" puede ser consecuencia de la deficiencia de reservas de potasio en el cuerpo.

Los diuréticos pueden afectar negativamente a los pacientes que ya tienen diabetes mellitus y, en el caso de la diabetes dependiente de insulina, también los betabloqueadores. Como resultado, se ha recomendado que cuando deban emplearse fármacos contra la hipertensión, se trate a los pacientes con DMNDI con bloqueadores de canales de calcio, inhibidores de enzimas conversoras de angiotensina (inhibidores de ECA) e hidrocloruro de prazosina, que es un alfabloqueador, ya que estos medicamentos tienen muchos menos efectos metabólicos secundarios que los diuréticos de thiazida y que los betabloqueadores. Se ha informado que los inhibidores de ECA, como el captopril, son eficaces para tratar la hipertensión de las personas diabéticas. El Quinto Informe del Comité Nacional Colectivo señala que los alfabloqueadores y los inhibidores de ECA pueden disminuir la resistencia a la insulina.

EVALUACIÓN DE LA CAPACIDAD DEL PACIENTE PARA HACER EJERCICIOS AERÓBICOS

Conviene que el paciente se someta a una dieta con menos grasas antes de que empiece a hacer ejercicio. También deben buscarse indicios de enfermedades cardiovasculares. Si bien ninguna prueba es contundente, probablemente los dos mejores indicadores son el colesterol en el suero y un ECG tomado durante el ejercicio: También es importante registrar la historia de enfermedades cardiacas de la familia, el exceso de grasa en la dieta, y sobre todo los antecedentes de tabaquismo.

Esta es una muestra del valor de la evaluación médica adecuada: en el Centro Aeróbico del doctor Kenneth Cooper, en Dallas, desde 1985 se ha llevado a cabo el seguimiento más de 5,000 participantes, que en conjunto han corrido más de 6'000,000 de millas (en promedio, más de 1,000 millas por persona). Sólo se han presentado dos incidentes cardiacos, y ningún deceso. A todas estas personas se les ha efectuado una prueba de tolerancia al estrés durante el ejercicio a la máxima velocidad cardiaca, un examen físico completo, y se les ha tomado su historial médico.

LA TERAPIA DE REDUCCIÓN DE PASOS: DISMINUCIÓN O SUSPENSIÓN DE LOS MEDICAMENTOS

Según el Quinto Informe del Comité Nacional Colectivo,

> El buen tratamiento del paciente debe incluir intentos de disminuir las dosis o el número de fármacos antihipertensores, conservando las costumbres que se hayan modificado. Después de que la presión sanguínea se ha controlado eficazmente durante un año, y se ha comprobado por lo menos durante cuatro visitas, se puede reducir lenta y progresivamente la terapia medicamentosa de la hipertensión.

Las palabras "lenta y progresivamente" son decisivas. Cuando a determinado paciente se le reducen o suspenden los medicamentos, el cambio puede ser peligroso.

NUNCA DEBE SUSPENDERSE DE GOLPE UN MEDICAMENTO.

Hay que hacer hincapié en esto con el paciente. *Cualquier* cambio repentino en el estado fisiológico de una persona puede ser peligroso. Por ejemplo, si se retira de repente la clonidina, se puede precipitar el rebote de la hipertensión. Si un paciente padece de angina, el retiro súbito de los betabloqueadores puede precipitar ataques de angina. Por lo tanto, los medicamentos sólo deben suspenderse con la supervisión del médico, gradualmente, paso a paso.

Hay relativamente pocos casos en los que se hayan suprimido por completo los medicamentos a pacientes hipertensos. Por lo tanto, ofrezco las siguientes ideas para consideración de los médicos. Incluso cuando uno piensa que a la larga habrá que retirarle los medicamentos al paciente, a menos que dicho paciente esté tomando diuréticos retensores de potasio, betabloqueadores, inhibidores de ECA, indomethacina, u otros fármacos que pueden producir hipercalemia, lo mejor es que durante algunas semanas el paciente siga los procedimientos nutritivos y las modificaciones de costumbres recomendadas aquí, para luego volverlo a evaluar antes de empezar a reducir las dosis medicamentosas.

Durante el periodo de reducción de pasos hay que supervisar cuidadosamente al paciente. Las dosis de fármacos deben reducirse muy poco a poco. Conforme a la vida biológica media de los fármacos y a los procesos de adaptación del cuerpo, las dosis no deben cambiarse antes de dos o cuatro semanas cada vez. Tomando en cuenta el monitoreo de la presión sanguínea, el potasio en el suero, y otros signos adecuados, y dependiendo de los fármacos y de la presencia de otras enfermedades como la diabetes y la obesidad, el médico, con base en su propio juicio, sabrá cuándo hacer la siguiente reducción de la dosis, y en qué medida.

Para lograr el máximo efecto de la terapia de reducción, es importante recordar este punto, que recalca el Quinto Informe del Comité Nacional Colectivo:

> La terapia de reducción de pasos es especialmente exitosa en el caso de los pacientes que también siguen recomendaciones sobre su forma de vivir; un porcentaje más alto conserva niveles normales de presión sanguínea tomando menos medicamentos, o sin medicamentos.

Recordemos que Kempner, Priddle y otros pioneros encontraron evidencias de que la presión sanguínea podía reducirse con un factor K adecuado, cuando la presión diastólica estaba bastante por encima de 100 mm Hg. Y, si el médico que me lee está de acuerdo con los antropólogos, como lo estoy yo, en que la hipertensión es un mal cultural debido a la manera de vivir, entonces debe ser claro que los fármacos no pueden ser la respuesta definitiva.

RESUMEN

Hay muchas cosas que puede hacer una persona para bajar la presión y protegerse de las trágicas consecuencias de la hipertensión, como son las embolias. El tratamiento holístico es vital. El Quinto Informe del Comité Nacional Colectivo recomienda ahora que se anime a los pacientes diagnosticados con hipertensión en las fases I (presión diastólica 90-99 mm Hg) y 2 (presión diastólica 100-109) a cambiar sus costumbres tres o seis meses antes de recurrir a los fármacos para bajarles la presión sanguínea.

Entre los pasos clave para proteger de la hipertensión a los pacientes está subir el factor K de la dieta por encima de 4 (reduciendo el sodio y aumentando el potasio), empezar a hacer ejercicio aeróbico moderado con regularidad, perder el exceso de grasa, disminuir el consumo de alcohol, y tal vez aumentar el magnesio y el calcio en la dieta. Si los riñones del paciente funcionan normalmente, estas medidas no tienen efectos dañinos conocidos.

Si con este programa no baja la presión sanguínea, no hay que dejar que el paciente se desanime; hay que animarlo para continúe. Pueden pasar semanas o meses antes de que la presión sanguínea responda al programa, sobre todo si ha estado alta durante varios años. El Quinto Comité Nacional Colectivo recomienda que el paciente intervenga cuando se tome esta decisión, que se informe a los miembros de su familia, y que se les aconseje que participen en grupos de apoyo para aumentar la motivación. Este libro puede ser un texto ideal para estas actividades educativas y, al proporcionar al paciente la información básica, se facilitará la comunicación entre él y su médico.

Recordemos que al aumentar el potasio en la dieta, y con ello el factor K, pueden disminuir los decesos relacionados con las embolias, aunque no baje la presión. Esto no sorprende, ya que la presión sanguínea alta es señal de desequilibrio en las células. Este desequilibrio se corrige aumentando el factor K en la dieta hasta normalizarlo.

La corrección de este desequilibrio mediante el factor K adecuado en la dieta, el ejercicio, la pérdida de peso y el menor consumo de alcohol, puede mejorar la salud y aumentar las expectativas de vida, aunque la presión no se normalice. No puede decirse lo mismo de los fármacos.